HYGIÈNE
DES
ANIMAUX DOMESTIQUES

PAR

ANDRÉ SANSON

PARIS

VICTOR MASSON ET FILS

PLACE DE L'ÉCOLE-DE-MÉDECINE

1870

HYGIÈNE

DES

ANIMAUX DOMESTIQUES

Corbeil.— Typ. et stér. de Crété fils.

HYGIÈNE

ANIMAUX DOMESTIQUES

PAR

ANDRÉ SANSON

PARIS

VICTOR MASSON ET FILS

PLACE DE L'ÉCOLE-DE-MÉDECINE

1870

TABLE DES MATIÈRES

Introduction.

LIVRE PREMIER.

Espèces équines.

LIVRE II.

Espèces bovines.

LIVRE III.

Espèces ovines.

LIVRE IV.

Espèces porcines.

FIN DE LA TABLE DES MATIÈRES.

HYGIÈNE

DES

ANIMAUX DOMESTIQUES

INTRODUCTION

Définition. — On appelle *hygiène* (du grec ὑγιεία, santé), l'ensemble des connaissances relatives aux conditions de la santé, dont le but est de la conserver.

Il y a sous ce rapport une distinction importante à établir entre l'hygiène de l'homme et celle des animaux domestiques. Les conditions de la santé ne sont pas les mêmes dans les deux cas.

Les animaux domestiques vivent pour nous, qui les exploitons à notre profit. Suivant les services que nous en exigeons, nous avons intérêt, soit à les faire vivre le plus longtemps possible, et alors à les conserver en pleine santé, soit à diriger leur activité physiologique dans un sens déterminé, en vue d'en obtenir plus de produits, sauf à limiter la durée de leur existence.

Ce dernier objet est celui de la *zootechnie*, qui modifie le point de vue de l'hygiène, avec laquelle il ne faut pas la confondre, pas plus qu'avec la *médecine*, dont le but est de rétablir la santé altérée.

L'hygiène des animaux domestiques doit donc être entendue dans le sens de la conservation de leur santé relative, eu égard à l'accomplissement des services qu'ils nous rendent. Elle n'est point dirigée vers leur propre intérêt, mais bien vers le nôtre ; et, dans certains cas, son action se borne à maintenir les altérations de la santé commandées par les nécessités zootechniques, dans une limite compatible seulement avec la continuation de la vie durant un certain temps ; tandis que, pour d'autres cas, elle rentre dans les conditions de sa définition absolue, par exemple lorsqu'il s'agit d'obtenir des animaux un travail mécanique exclusif, pour lequel les meilleures conditions de vigueur et de santé ne sont jamais de trop.

Doctrine hygiénique. — Les connaissances hygiéniques forment un corps de doctrine qui emprunte ses éléments aux diverses branches des sciences naturelles, dont elles sont un des modes d'application dans un sens déterminé. Elles ont pour objet l'étude des rapports qui s'établissent entre les êtres vivants et le *milieu* dans lequel ils vivent, au point de vue restreint de l'influence qu'il peut avoir sur l'exercice de leurs fonctions physiologiques.

Nous disons qu'en ce qui concerne l'hygiène proprement dite, le point de vue est restreint ; car il y en a un autre plus large, se rapportant à ce que les naturalistes appellent le *milieu ambiant*. Celui-ci est envisagé sous ses rapports avec le développement des individus, et quant aux modifications qu'il serait capable d'imprimer à leurs caractères morphologiques.

Matière de l'hygiène. — Le *milieu hygiénique* comprend tout ce qui forme la *matière de l'hygiène*. Celle-ci s'entend de l'ensemble des *agents hygiéniques* ou *modificateurs hygiéniques*, qui exercent leur action sur l'économie du *sujet de l'hygiène* et lui sont par conséquent extérieurs.

Les agents hygiéniques ou modificateurs n'ont guère besoin d'être définis. Leur nom seul indique qu'il s'agit des éléments atmosphériques et de leurs divers modes de mouvement, de l'air, de la lumière, de la chaleur ; des éléments terrestres, du sol, de l'eau, des plantes, etc.

Le sujet de l'hygiène est l'être vivant soumis à l'influence de ces modificateurs qui, en considération de leur mode d'action sur lui, ont été classés en diverses catégories, qu'il nous faut énoncer et définir, bien qu'il n'y ait point lieu, selon nous, de les admettre comme utiles pour l'étude.

Ces catégories hygiéniques embrassent à la fois, pour quelques-unes du moins, l'objet et le sujet. Elles sont au nombre de six.

La première est celle des *digesta*, ou des matières alimentaires;

La deuxième, celle des *circumfusa*, ou des habitations ;

La troisième, celle des *applicata*, comprenant les choses les plus diverses qui touchent le corps de l'individu, les objets inanimés ou animés, depuis l'étrille du cheval jusqu'aux reptiles et aux insectes venimeux;

La quatrième, celle des *excreta*, ou matières rejetées du corps vivant ;

La cinquième, celle des *percepta*, ou effets des sensations;

Enfin, la sixième et dernière, celle des *gesta*, ou des mouvements des organes.

Plan de l'hygiène. — Les diverses définitions que nous venons de donner des termes usités dans les ouvrages classiques consacrés à l'hygiène étaient nécessaires ; mais il importe de s'élever contre leur nécessité même, amenée par l'usage fâcheux d'introduire sans utilité des termes techniques dans la langue de chacune des branches d'application de nos connaissances générales. Chacune des choses étudiées en hygiène a un nom admis et connu dans la science à laquelle elle se rapporte. Le mieux est de le lui conserver. Elle n'a pas changé, parce qu'elle doit être envisagée à un point de vue d'application, au lieu d'être considérée en elle-même.

Il n'y a pas un moindre inconvénient de complications et de difficultés superflues, à diviser les matières de l'hygiène ainsi que nous venons de le voir.

D'abord, indépendamment de l'arbitraire de plusieurs des catégories établies pour les agents ou modificateurs hygiéniques, il en résulte que le cadre dans lequel il convient de se maintenir devient très-difficile à déterminer.

Dans le plan d'un ouvrage d'hygiène, prendre pour point de départ la considération essentielle des modificateurs ou des agents hygiéniques, envisagés isolément ou classés par catégories, peu importe, cela entraîne nécessairement à empiéter d'abord sur l'ordre de connaissances auquel se réfère chacun des modificateurs, puis à demeurer trop, en ce qui concerne ses rapports avec les êtres vivants, dans de vagues généralités.

Nous croyons plus pratique, parce que cela peut être plus précis, de nous placer au point de vue moins élevé d'une personne peu initiée aux connaissances naturelles générales, désireuse d'être éclairée sur les moyens de gouverner les animaux qu'elle veut entretenir en santé.

Tout le monde sait que la santé résulte de l'exercice régulier des fonctions physiologiques. Nul n'ignore non plus, à cause de sa propre expérience, que certaines de ces fonctions sont sous la dépendance de certaines autres, appelées pour ce motif grandes fonctions, et par lesquelles l'individu se met directement en relations avec le monde extérieur ou le milieu hygiénique.

Ce sont donc ces relations entre les grandes fonctions et les agents ou modificateurs hygiéniques, qui constituent la véritable matière de l'hygiène et qui doivent en imposer le plan.

Pour atteindre le but de sa vie, dans les conditions que lui fait notre état social, l'animal respire, se nourrit, se meut et se reproduit. Tout le reste est contenu dans ces quatre activités, que nous énumérons dans l'ordre de leur importance pour l'individu et pour l'espèce. On a donc pourvu à toutes les nécessités de l'hygiène, lorsque sont assurées les conditions de bonne exécution des fonctions de respiration, de digestion, de locomotion et de reproduction, en vue desquelles les agents hygiéniques doivent être exclusivement envisagés pour ne point sortir du cadre assigné par le bon sens pratique à la doctrine de l'hygiène.

Par conséquent, le plan d'un ouvrage qui lui est consacré ne comporterait que quatre chapitres, s'il ne s'agissait que d'un seul genre d'animaux.

Mais les fonctions à considérer s'exécutent dans des conditions fort différentes, suivant le groupe naturel auquel appartiennent ces animaux. A cet égard, le point de vue absolu ne convient pas plus que pour les agents eux-mêmes qui les modifient. Non-seulement nos sujets sont nombreux, mais encore ils appartiennent à des genres et même à des ordres divers, et de plus leurs fonctions économiques, dont l'influence sur les règles de l'hygiène est considérable, diffèrent essentiellement. On ne peut, en conséquence, atteindre la précision des préceptes qu'en les séparant, sauf à s'imposer l'obligation de quelques répétitions inévitables.

Nous devons donc, pour rester dans les limites d'un plan pratique, qui soit pour nous un guide sûr, étudier séparément l'hygiène des espèces équines, bovines, ovines et porcines, dont nous avons à nous occuper d'après les bases qui viennent d'être posées. A cet effet, nous consacrerons à chaque genre de ces espèces un livre spécial, divisé en autant de chapitres qu'il y a de fonctions à étudier.

LIVRE PREMIER

ESPÈCES ÉQUINES

(CHEVAUX, ANES ET MULETS)

CHAPITRE PREMIER

RESPIRATION

Air atmosphérique. — La fonction de la respiration, exécutée par les poumons, consiste à introduire dans l'économie animale l'oxygène nécessaire à l'accomplissement de ce qu'on appelle les combustions respiratoires. Elle est la plus indispensable de toutes, attendu qu'elle ne peut pas être suspendue au delà de quelques minutes, sans mettre la vie en péril. Cela donne une idée de l'importance des objets de son accomplissement et fait comprendre pourquoi les anciens chimistes, lorsque fut découvert l'oxygène, avaient donné à ce gaz le nom d'air vital.

Ce n'est d'ailleurs pas seulement par l'intermédiaire des poumons que l'oxygène agit sur l'économie. Les recherches physiologiques ont appris que les animaux respirent aussi par toute la surface de la peau ; à ce point que chez certains d'entre eux, aux degrés inférieurs de la série, le poumon et la peau se suppléent parfaitement. Et ce fait nous indique le soin qu'il convient de prendre, chez ceux que nous avons particulièrement en vue, pour entretenir le bon fonctionnement de la peau.

L'hygiène de la respiration a donc nécessairement deux objets directs : 1° mettre à la disposition du sujet de l'oxygène en quantité suffisante, en écartant ce qui pourrait troubler son action ; 2° assurer le libre fonctionnement de la peau. Tout ce qui sort de là ne peut qu'altérer la santé.

Ceci est un aperçu de la théorie sur laquelle nous ne devons pas insister. S'il est vrai que l'oxygène seul ait une action respiratoire directe, qu'il ait pour fonction d'oxyder ou de brûler, dans l'économie, les matières combustibles qui entretiennent la vie, en lui fournissant la quantité de chaleur ou de mouvement nécessaire à son fonctionnement et à la production de la force mécanique utilisée par nous dans l'exploitation du cheval surtout, il n'est pas moins vrai que les choses sont disposées de façon à ce que, dans la nature, l'action de l'oxygène soit en quelque sorte mitigée.

C'est en effet à l'air atmosphérique que les animaux empruntent l'oxygène dont ils ont besoin ; c'est dans cet air qu'ils vivent et qu'ils respirent. Or, on sait que l'air atmosphérique est constitué par un mélange composé de 21 pour 100 d'oxygène et de 79 d'azote, auquel s'ajoutent quelques dix millièmes d'acide carbonique. Envisagé à notre point de vue, le rôle de l'azote, dans l'air atmosphérique, paraît donc être de modérer la dose d'oxygène introduite à la fois dans l'économie par l'acte respiratoire.

Mais pour l'hygiéniste, ce n'est pas cette sorte d'air moyen qui doit être envisagé ; c'est l'atmosphère dans laquelle les animaux respirent, qu'il s'agit d'étudier et dont il importe de déterminer les propriétés à la fois physiques et chimiques, car elle impressionne heureusement ou malheureusement l'économie, en vertu de ces deux sortes de propriétés. Les bonnes pratiques hygiéniques, en ce qui concerne la fonction respiratoire, ne peuvent être déduites que de là.

Température, pression, lumière. — L'atmosphère agit, au point de vue physique, par sa pression, par sa température et par sa lumière. Dans les conditions naturelles, l'état moyen des deux premiers modes dépend de la latitude et de l'altitude, c'est-à-dire de la distance du lieu considéré à l'équateur et de l'élévation au-dessus du niveau de la mer.

Ces deux ordres de considérations ont une grande importance en hygiène, dans leur application aux tentatives d'importation ou d'acclimatation. Les animaux, en général, ne supportent pas sans dommage un changement plus ou moins brusque dans ce qu'on appelle le climat. Le plus souvent même la race, sinon l'individu, y succombe; pour le moins, elle s'y altère et dépérit. Et c'est ce dont il n'a pas été tenu suffisamment compte en ces derniers temps, où beaucoup de tentatives de ce genre ont dû nécessairement échouer.

Il est superflu d'ajouter, sans doute, que la température et la pression se mesurent à l'aide du thermomètre et du baromètre. On sait aussi que la pression moyenne de l'atmosphère, au niveau de la mer, fait équilibre à une colonne de mercure haute de 76 centimètres. Quant à la température moyenne de notre climat, elle n'a pas encore été exactement déterminée; mais les météorologistes ont néanmoins construit, sur la carte du monde, des lignes d'égale température moyenne, dites *lignes isothermes*, qui peuvent avoir leur utilité. Celle à laquelle appartiennent la France et les autres pays de l'Europe moyenne est à $+ 13°$.

Toutefois l'importance des lignes isothermes, au point de vue de l'hygiène privée, est fort minime, sinon tout à fait nulle. Ce qui aura une grande utilité pratique, c'est l'étude détaillée des climats. Cette étude se poursuit pour la France, à l'aide de nombreuses stations d'observation. Lorsque le nombre des faits recueillis sera suffisamment grand pour qu'on en puisse extraire des moyennes exactes, il y aura là pour l'hygiène des renseignements précieux sur la connaissance des climats locaux.

La géographie physique, ou la configuration des reliefs et des creux de la surface du sol, ne fait pas seulement varier la pression atmosphérique; par les obstacles qu'elle oppose ou la direction qu'elle imprime aux mouvements des couches inférieures de l'atmosphère qui produisent les vents, elle influe aussi dans une forte mesure sur la température. Nul n'ignore que les températures extrêmes, les températures basses surtout, sont plus fortes dans les pays de montagnes que dans les pays de plaines. Au-dessus d'une certaine altitude, les hivers sont plus précoces et plus longs, les chutes de neige plus fréquentes et plus abondantes. Plus haut encore, on est dans les régions des neiges éternelles et des glaciers. La température moyenne y reste toujours au-dessous de zéro.

Dans d'autres régions, constamment abritées par une disposition particulière des reliefs du sol, il règne au contraire une sorte de printemps perpétuel. Le climat de ces localités chères aux phthisiques est le plus propice de tous pour la respiration, qui n'y a pas à subir les alternatives et les variations brusques dont les effets surtout sont pernicieux pour tous les êtres organisés.

En raison de leurs habitudes, qui se traduisent par leur race, ayant ce que les naturalistes appellent un *habitat*, ou une patrie primitive ou de longue adoption, dans laquelle ils sont acclimatés, les animaux s'accommodent avec plus ou moins de difficulté ou de facilité à un milieu climatérique nouveau. Cela ne dépend pas seulement de l'écart entre celui-ci et l'ancien ; cela dépend aussi de leur tempérament propre ou de leur force de résistance. Toutes choses égales, on peut dire que les chevaux sont ceux dont le cosmopolitisme est le mieux établi, du moins quand il s'agit de passer d'un milieu chaud dans un milieu tempéré. Les exemples nombreux d'acclimatation des races chevalines de l'Asie et de l'Afrique dans l'Europe moyenne, en sont une preuve incontestable.

Les artifices employés par l'industrie humaine, pour mettre les animaux à l'abri des températures extrêmes, en disposant à cette intention les habitations où ils sont logés, ont certainement une influence sur le résultat ; mais il n'en est pas moins vrai que les chevaux peuvent conserver leur santé, fonctionner et se reproduire, en supportant des degrés de froid auxquels les bœufs et les moutons ne résistent point. Sur notre Cantal, par exemple, les chevaux venus d'Orient vivent parfaitement et se montrent très-rustiques ; les bœufs de l'Angleterre y deviennent promptement phthisiques et leur race s'éteint. Seuls les sujets de la race indigène résistent au climat.

De nombreuses expériences suivies avec soin dans nos régiments de cavalerie, sous la direction de la commission d'hygiène hippique établie au ministère de la guerre, ont prouvé que les chevaux de troupe peuvent supporter sans dommage, dans leurs écuries, les plus basses températures de nos hivers, qu'on leur faisait subir par une aération constante. Dans ces écuries ainsi aérées, le thermomètre est souvent descendu au-dessous de zéro, et l'on a constaté que les régiments mis en expérience étaient ceux où les maladies et la mortalité avaient atteint les moindres chiffres.

Il resterait à savoir si les inconvénients de l'extrême abaissement de la température n'ont pas été compensés, dans le cas, par les avantages du fréquent renouvellement de l'air. Le résultat est complexe, car il y a en présence l'air froid et l'air pur, et les expériences ne résolvent point la difficulté ; mais il n'en est pas moins fort important de savoir qu'en définitive, dans les écuries des chevaux, l'aération constante exerce une influence très-heureuse sur leur santé, bien que la température de l'atmosphère soit abaissée au-dessous du degré généralement considéré comme le plus profitable. Et la conclusion pratique à tirer de ceci, c'est qu'il importe avant tout d'assurer la complète aération des écuries, sauf à y maintenir, si l'on peut, une bonne température moyenne, évaluée ordinairement à environ 12°. Mais il sera bien entendu que cette considération est tout à fait secondaire, et l'on doit reconnaître qu'en hygiène des animaux, où l'usage des calorifères n'est point et ne peut guère être admis, le problème qu'elle pose est à peu près insoluble.

Le seul moyen qu'on ait à sa disposition, pour éviter aux chevaux fins et nerveux, aux chevaux de luxe, les impressions douloureuses que leur cause le froid, lorsqu'ils sont immobiles dans leur stalle ou leur boxe, ce dont on s'aperçoit bien aux tremblements dont ils sont pris, c'est l'usage des couvertures et des camails qui remplissent pour eux l'office de nos propres vêtements, en s'opposant au refroidissement du corps et en le maintenant à ce degré de douce chaleur qui nous cause à nous-mêmes une sensation de bien-être.

La disposition des ouvertures par lesquelles s'opère l'aération des écuries exerce une grande influence sur la température de leur atmosphère. La sensation de froid ou de chaud n'est pas chose absolue : c'est une question d'équilibre entre l'objet perçu et celui qui le perçoit. À température égale, l'air paraît chaud quand on est soi-même refroidi, il semble froid lorsqu'on a chaud. À température égale aussi, l'air en mouvement ou ce qu'on appelle le courant d'air paraît toujours moins chaud ou plus froid, parce qu'en réalité, dans ce cas, le défaut d'équilibre persiste, à cause du renouvellement incessant de la couche qui nous impressionne. L'humidité de l'air a aussi, sous ce rapport, une grande importance.

C'est là un fait dont les architectes doivent s'inspirer, de façon à choisir la situation, l'orientation, et à placer les portes et les fenêtres des écuries de telle sorte que les courants nécessaires pour l'aération complète ne rencontrent point sur leur passage les chevaux qu'on y veut loger. L'air qui entoure ceux-ci doit se renouveler d'une manière continue, mais relativement lente, en deçà de la vitesse qui caractérise le courant d'air. Il faut que le courant supérieur l'appelle, et aussi le courant latéral, autant que possible, par une sorte d'aspiration ou d'entraînement.

Ainsi le but du renouvellement de l'atmosphère se trouve atteint sans que l'abaissement de la température dépasse les limites au delà desquelles il peut devenir une cause de malaise, sinon d'altération de la santé. L'air reste pur sans se refroidir outre mesure.

L'utilité de la lumière, de son côté, est suffisamment indiquée par la connaissance des phénomènes d'étiolement que produit son absence.

Composition de l'atmosphère. — Les animaux *inspirent* l'air nécessaire pour accomplir les oxydations ou combustions dont nous avons déjà parlé, et ils *expirent*, avec l'excédant d'oxygène et d'azote, les produits gazeux de ces combustions. Ce double mouvement d'inspiration et d'expiration, qui élève et abaisse les côtes et les flancs un certain nombre de fois par minute, constitue la fonction de la respiration. Dans l'intérieur des poumons s'opère l'échange entre les produits des combustions respiratoires et une quantité équivalente d'oxygène empruntée à l'air introduit. Cet échange s'effectue également, dans une certaine mesure, par la surface de la peau.

Les produits des combustions respiratoires sont principalement de l'acide carbonique et de la vapeur d'eau. L'acide carbonique est impropre lui-même à entretenir la respiration. En considérant l'ensemble des animaux qui respirent dans notre atmosphère et qui, par conséquent, y transforment sans cesse l'oxygène en acide carbonique, on conçoit qu'un moment viendrait où la quantité d'oxygène atmosphérique cesserait d'être suffisante, si cet oxygène n'était en quelque sorte régénéré à mesure de sa consommation par les animaux. Il se trouve, en effet, que les parties vertes des végétaux absorbent l'acide carbonique pour en fixer le carbone et remettre l'oxygène en liberté. De cette façon l'équilibre s'établit, et la composition de l'atmosphère demeure, sous ce rapport, sensiblement constante.

Pour les animaux qui vivent au dehors, dans les pâturages, il n'y a donc pas lieu de se préoccuper de cette cause d'altération de l'atmosphère. Les lois naturelles y ont pourvu. Seules les influences locales, paludéennes ou autres, c'est-à-dire toutes celles qui peuvent charger l'atmosphère des produits de la décomposition des matières organiques, et au premier rang desquelles il faut mettre le défaut d'écoulement des eaux, constituant les marais ou les sols simplement humides ; seules, disons-nous, ces influences locales, extérieures à l'individu, peuvent en ce cas attirer l'attention de l'hygiéniste et mettre en jeu sa sollicitude, réserve faite, bien entendu, des contagions ou infections pathologiques, produisant les épidémies, et sur les éléments et le mécanisme desquelles nous ne sommes nullement fixés. L'évidence nous a seulement appris que pour certaines maladies, telles que le typhus, par exemple, il suffit d'un seul individu malade pour communiquer à l'atmosphère qui l'entoure, et dans une étendue non encore bien déterminée, mais certainement assez considérable, la propriété de transmettre la maladie à d'autres individus.

Les influences locales inhérentes à la constitution du sol, dont il vient d'être parlé, et qui vicient, elles aussi, l'atmosphère en y introduisant des éléments nuisibles à la santé des animaux, ces influences sont celles qui produisent les endémies. D'où il suit que la cause de l'endémie est dans les conditions telluriques, étrangères à l'animal ; celle de l'épidémie contagieuse, dans l'animal lui-même, qui la communique directement à l'atmosphère.

Mais à ces influences morbifiques accidentelles, qui peuvent se rencontrer dans l'atmosphère libre d'une localité plus ou moins étendue, et dont l'étude est plus du ressort de l'hygiène publique ou de la police sanitaire, que de l'hygiène privée, qui est ici notre objet, les conditions ordinaires de la vie des animaux domestiques, et particulièrement des chevaux, en viennent ajouter de permanentes, en raison même de leur mode d'habitation dans une atmosphère relativement confinée. C'est contre ces influences qu'il importe de les prémunir.

Indépendamment de l'acide carbonique et de la vapeur d'eau qui sortent de leurs poumons et qui s'exhalent par la surface de leur peau, comme conséquences des combustions respiratoires, les animaux excrètent par leurs émonctoires naturels des matières organiques très-altérables à l'air, résidus, elles aussi, de ces mêmes combustions et de l'exercice de leurs autres fonctions. L'air expiré, la sueur, l'urine et les excréments solides en sont chargés. C'est à ce point que la seule agglomération des individus en nombre assez considérable en un lieu quelconque, quelques précautions hygiéniques qu'on y prenne, est par elle-même une condition de maladie et de mortalité. On peut réduire son influence, non la détruire complétement. On veut dire par là que sur un nombre déterminé d'individus, la mortalité constatée sera toujours plus faible s'ils sont disséminés que s'ils ont été réunis en troupeau vivant à l'air libre ou logés dans une habitation, si bien tenue qu'elle puisse être.

Il résulte de ce fait la première indication hygiénique de ne loger dans le même local que le plus petit nombre possible de sujets, eu égard aux nécessités économiques. La seconde est de les mettre à l'abri des influences plus haut désignées, qui peuvent vicier la composition de leur atmosphère. Il s'agit maintenant d'examiner chacune de ces influences en particulier.

On a calculé, en prenant pour bases des expériences physiologiques rigoureuses, que la quantité d'air introduite en 24 heures dans les poumons d'un cheval de moyenne taille ne dépasse guère 120 mètres cubes. Cela fait 5 mètres cubes par heure. Si l'on pouvait évacuer seul l'air expiré, avant chaque inspiration nouvelle, cette quantité d'air pur serait donc suffisante pour entretenir dans de bonnes conditions la fonction respiratoire.

Mais cela n'est pas possible dans la pratique. L'air expiré se mêle nécessairement à l'atmosphère restreinte aux dépens de laquelle s'exécute cette fonction, et il y dissémine l'acide carbonique, la vapeur d'eau et les autres produits de la respiration. Bientôt leur proportion y devient telle que la masse entière cesse d'être respirable sans dommage. Il est reconnu que le même cheval ne pourrait pas vivre au delà d'une heure dans une atmosphère de 30 mètres cubes, où l'air ne serait pas renouvelé. L'air ayant servi à la respiration, en se disséminant dans une atmosphère confinée, rend donc irrespirable une quantité du fluide cinq à six fois plus grande que la sienne propre.

Il faut conclure de là que dans les habitations des chevaux, la ventilation doit être réglée de manière à ce que, par heure et par cheval, 30 mètres cubes au moins de leur atmosphère soient évacués et remplacés par de l'air nouveau. Au-dessous de ce chiffre, l'aération est insuffisante pour entretenir la respiration dans les conditions normales ; et s'il n'en résulte point, sur la santé des chevaux, des effets immédiatement appréciables et qui puissent frapper l'attention des personnes étrangères aux études hygiéniques, il n'en est pas moins certain que la vie des sujets ainsi traités s'en trouve abrégée.

Ces effets se font sentir lorsqu'on les observe sur de grandes masses, où ils sont grossis par leur multiplication. Ainsi l'on ne peut méconnaître l'amélioration considérable qui s'est tout à coup produite dans le chiffre total de la mortalité de la cavalerie française, à la suite de la réforme introduite en ce sens dans le casernement des chevaux. Les expériences sur l'aération permanente des mêmes écuries, aération aujourd'hui prescrite par les règlements militaires, n'ont pas été moins concluantes.

Ce qui précède concerne seulement la composition de l'air atmosphérique des écuries, considéré comme fluide respirable, et les propriétés chimiques en vertu desquelles il devient, par l'acte même de la respiration, capable de produire l'asphyxie, pour cause d'insuffisance d'oxygène libre et de surabondance d'acide carbonique.

Ce dernier gaz n'a point par lui-même de propriétés malfaisantes pour l'économie animale. Ce n'est point ce que l'on appelle un poison. Avant d'être évacué par les surfaces pulmonaires, en échange de l'oxygène qu'emporte le sang artériel, il circule avec le sang veineux, qui s'en est chargé à mesure de sa naissance dans les vaisseaux capillaires de toutes les parties du

corps, où s'exécutent les combustions de matières hydrocarbonées dont il a été parlé, sources de la chaleur animale et d'une
partie des mouvements de la vie.

Il n'en est point ainsi des produits gazeux ou solidés de la décomposition spontanée des matières excrémentitielles qui font
partie de l'atmosphère confinée où vivent les animaux. Ces
produits, introduits dans l'organisme par la respiration, y exercent une action directement nuisible, très-probablement en
qualité de ferments, c'est-à-dire de matières capables de provoquer l'altération des liquides organiques ou des humeurs.
C'est ce qu'on appelle en hygiène et en étiologie des *miasmes*,
qualifiés de *virus* lorsqu'ils proviennent d'individus malades et
reproduisent la même maladie en pénétrant dans un organisme sain.

Sans entreprendre ici d'exposer une théorie quelconque de
l'*infection miasmatique* et de la *virulence*, qui n'y serait pas à sa
place, et que l'état de la science, d'ailleurs, ne nous permettrait
point de pousser bien loin, on peut dire, en se fondant sur
l'observation séculaire, que la présence, dans l'atmosphère respirable, de ces matières organiques altérées, miasmes ou virus,
est toujours nuisible, et que c'est une des lois fondamentales
de l'hygiène d'en garantir les habitations des animaux.

On le peut d'abord en assurant la ventilation, comme nous
l'avons déjà dit, la ventilation qui les évacue au dehors avec
l'air respiré, puis en prévenant leur formation, du moins celle
des miasmes, par des soins attentifs de propreté. Ceux-ci se rapportent à l'animal lui-même et à son habitation. Ils sont, pour
l'entretien hygiénique des chevaux, les conséquences pratiques
des considérations théoriques dans lesquelles nous sommes entré, pour leur donner une base capable d'en faire mieux sentir
l'utilité. Ces soins concernent l'hygiène de la peau et le bon entretien de l'intérieur des écuries. Nous allons passer successivement en revue les diverses opérations qu'ils comportent, en
commençant par la salubrité de l'habitation.

Salubrité des écuries. — L'entretien de la salubrité dans les
écuries a pour objet direct d'en éliminer le plus possible les déjections liquides et solides qui, en s'altérant au contact de l'air,
donnent naissance à des matières gazeuses, ammoniacales prin-

cipalement, qui vicient l'atmosphère et incommodent les chevaux. On comprend que la ventilation soit d'autant plus nécessaire que ces matières se dégagent en plus grande abondance.

L'urine contient une substance azotée, l'urée, résidu des combustions respiratoires des matières albuminoïdes, qu'elle a pour fonction principale d'éliminer de l'organisme. En présence de l'air cette urée, qui est un corps très-instable, se décompose et donne naissance à du carbonate d'ammoniaque, matière gazeuse dont la présence dans l'atmosphère est accusée par une odeur particulière et par une action irritante sur les yeux, qu'elle fait pleurer.

La nécessité hygiénique de prévenir le développement des émanations dont il s'agit, auxquelles s'en joignent d'autres résultant également des réactions subies par les matières organiques contenues dans les déjections, se complique le plus souvent de considérations économiques. Ces matières, en effet, riches en azote, sont des principes fertilisants dont l'agriculture a grand besoin. Il importe de ne les point laisser perdre, de les fixer et de les recueillir. Avec les litières, dont l'abondance est une des premières conditions de bien-être pour les chevaux, elles forment le fumier. Force est donc de concilier autant que possible la salubrité de l'écurie avec la nécessité d'obtenir la plus forte quantité de ce fumier.

Dans les écuries de luxe et dans celles de la cavalerie de l'armée, où l'économie est une considération fort secondaire, les palefreniers toujours présents enlèvent les déjections, les crottins et l'urine, à mesure de leur dépôt, de façon à ce qu'il ne reste jamais sous les pieds des chevaux que de la paille sèche. Des lavages fréquents entraînent l'urine qui coule sur le pavé d'ailleurs bien joint du sol de l'écurie. Par ces pratiques, la salubrité, pourvu que le local soit en outre ventilé suffisamment, s'entretient avec une grande facilité. En entrant dans une écurie ainsi conduite, où les soins de propreté du local sont assidus, on n'y sent aucune odeur incommodante, et évidemment les chevaux s'y trouvent dans les meilleures conditions hygiéniques. C'est, dirons-nous, le luxe de l'hygiène, plus nécessaire, toutefois, pour les personnes qui visitent l'écurie que pour les animaux qui l'habitent.

Mais dans les conditions les plus ordinaires de la pratique, lorsqu'il s'agit de chevaux de service, de chevaux employés aux travaux agricoles surtout, on ne peut pas agir ainsi; l'utilité du bon aménagement des fumiers, de leur production aussi abondante que possible, soit en vue d'en augmenter la valeur et de diminuer d'autant les frais d'entretien de la cavalerie, ou de se procurer les matières fertilisantes nécessaires aux cultures, entre pour une part trop considérable dans l'économie de l'écurie pour qu'on la puisse négliger. Il n'y a plus lieu d'éliminer complétement l'inconvénient de la présence des déjections, mais bien de le réduire à ses moindres proportions. Et c'est ce dont l'hygiéniste est obligé de tenir compte, dans ses indications et ses conseils.

La première de ces indications est à l'adresse des constructeurs d'écuries, qui doivent avoir soin, lorsqu'ils en disposent le sol, de le former avec des pavés bien joints, placés en pente douce depuis la mangeoire jusqu'en arrière des pieds postérieurs des chevaux, et d'y ménager en ce dernier point une rigole pour l'écoulement des urines qui échappent à l'absorption de la litière. Cette rigole les conduit dans la fosse à fumier, où elles sont recueillies, en qualité de matière fertilisante la plus active que puissent fournir les animaux. Par ce moyen l'hygiène et l'économie rurale se trouvent parfaitement conciliées, ce dont on ne trouve, dans les exploitations agricoles, que de trop rares exemples.

Une deuxième indication consiste à soustraire autant que possible à l'influence directe de l'air les déjections, urines et crottins, qui doivent séjourner sous les pieds des chevaux jusqu'à ce que les litières soient devenues de bon fumier. On y parvient en étendant les parties humectées de ces litières et les crottins, avant qu'ils soient entrés en fermentation, puis en les recouvrant d'une couche de paille sèche. De cette façon, à mesure que les matières ammoniacales se dégagent des déjections, elles sont absorbées par cette paille sèche qui les retient et les empêche de se répandre dans l'atmosphère de l'écurie.

Il serait toujours bon, avant de nettoyer chaque matin le couloir de l'écurie par un balayage et même par un lavage, d'enlever les portions de litières passées à l'état de fumier par leur suffisante imprégnation. A cet état, elles ne peuvent plus retenir les urines et ne s'enrichissent par conséquent plus. Outre qu'une telle pratique, trop généralement négligée, aurait pour effet de contribuer à la salubrité, il en résulterait une augmentation considérable de la masse des fumiers, sans un véritable surcroît de main-d'œuvre, car elle entraînerait seulement un meilleur emploi du temps. Ordinairement on laisse séjourner le fumier sous les chevaux au delà du terme nécessaire. Le moindre des inconvénients qui en résultent est une forte déperdition des matières gazeuses azotées, lors du nettoyage dominical complet de l'écurie. Les émanations vont alors jusqu'à incommoder ceux qui l'accomplissent, sans parler des chevaux qui doivent séjourner dans l'atmosphère infectée.

Par les soins fort simples que nous indiquons ici, les exigences de la salubrité se concilient très-bien, ainsi qu'on le voit, avec celles de la production abondante et de la bonne confection des fumiers, dans la mesure où elles sont véritablement compatibles. On ne peut guère demander davantage, eu égard aux intérêts en présence. Le problème hygiénique, en ce cas, consiste à retenir dans le fumier tout ce qui provient des déjections solides et liquides, et à n'évacuer au dehors, par la ventilation de l'écurie, que ce qui est répandu dans l'atmosphère par l'acte de la respiration et par les émanations de la peau. Ce problème n'est pas difficile à résoudre dans les écuries spacieuses, bien disposées et bien aérées, entretenues dans un grand état de propreté, et où chaque objet mobilier a une place marquée. De fréquents nettoyages du plafond, des murs et du sol, y contribuent beaucoup.

Les animaux malades ne doivent point séjourner dans les écuries occupées par des chevaux sains, encore bien qu'ils ne seraient point atteints d'une maladie contagieuse. Dans l'intérêt de leur prompte guérison, d'abord, il conviendrait de les isoler. Les malades ont avant tout besoin de tranquillité. Mais encore leur propre état et les traitements dont ils sont l'objet, surtout s'il en résulte des suppurations, répandent autour d'eux des émanations souvent infectantes et toujours nuisibles.

Cela s'applique particulièrement aux chevaux qui rejettent par les narines des matières purulentes, gourmeuses ou morveuses. Dans les écuries nombreuses surtout, il y a là pour la salubrité un écueil contre lequel l'attention doit être toujours tenue en éveil. Et même il ne suffit pas, lorsqu'un cheval est atteint de l'une des affections dont il s'agit, de le retirer de l'écurie commune. Pour prévenir les accidents ultérieurs du même genre, il est indispensable de désinfecter la place qu'il y a occupée. C'est du reste toujours une bonne précaution à prendre dans tous les cas de maladie quelconque, à moins qu'il ne s'agisse simplement d'un accident externe, dont la cause soit parfaitement connue.

Désinfection des écuries. — Ici est la meilleure place et le moment le plus opportun pour indiquer les moyens de désinfecter les écuries rendues insalubres par le séjour plus ou moins prolongé, dans leur intérieur, d'animaux atteints de maladies contagieuses ou non. Dans le premier cas, la désinfection est indispensable ; dans le second, elle est toujours au moins une bonne précaution, d'ailleurs facile à prendre et peu coûteuse.

Beaucoup d'agents désinfectants ont été recommandés. Le chlore surtout a joui longtemps d'une grande vogue, et il est encore souvent employé. Mais il est permis de conserver plus que des doutes sur son efficacité. Quoi qu'il en soit, nous sommes en possession maintenant d'une substance qui le remplace avantageusement sous tous les rapports et dont les propriétés ne peuvent être justement contestées par personne, car elles ont fait leurs preuves indéniables en une multitude de circonstances, preuves hygiéniques et même thérapeutiques. On veut parler de l'acide phénique, extrait des matières goudronneuses qui forment le résidu de la distillation de la houille, dans la préparation du gaz d'éclairage.

L'acide phénique brut, qui suffit parfaitement pour l'usage dont il s'agit, se trouve dans le commerce à un très-bas prix. Il est reconnu comme le plus puissant antiseptique que nous ayons à notre disposition. On peut donc en recommander l'emploi en pleine sécurité.

Qu'il y ait lieu de désinfecter l'écurie entière ou seulement la place occupée par un de ses habitants, ce qui dépend du caractère plus ou moins contagieux de la maladie dont celui-ci s'est montré atteint (certaines maladies, en effet, paraissent ne pouvoir se communiquer que par le contact immédiat ou direct des matières virulentes déposées sur les objets que le malade a touchés, tandis que d'autres, comme le typhus, la péripneumonie, et probablement la morve et la gourme, infectent l'air qui l'entoure et peuvent, par son intermédiaire, les transmettre à une certaine distance); dans ces divers cas, voici comment il faut procéder à la désinfection : on lave à grande eau, en frottant avec une brosse ou un balai convenable, toutes les parties du local qui ont pu être en contact avec le malade, râtelier, crèche, stalles ou séparations, murailles et pavés de l'écurie, de manière à entraîner les matières adhérentes pouvant recéler le principe virulent. Après cette première opération, on badigeonne soigneusement les mêmes parties avec de l'acide phénique brut étendu dans une vingtaine de fois son poids d'eau.

S'il s'agit d'une écurie de luxe, ou si l'on se préoccupe seulement de conserver à ses boiseries et à ses parois leur couleur normale, au lieu d'acide phénique brut, on peut se servir d'acide phénique épuré : ce n'est qu'une question de dépense un peu plus forte. L'acide brut, par les matières goudronneuses qui l'accompagnent, laisse une couche noire de ces matières, qui peut être désagréable à l'œil, bien qu'elle ait pour résultat certain d'assurer la conservation des bois; l'acide phénique ayant subi un certain degré d'épuration n'a pas le même inconvénient, et il exerce la même action à dose beaucoup moins forte. Un kilogramme suffit pour communiquer des propriétés désinfectantes très-énergiques à un hectolitre d'eau.

Aucune matière virulente ou seulement infectante ne peut conserver ses propriétés malfaisantes, lorsqu'elle a été touchée par de l'eau phéniquée dans ces proportions. C'est un fait démontré de la manière la plus positive par les études et les expériences de ces derniers temps, et l'une des plus précieuses conquêtes de l'hygiène, dont l'industrie et la médecine ont fait leur profit par de nombreuses applications. On ne saurait donc en faire un trop fréquent usage, même à titre de simple moyen préventif de l'infection, dans les écuries rendues insalubres par leurs dimensions insuffisantes, leur mauvais pavage et la difficulté de leur ventilation. En répandant de l'eau phéniquée dans leur intérieur, celle-ci chargera l'atmosphère de ses émanations odorantes et l'assainira par là certainement. C'est ainsi que l'on procède maintenant dans les salles d'hôpitaux, dans les casernes et autres lieux de réunion permanente, qui sont, par le seul fait de l'agglomération des individus, ainsi que nous l'avons déjà dit, des sources d'infection.

Pansage. — Reprenons à présent la suite des soins hygiéniques dont les organes de la fonction respiratoire doivent être l'objet.

Nous avons vu que la peau joue un rôle important dans cette fonction, par son contact direct et constant avec l'air atmosphérique dont les animaux sont entourés. Il est évident que ce rôle sera d'autant mieux rempli, que le contact pourra être plus immédiat et plus étendu, qu'il y aura moins d'obstacles à ce que la perspiration gazeuse opérée à la faveur des pores de la peau puisse s'accomplir entièrement. L'usage traditionnel avait fait adopter les soins journaliers de ce qu'on appelle le pansage, bien avant que les études physiologiques eussent démontré le mécanisme de son action, en confirmant son utilité. Cet usage s'était fondé seulement sur les avantages instinctifs de la propreté, sinon pour l'animal soigné, du moins pour celui qui en faisait sa monture ou son compagnon de travail.

Aujourd'hui nous savons qu'indépendamment des souillures qui blessent le regard, lorsqu'elles existent sur la robe du cheval, d'autres moins visibles sont capables de nuire à son hygiène, surtout dans les conditions où nous l'exploitons et où les fonctions de sa peau sont souvent surexcitées par un exercice violent et soutenu. La perspiration cutanée invisible devient facilement de la sueur. Les matières grasses et salines dont celle-ci se compose, avec l'eau, sont retenues par les poils à mesure que l'eau s'évapore au contact de l'air, et elles se déposent à la surface de la peau, en y formant une sorte d'enduit qui en obstrue les pores. C'est donc une condition de bon fonctionnement qu'elle en soit débarrassée. Le pansage et quelques autres opérations dont nous nous occuperons plus loin répondent à cet objet.

Le pansage n'a pas seulement pour effet de débarrasser la peau des matières solides excrétées qui s'accumulent à sa surface. Ce n'est point une pure affaire de propreté, bien que celle-ci soit, pour la conservation de la santé, la condition la plus nécessaire et la plus urgente. Les opérations qu'il comporte exercent en outre une autre action. Par les frictions méthodiques opérées sur les diverses parties du corps, dans un pansage bien exécuté, il fait l'office d'un véritable *massage*, qui stimule la circulation du sang dans les tissus recouverts par la peau, particulièrement dans les muscles, qu'il repose lorsqu'ils ont été fatigués par un exercice prolongé. Nous pouvons en avoir la preuve sur nous-mêmes, lorsque nous frictionnons vigoureusement l'un de nos membres endoloris, ou seulement lassés par une longue course. Il serait sans doute superflu d'insister sur ce point qui est bien connu, et cette considération indique le moment le plus convenable et le plus opportun pour pratiquer, sinon le pansage complet des chevaux, du moins l'une de ses parties importantes.

Les palefreniers habiles le savent fort bien ; c'est en rentrant du travail, après que leurs chevaux sont secs, qu'ils les pansent, non-seulement pour les nettoyer, mais encore pour leur pratiquer, principalement sur les membres, ces frictions et ces massages dont les cochers anglais, avec le sens pratique qui caractérise leur nation en toute chose, nous ont donné l'exemple et l'enseignement.

On croirait peut-être volontiers que de tels soins assidus sont chose de luxe, convenable tout au plus pour les attelages choyés du riche, au service desquels des hommes spéciaux sont attachés et exclusivement occupés. Ce serait une erreur. Évidemment il n'est guère possible d'exiger, pour les chevaux de service et de fatigue, autant de précautions minutieuses. Plus robustes et plus rustiques, les gros chevaux de trait peuvent plus facilement s'en passer. Mais ce n'est pas à dire pour cela qu'ils ne dussent en ressentir de bons effets, s'ils en étaient l'objet dans la mesure compatible avec les nécessités de la situation dans laquelle ils sont exploités. Le bien-être que procure un pansage bien exécuté, en temps opportun, ne leur est point indifférent. Leur santé et la durée de leurs bons services y sont tout de même intéressés.

Dans les grandes administrations publiques, où des comparaisons à cet égard peuvent être facilement faites, on s'aperçoit fort bien que les attelages qui ont eu la bonne chance de tomber entre les mains les plus soigneuses sous ce rapport, sont ceux qui rendent durant le plus longtemps les meilleurs services. Il suffit, pour s'en assurer, d'observer de près ce qui se passe à Paris, par exemple, dans les écuries des compagnies des voitures de place et des omnibus. Ce qui ne se voit que très-difficilement sur des individus isolés ou peu nombreux prend là des proportions considérables qui le rendent évident.

Il serait d'ailleurs facile d'expliquer le résultat que nous signalons ; mais nous aurons plus loin une occasion plus opportune d'entrer sur ce sujet dans quelques détails physiologiques, en nous occupant de l'hygiène de la fonction de locomotion. Nous verrons alors comment les muscles se fatiguent et comment s'altère leur aptitude à la fonction qu'ils remplissent. Pour l'instant, il convient de s'en tenir à ce que nous venons de dire et à ce qui concerne proprement la fonction respiratoire de la peau, pour la bonne exécution de laquelle il suffit de nettoyer assidûment sa surface.

Occupons-nous donc seulement, maintenant, de la pratique des diverses opérations successives dont l'exécution constitue ce que l'on appelle le pansage des chevaux.

Ces opérations nécessitent plusieurs instruments, faisant partie du mobilier de l'écurie, et qui sont l'*étrille*, la *brosse*, l'*époussette*, le *peigne* et l'*éponge*. La forme et l'usage de chacun de ces instruments étant connus de tout le monde, nous croyons inutile de les décrire. Notre tâche se borne à en indiquer le meilleur emploi, en vue du but qu'il s'agit d'atteindre.

Les lames de l'étrille sont pourvues de pointes ou de dents plus ou moins longues, plus ou moins aiguës, afin de détacher, par le frottement, les matières solides qui agglutinent les poils ou recouvrent l'épiderme. Lorsqu'elles atteignent celui-ci, il leur arrive de l'attaquer et d'en détacher des écailles. Alors, l'action de l'étrille a dépassé son but. Elle nuit au lieu d'être utile, en privant la peau de son revêtement nécessaire.

Ce résultat fâcheux n'est guère à craindre sur les gros chevaux, dont la peau est épaisse, le poil abondant et un peu rude ; mais sur les chevaux fins il est bien difficile de l'éviter, à cause du faible obstacle qu'opposent les poils. Le mieux est donc, en ce qui les concerne, de ne point se servir de l'étrille dans leur pansage, si ce n'est en la passant d'une main très-légère sur les parties souillées par la boue ou par le fumier, pour faire tomber les parties les plus adhérentes. En général, du reste, l'étrille doit toujours être passée très-légèrement sur le corps de tous les chevaux, quels qu'ils soient, afin de ne point irriter leur peau par des déchirures de l'épiderme. Pour rester dans les limites de son action utile, il faut qu'elle ne dépasse point les poils.

Une fois les matières solides réduites en poussière par le frottement de l'étrille, qui, pour les chevaux fins et impressionnables, est très-avantageusement remplacée par la brosse de chiendent maniée un peu vigoureusement, il reste à faire sortir cette poussière retenue entre les poils. On y parvient en battant d'abord ceux-ci avec l'époussette, formée d'une queue de cheval montée sur un manche, ou simplement d'un chiffon d'étoffe de laine. Les coups redoublés, ainsi donnés sur toute la surface du corps, expulsent les matières solides détachées et divisées par l'étrille ou par la brosse agissant en sens inverse de la direction des poils.

L'action en est ensuite complétée par des frictions exécutées à l'aide du bouchon sec ou légèrement humide qui, en même temps qu'il remplit son office d'agent de massage, sépare des poils les impuretés qui auraient échappé aux opérations précédentes. Ces frictions en tous sens ne peuvent être trop prolongées. Elles sont la partie la plus efficace et la plus utile du pansage, en même temps qu'elles en sont la plus généralement négligée, parce qu'elles exigent, de la part du palefrenier, la plus grande dépense de force. Ceux qui ont souci de la santé de leurs chevaux doivent y tenir et y insister.

Après l'usage du bouchon, un coup de brosse en crin, donné dans le sens de la direction des poils, les lisse et maintient à la robe son brillant, en s'aidant du chiffon propre, pour les régions creuses où la brosse peut difficilement pénétrer.

Pour terminer le pansage, il reste encore à peigner la crinière et la queue, à laver avec l'éponge le sommet de l'encolure, la base de la queue, les ouvertures naturelles, les yeux, les narines, l'anus, le fourreau, et enfin les sabots.

Ces dernières pratiques d'une bonne hygiène, scrupuleusement suivies dans les écuries de luxe par les palefreniers soigneux, et aussi dans celles des grandes administrations publiques de Paris, où le gouvernement des chevaux est bien surveillé par des hommes compétents, sont le plus souvent négligées partout ailleurs. On ne prend surtout aucun soin de la crinière des chevaux de ferme. C'est à grand tort. La malpropreté fait naître, à la base des crins de l'encolure et de la queue, des démangeaisons qui incommodent les chevaux, troublent leurs repas ou leur repos par la nécessité de se frotter, pour les calmer, sur les corps environnants. Il arrive même assez souvent que les frottements réitérés produisent des contusions qui sont le point de départ de ces abcès très-graves appelés vulgairement *mal de taupe, mal d'encolure, mal de garrot,* qui pour le moins causent de longues incapacités de travail. En outre, les crins abondants et négligés de l'encolure se feutrent sur les points où porte le collier et finissent par occasionner des blessures plus ou moins graves.

Ce n'est donc pas un luxe, même pour les chevaux de gros trait, de peigner les crins. Quant au lavage des ouvertures naturelles et de la base de ces mêmes crins, il se justifie par les considérations de bon fonctionnement de la peau, que nous avons déjà fait valoir.

Le pansage des chevaux doit être, en thèse générale, exécuté au moins une fois par jour, lorsqu'ils restent au repos à l'écurie. Le seul exercice de la fonction respiratoire, pour l'entretien de la vie, le nécessite. Lorsque le travail a provoqué l'apparition de la sueur, la présence des impuretés qu'elle entraîne et qui restent déposées sur les poils indique la nécessité de le renouveler, sinon à fond, du moins dans la mesure nécessaire pour débarrasser la peau de ces impuretés.

Pour les chevaux qui font un service régulier, et auxquels on ne veut ou ne peut assurer cette propreté exquise qui leur est pourtant toujours salutaire, à cause d'une insuffisance de main-d'œuvre ou de la préoccupation des frais qu'elle entraîne, il serait plus convenable de suivre la pratique adoptée pour la cavalerie française, que celle qui est généralement en usage dans les établissements privés et qui consiste à panser à fond

le matin, avant de partir pour le travail, et une seule fois pour
toute la journée. Dans la cavalerie, les chevaux reçoivent, pendant leur premier repas, quelques soins de propreté nécessaires
seulement pour débarrasser leur robe des souillures produites par la litière. Ils ne sont pansés complétement que le
tantôt, après leur retour du travail. De cette façon ils se trouvent mieux disposés pour se livrer au repos en pleine tranquillité et pour en ressentir par conséquent les bons effets, la malpropreté de leur peau ne les pouvant plus inquiéter.

A l'égard donc des chevaux qui travaillent toute la journée
et qu'on a coutume de panser seulement le matin, avant le départ, il serait certainement plus hygiénique de reporter l'opération au soir, après leur rentrée à l'écurie, sauf, répétons-le,
à leur faire un petit pansage superficiel au commencement de
la journée, s'ils ont sali leur robe en se couchant sur le fumier.

Une question a été fortement agitée, il y a un certain temps,
à propos précisément des chevaux de troupe : c'est celle de savoir s'il y aurait des avantages à les panser dehors ou dans l'intérieur des écuries.

Si l'on ne considère que la salubrité de ces écuries, il est évident que la question ne peut être résolue autrement qu'en
faveur du pansage opéré dehors. Il n'y a même pas lieu de
s'y arrêter. Tout ce que nous avons dit précédemment suffit.
Mais, en outre, les données du problème tel qu'il était posé
lorsque cette question se discutait parmi les hygiénistes, sont
aujourd'hui complétement changées. Les chevaux, en ce temps-
là, vivaient dans des écuries constamment fermées, et c'était la
préoccupation de la plupart des vétérinaires de l'armée d'en
maintenir la température à un degré toujours élevé. L'usage
des couvertures chaudes était aussi général et très-strictement
suivi.

On comprend sans peine que, dans ces conditions, le passage
brusque de cette atmosphère intérieure dans celle du dehors,
pût avoir de graves inconvénients, qui se traduisaient surtout
par de fréquentes affections de la poitrine et des autres voies
respiratoires. Maintenant, au contraire, qu'on a reconnu par
l'expérience les avantages d'une constante ventilation des écu-

ries et d'une température moyenne intérieure moins élevée, la question n'offre plus le même intérêt. Cette température ne devant que peu différer de celle du dehors, il n'y a donc nul inconvénient à sortir les chevaux pour les panser, hormis, bien entendu, les temps de pluie ou de grand froid.

Ceci soit dit, toutefois, dans l'hypothèse où il s'agit d'une écurie construite, disposée et entretenue suivant les préceptes indiqués comme étant ceux imposés par une bonne hygiène.

Tondage. — Lorsqu'arrive la saison froide, l'activité des bulbes pileux de la peau devient plus grande, les poils poussent plus longs et plus gros, chez les chevaux communs surtout, dont le corps n'est pas protégé par des ouvertures chaudes. Sous l'influence du travail aux allures vives ou d'un grand déploiement de force, les chevaux, en cette saison, suent facilement, et leurs poils restent imprégnés d'humidité, d'autant plus que la température basse de l'atmosphère en arrête l'évaporation.

On observe aussi que les chevaux en sueur rentrés dans les écuries, se sèchent difficilement, parce que celles-ci, par suite d'une insuffisance de ventilation, ont leur atmosphère bientôt saturée d'humidité. Le fait a été constaté dans les écuries de la compagnie des omnibus de Paris, qui cependant sont toutes fort spacieuses. M. le général Morin fut consulté, et des expériences instituées par lui pour résoudre le problème, il est résulté que 180 à 200 mètres cubes d'air nouveau, par cheval et par heure, étaient nécessaires pour assurer l'évaporation de cette sueur retenue par les poils, ce qui ne peut être obtenu que par une ventilation difficile à réaliser, dans les conditions les plus ordinaires de la pratique.

Cependant l'état de sueur prolongé, pour les chevaux en repos, n'est pas sans danger. La couche d'humidité qui les entoure refroidit leur peau et trouble leurs fonctions. Bien des altérations de l'appareil respiratoire n'ont pas d'autre cause. Avant la réforme du casernement des troupes à cheval, dont il a été déjà parlé plus haut, les vétérinaires de l'armée ont longtemps insisté sur la part considérable qui devait être attribuée aux arrêts de transpiration, dans le développement de la morve qui sévissait alors avec une si grande intensité. Les maladies de poi-

trine étaient aussi beaucoup plus fréquentes alors qu'aujour-
d'hui. Il serait donc impossible de contester justement le progrès
réalisé sous ce rapport dans l'hygiène de la cavalerie.

Une pratique plus facile et moins coûteuse, qui agit dans le
même sens, en doit être considérée comme un très-utile auxiliaire. On veut parler de l'opération du tondage des poils, qui
se généralise de plus en plus pour les chevaux de luxe, et qu'il
serait désirable de voir appliquer à tous les chevaux. L'expérience, faite sur une grande échelle et pour des groupes nombreux de sujets, en a démontré les bons effets. Les chevaux
tondus suent moins facilement, parce que l'eau de la transpiration s'évapore à mesure qu'elle s'échappe de la peau, les longs
poils ne lui faisant plus obstacle. Quand la robe a été mouillée,
elle se sèche plus rapidement au contact de l'air. Et il serait
superflu d'ajouter que, par le tondage, le pansage est rendu plus
facile.

Une seule objection fondée en apparence peut être opposée.
On dira que la fourrure, puisqu'elle s'épaissit avant l'hiver, est
apparemment nécessaire pour mettre l'animal en garde contre
le froid. On parlera de la prévoyance de la nature. A cela, il
y a une réponse toute prête et péremptoire : c'est que la prévoyance de la nature, si elle a réellement existé, ne concerne
point les chevaux employés à notre service, dépensant leur force
pour notre usage, et logés dans les écuries que nous leur avons
construites, afin de les mettre à l'abri des intempéries. Évidemment, ceux qui vivent en liberté dans les pâturages ont besoin
de leur poil d'hiver et ne doivent pas être tondus. Ceux-là, d'ailleurs, ne suent point durant la saison froide, tant s'en faut.
Quand le refroidissement les incommode, ils s'exercent et s'é-
chauffent, en obéissant à leurs instincts. Nos chevaux captifs, au
contraire, ne peuvent que subir les conditions que nous leur
avons faites.

C'est donc à tort qu'on s'arrêterait à cette objection purement spéculative. Ceci est une question d'expérience, et l'expérience s'est prononcée d'une manière incontestable en faveur
de l'opération, qui a des résultats hygiéniques très-avantageux.
Seulement il importe de bien choisir l'époque la plus convenable pour la pratiquer. C'est vers la fin de l'automne, avant

l'arrivée des froids, qu'elle doit être effectuée. La peau s'habitue ainsi progressivement à leur impression et elle en acquiert plus de rusticité. En toute chose, pour ce qui concerne les êtres organisés, il est bon d'éviter les transitions brusques, l'accoutumance étant une des influences auxquelles ils se plient le plus volontiers et sur laquelle il convient le plus d'insister en hygiène, pour tous les genres d'impressions.

Quant aux meilleurs procédés à employer pour opérer le tondage, il ne nous appartient pas de les indiquer ici. Ce n'est pas le côté hygiénique, c'est le côté économique du sujet; nous sortirions de notre cadre en l'abordant. Il suffit d'avoir démontré l'utilité de la pratique dont il s'agit.

Bains. — L'influence hygiénique des bains est facile à comprendre, bien qu'elle soit complexe. La plus immédiate est celle qui concerne la propreté de la peau. En ce sens, le bain agit comme le pansage, qu'il pourrait remplacer, si, indépendamment des difficultés pratiques de son application, difficultés qui doivent être considérées comme insurmontables, au point de vue économique, il n'intervenait dans son action des effets de température, dont les conséquences sur la fonction de la peau varient suivant les saisons.

Évidemment, l'eau dans laquelle les poils et la surface de la peau se trouvent baignés serait le meilleur moyen de les débarrasser des impuretés dont les exhalaisons du corps et le contact du milieu les souillent. A cet égard, le pansage le plus attentif ne peut lui être comparé. Mais, durant les saisons rigoureuses, le difficile serait de sécher les poils et de provoquer la réaction sans laquelle le refroidissement de la peau entraîne dans la circulation du sang des troubles capables de produire des congestions plus ou moins intenses dans les organes intérieurs, principalement dans les organes de la poitrine. Eût-on à sa disposition des masses d'eau suffisantes, il ne faudrait donc pas songer à les utiliser ainsi.

C'est seulement dans le courant de l'été, par les fortes chaleurs surtout, que l'usage des bains est praticable pour les chevaux; et alors il leur est extrêmement salutaire. L'impression de bien-être que nous ressentons nous-mêmes lorsque la réaction se produit, au sortir d'un bain d'eau courante et fraîche, durant les chaleurs qui nous allanguissent, cette impression, les chevaux ne peuvent manquer de la ressentir comme nous. Elle délasse des fatigues, elle rend frais et dispos. Aucune dissertation n'est nécessaire pour la faire comprendre à quiconque l'a éprouvée. On sait fort bien, entre autres choses, qu'elle stimule l'appétit.

L'interprétation physiologique des effets d'un bain froid soulèverait des questions fort intéressantes sans doute, et dont quelques-unes sont encore controversées : par exemple, celle de savoir si la peau absorbe ou non l'eau qui la baigne ; mais l'examen de ces questions nous ferait sortir de notre cadre, dont les limites nous sont tracées par la considération des nécessités pratiques immédiates. Il convient donc de passer outre, en renvoyant le lecteur désireux de les approfondir aux traités de physiologie, où elles sont discutées. Pour l'hygiène, il suffit ici de constater le fait d'observation et de déduire de ses circonstances les indications ou les préceptes de son application.

Les bains peuvent être généraux ou locaux. Ces derniers se donnent avantageusement en toute saison, pourvu qu'ils soient suivis d'un certain exercice de locomotion. Ils embrassent les membres, jusqu'à une certaine hauteur, et sont nécessaires surtout lorsque les chevaux ayant cheminé dans la boue en ont été salis. Les faire passer alors à plusieurs reprises dans une eau courante est une excellente pratique, dont les résultats sont d'autant plus salutaires qu'on a le soin, en rentrant à l'écurie, de frictionner fortement les membres mouillés, avec un bouchon de paille en forme de corde volumineuse et rude, afin de provoquer la réaction par le réchauffement de la peau.

Les bains généraux, eux, ne sont utilement praticables qu'en été, et plus ils sont complets, plus ils sont salutaires. Quand on les fait prendre, il convient de ne point laisser dans l'immobilité le cheval dont le corps est complétement immergé. S'il peut avoir pied, on le fait marcher ; sinon, il nage quelque peu, et il n'y a aucun mal à cela. Le bain, dans ces conditions, ne doit pas durer au delà de quelques minutes, sans quoi il deviendrait une fatigue, et le cheval en perdrait les bénéfices. Un bain général dans l'eau courante et même agitée est ce qu'il y a de mieux, pourvu qu'il soit presque instantané, sauf à le renouveler plus fréquemment.

Au sortir de l'eau, les chevaux doivent être exercés, puis demeurer au soleil jusqu'à ce que leurs poils soient secs ou à peu près. Au besoin, si la température de l'air n'est pas suffisamment élevée pour les sécher promptement, on active la dessiccation par des frictions, comme pour le cas où les membres seuls ont été baignés.

Ces bains des membres, qui ont encore plus d'importance que les autres, parce qu'ils sont d'un usage plus fréquent, ont sur la conservation des articulations une influence considérable, en raison des propriétés toniques du froid suivi de réaction. Mais ceci confine au domaine de l'hydrothérapie, qui n'est pas dans notre ressort. Il suffit donc de l'indiquer comme surcroît des avantages justement attribués aux bains, par rapport à la fonction respiratoire de la peau.

CHAPITRE II

DIGESTION

Aliments. — Les généralités vraiment utiles à exposer sur la fonction digestive, en se plaçant au point de vue de l'hygiène, se réduisent à fort peu de chose, dans l'état actuel de la science. Ce n'est certainement pas l'avis des chimistes et des auteurs qui se sont inspirés de leurs recherches, que nous formulons ici. Il semble, d'après ces recherches, que nous soyons en possession d'une théorie complète de l'alimentation des êtres vivants animaux; mais lorsqu'on soumet au contrôle d'une observation attentive les résultats auxquels l'analyse chimique a conduit, force est bien de reconnaître qu'il reste encore beaucoup à faire pour que cette théorie soit possible. C'est même à peine si nous en avons, quant à présent, quelques matériaux qui, malheureusement, à cause de la valeur absolue que l'autorité des auteurs auxquels nous les devons leur a fait attribuer, ont créé pour la pratique de véritables difficultés.

La raison en est qu'on s'est laissé trop facilement entraîner à des généralisations prématurées, sans tenir assez compte des différences considérables que présentent, dans l'exécution de leur fonction digestive, les divers ordres naturels auxquels appartiennent nos animaux domestiques. Envisageant d'une trop grande hauteur philosophique cette fonction et les résultats derniers de l'assimilation, aux liquides et aux tissus vivants, des éléments chimiques dont les animaux se nourrissent, on a laissé de côté, comme négligeables, des arrangements moléculaires et des opérations physiologiques intermédiaires, qui ont cependant la plus grande importance dans la question.

On n'a point pris garde que parmi les herbivores, par exemple, un solipède ne digère pas absolument, en fin de compte, comme un ruminant ; un cheval ou un âne, comme un bœuf ou un mouton ; que même une espèce ne digère pas absolument comme une autre espèce, encore bien qu'elles soient du même genre, quoiqu'en définitive, elles assimilent toutes, dans l'acte de leur nutrition, de l'azote, de l'oxygène, de l'hydrogène, du carbone et des sels minéraux, constituants de leurs tissus et de leurs humeurs, en excrétant ces mêmes substances sous les diverses formes d'eau, d'acide carbonique, d'urée, etc., qui sont les résidus de leurs actions vitales.

Après avoir établi la distinction, qui a eu une grande fortune, des matières nutritives en plastiques et en respiratoires, les premières ayant pour fonction de fournir à la réparation des tissus et les secondes à l'entretien de la chaleur animale, celles-là ayant pour base l'azote et celles-ci le carbone et l'hydrogène ; après avoir fait cela, on a cru que la teneur en azote et en hydrogène et carbone pouvait donner une juste idée de la valeur hygiénique de ces matières, et qu'il suffisait de la chiffrer par l'analyse élémentaire, pour avoir une classification des aliments et des bases exactes sur lesquelles puissent être fondées leurs équivalences.

La conception théorique est fort séduisante. Elle est simple et facile à saisir. Dans une certaine mesure, les faits lui donnent raison ; mais, pour qu'elle fût vraie, il faudrait que tous concordassent avec elle. Or, cela n'est point. Ce ne sont pas les corps élémentaires, dits simples, dont il vient d'être parlé, qui s'assimilent directement aux matières organiques vivantes ou en fonction ; ce sont les principes immédiats végétaux dans la constitution desquels ils se trouvent groupés d'une certaine façon, qui entrent en réaction au contact des actions vitales et fournissent ainsi les matières assimilables. Ces principes immédiats seuls sont donc les véritables aliments ou nutriments, et tous concourent, seulement dans des proportions différentes, aussi bien à la réparation des tissus qu'à la production de la chaleur animale, que nous aurons à envisager dans un autre chapitre d'après son véritable rôle physiologique.

Quant à présent, il y a lieu seulement, pour donner à l'hygiène alimentaire une base solide, de faire bien remarquer que la division des aliments en plastiques et en respiratoires n'est pas autrement exacte qu'en ce sens que les uns sont plus plastiques que respiratoires, les autres plus respiratoires que plastiques. Tous concourent à la fois à la constitution des tissus et à la production de la chaleur. La preuve en est que l'urée, par exemple, matière fortement azotée, est un produit d'oxydation ou de combustion, comme l'acide carbonique et la vapeur d'eau qui s'échappent par le poumon, et qu'on trouve dans les tissus organiques les plus azotés, comme la chair musculaire, notamment, des matières hydrocarbonées en assez forte proportion.

Nous nous servirons de ces faits pour édifier la théorie actuellement possible des rations alimentaires, au sujet desquelles il faut dire tout de suite qu'indépendamment des considérations précédentes, d'autres non moins importantes interviennent pour restreindre encore davantage le champ d'application des notions chimiques.

S'il est vrai, en effet, que la présence, dans deux végétaux, des mêmes éléments en proportions sensiblement égales, n'est pas une raison suffisante pour qu'ils aient des valeurs nutritives équivalentes, à cause des manières différentes dont ces éléments y sont groupés ou des principes immédiats divers qu'ils constituent, il ne l'est pas moins qu'un principe immédiat donné n'a point la même valeur nutritive par rapport à toutes les espèces animales. Les différences vont même, à cet égard, fort loin, ainsi que nous le verrons; elles peuvent varier de l'aliment au poison, pour les animaux d'ordres différents. Le principe actif de la belladone, par exemple, qui empoisonne à coup sûr la plupart des herbivores, est assimilé par les rongeurs et ne leur cause aucun dérangement.

Il y a donc nécessité, pour rester pratique, de ne généraliser que le moins possible sur de tels sujets ; et c'est pourquoi nous considérons séparément, dans le présent ouvrage, les animaux de chacun des genres naturels. L'hygiène du cheval, de l'âne et du mulet, ne peut être, à aucun égard, celle du bœuf ou du mouton. En les confondant tous, il est impossible de devenir précis sans s'exposer aux plus graves erreurs. On n'est pas seulement obligé, pour se conformer aux enseignements de l'expérience, de distinguer entre les ordres, les genres et les espèces d'animaux, dont les aptitudes diffèrent essentiellement quand il s'agit de tirer parti des mêmes fourrages ; pour une même espèce, il y a encore lieu de tenir grand compte des considérations de climat.

L'étude des aliments et de leur valeur nutritive est donc chose beaucoup plus complexe qu'on ne l'a cru jusqu'à présent. Cette valeur ne saurait être fixée d'une manière absolue, ainsi qu'on a tenté de le faire pour donner une base scientifique à la composition des rations alimentaires. Malgré la grande autorité des auteurs de tentatives de ce genre, il ne faut pas hésiter à dire qu'à cet égard l'expérience n'a jamais confirmé les indications théoriques, sur lesquelles il convient de nous expliquer encore plus complétement, avant de passer en revue les aliments propres à nourrir dans de bonnes conditions les espèces que nous considérons ici.

Équivalents nutritifs. — En prenant pour type la composition chimique élémentaire du foin de prairie dite naturelle, envisagé comme capable de nourrir convenablement à lui tout seul les animaux herbivores, on a déterminé la proportion d'azote contenue dans ce foin, et l'on a pensé que toute autre matière fourragère pourrait lui être substituée sans inconvénient, pourvu qu'elle contînt de l'azote en même quantité. Cette matière étant par elle-même moins riche en principes azotés, ou plus riche, il suffisait d'en proportionner la ration à sa teneur en azote, relativement à la ration normale de foin.

Telle a été primitivement la théorie des équivalents nutritifs, d'après laquelle des tables furent dressées et généralement adoptées dans l'enseignement public et dans les ouvrages classiques.

Plus tard on s'aperçut, dans la pratique, que les effets nutritifs des divers fourrages ne correspondaient point exactement aux nombres donnés par les tables, et l'on crut devoir tenir compte de la proportion d'acide phosphorique entrant, sous forme de phosphate de chaux, dans la composition des os. Enfin, plus récemment, un nouvel élément a été introduit comme base de la théorie, et l'on a joint aux considérations de l'azote et des phosphates celles des matières hydrocarbonées, grasses et sucrées.

D'après cette théorie, un aliment, pour être complet, doit

contenir en proportions déterminées ces trois ordres d'éléments qui se trouvent dans le lait; et pourvu qu'ils y soient ainsi réunis, l'aliment sera suffisamment nutritif, quelles que puissent être leurs sources. Il en résulte que la valeur nutritive des matières alimentaires est calculée en équivalent de foin sur ces bases, et qu'il est loisible d'opérer, dans la composition des rations, lorsque les denrées consommées habituellement et avec prédilection par les animaux deviennent chères, toutes les substitutions possibles de fourrages moins coûteux, pourvu que ceux-ci interviennent dans la ration en quantité équivalente, c'est-à-dire en proportion de leur teneur en azote, en phosphates et en matières hydrocarbonées.

Avec ses apparences de précision et de solidité, qui lui ont valu d'être prise en considération par la plupart des agronomes, sinon par tous, la théorie chimique des équivalents nutritifs présente pour l'hygiène d'énormes dangers, qui ne se sont que trop souvent vérifiés, malheureusement, dans la pratique, dans celle de l'alimentation des chevaux en particulier. Dans les grandes administrations publiques, elle a donné lieu à des essais de rations dites économiques, qui ont toujours été désastreux, en occasionnant une mortalité extraordinaire et pour le moins des pertes de travail. L'expérience a montré que les chevaux ne se nourrissent point d'azote, de phosphates et de matières grasses, introduits dans les organes digestifs sous une forme quelconque, mais que cette forme exerce une influence prépondérante sur leur assimilation par les tissus vivants.

On ne veut pas dire, évidemment, que toute substitution soit impossible dans l'alimentation des animaux en général, et dans celle des chevaux en particulier. Des expériences bien faites, en Allemagne surtout, ont prouvé le contraire. On entend prétendre seulement que la possibilité et les avantages n'en peuvent être prévus et déterminés, dans l'état actuel de la science, d'après la composition chimique. Les propriétés alimentaires des divers principes immédiats de la constitution des végétaux ne nous sont pas encore assez connues pour qu'on soit en mesure d'établir une théorie valable des équivalents nutritifs, une théorie applicable à tous les cas, comme elle doit l'être pour mériter son nom. Et c'est un devoir d'insister sur l'état véritable de la science à cet égard, afin d'éviter de graves mécomptes à ceux qui pourraient se laisser convaincre par des apparences trompeuses.

Les expériences physiologiques directes peuvent seules éclairer sur un tel sujet. Il en a été fait beaucoup, en ces derniers temps, qui ont une grande valeur; mais c'est à la condition expresse que les résultats n'en soient point généralisés. Ils ne sont valables que pour les cas spéciaux auxquels ils se rapportent, et nous aurons bien soin d'en tenir compte, à l'occasion de chacune des matières alimentaires qu'ils concernent.

On a peine à comprendre, en vérité, que des esprits pratiques aient pu s'arrêter à l'idée d'accorder aux équivalents nutritifs la portée qui leur a été attribuée, ces équivalents fussent-ils d'ailleurs déterminés aussi exactement que peuvent l'être des choses de cet ordre. L'analyse chimique ne peut donner que la composition moyenne des végétaux, l'analyse quantitative, bien entendu. Or, les animaux ne mangent ni ne vivent en moyenne, quand on les considère individuellement; ils mangent et ils vivent en réalité. Ce n'est donc pas sur des moyennes, mais bien sur des réalités précises que leur hygiène peut et doit être fondée. D'où il suit, encore une fois, que l'expérimentation directe, ou ce qu'on appelle la pratique, est seule capable de faire juger, pour chaque cas particulier, de la valeur nutritive des aliments.

Ces aliments doivent être d'abord envisagés en eux-mêmes, au point de vue de leurs propriétés hygiéniques absolues, telles qu'elles ont été révélées par l'observation de tous les temps, puis les uns par rapport aux autres, au point de vue de leur association pour composer les repas ou rations alimentaires. Il n'y a là rien de spéculatif; il s'agit purement et simplement de formuler en préceptes les enseignements de l'expérience, sur chacune des matières végétales usitées pour l'alimentation des chevaux.

Foin de pré. — Pour nous conformer à l'usage, nous conservons le nom de foin naturel au produit des prairies permanentes, composé de plantes vivaces, parmi lesquelles les graminées fourragères dominent. L'expression vient, sans aucun doute, de ce que pendant longtemps ces prairies n'ont été que des gazons développés en quelque sorte spontanément, sans aucune culture, et résultant de l'aptitude naturelle du sol à faire germer les graines amenées par les vents et à fournir aux plantes auxquelles ces graines donnaient naissance, les matériaux nécessaires à leur développement. Aujourd'hui ces prairies, qu'elles existent de temps immémorial ou qu'elles aient eu ainsi, plus ou moins récemment, pour origine les seules influences naturelles, sont plutôt appelées des pâturages, bien que les nouvelles prairies permanentes semées et cultivées, surtout irriguées, soient encore désignées sous leur ancien nom, pour les distinguer de celles dites artificielles, dont la durée est plus bornée et qui ne sont composées que d'une seule plante de la famille des légumineuses.

Les prairies naturelles à l'état de gazon ou de pâturage, sont consommées sur place par les chevaux. Elles sont propres à l'industrie de l'élevage, et il faut dire ici, à notre point de vue présent, qu'elles y sont à peu près seules propres, ou tout au moins qu'elles y conviennent le mieux. Les poulains et leurs mères paissent au grand air les herbes tendres qui leur assurent la meilleure hygiène alimentaire, dans les conditions les moins éloignées de la nature. Nous en parlerons plus en détail à propos de l'hygiène de la reproduction; pour l'instant il s'agit seulement d'étudier les propriétés du fourrage desséché provenant des prairies naturelles.

Ces propriétés dépendent d'abord de la composition botanique de l'herbage, due elle-même à la constitution physique du sol qui le porte, puis du mode de dessiccation employé pour la préparation du foin. L'hygiéniste n'a pas à s'occuper de ces choses autrement que pour en apprécier les résultats, en vue de la valeur nutritive du fourrage qu'il examine. Il convient donc seulement d'exposer ici les qualités du meilleur foin, de ce que nous appellerons le foin type ou normal, afin que dans le choix des denrées alimentaires ou des fourrages les plus propres à entretenir des chevaux en santé, l'on cherche au moins à s'en rapprocher le plus possible.

Ainsi que nous l'avons dit tout à l'heure, les plantes qui le composent sont la nourriture naturelle du cheval. Elles lui fournissent, dans leur ensemble, un aliment complet, suffisant pour assurer son existence, à la condition qu'il ne travaille pas, c'est-à-dire qu'il ne dépense pas au delà de ce qui est nécessaire à l'entretien de ses fonctions physiologiques. En d'autres termes, le foin contient tous les éléments de la ration d'entretien, sur laquelle nous aurons à nous expliquer plus loin. C'est pourquoi, dans la théorie des équivalents nutritifs, il a été pris pour terme de comparaison. Et à ce titre il n'y aurait évidemment point de contestation possible, si nous étions mieux fixés sur les propriétés chimiques auxquelles il doit sa qualité incontestable d'aliment complet. Mais l'observation et l'expérience démontrent que cette qualité dépend moins de la présence, en proportions déterminées, des éléments chimiques réputés alibiles que de la variété des espèces végétales présentant ces éléments sous certaines formes.

Le premier moyen d'appréciation de la valeur du foin est donc tiré de sa composition botanique. Il y a là toutefois une difficulté, qui serait le plus souvent insurmontable directement, et qu'il a fallu tourner par des procédés empiriques.

A l'état sec, alors qu'elles sont dépourvues de leurs organes de floraison et réduites seulement à leur tige, les espèces végétales de la famille des graminées ne sauraient être déterminées exactement, du moins pour la plupart. Les botanistes les plus exercés n'oseraient répondre, en pareil cas, de leurs diagnostics. Heureusement on sait que la présence de certaines plantes, dans un herbage, en implique nécessairement certaines autres qui, par aptitude naturelle, croissent sur les mêmes fonds. Étant donnée la composition du foin, on peut ainsi déterminer à peu près à coup sûr la qualité du fonds de prairie dont il provient, et reconnaître si ce fonds est sec ou humide à divers degrés, calcaire ou non, etc. Ce sont par conséquent les espèces prédominantes qu'il importe de déterminer; et l'on y arrive assez sûrement en constatant la présence de quelques espèces, qui sont vraiment caractéristiques.

On sait, par exemple, que les graminées fourragères les plus alibiles croissent sur les terrains où l'eau ne séjourne pas, bien qu'ils ne puissent être pour cela réputés trop secs, sur les terrains qui s'entretiennent frais, mais non humides ou noyés. On sait de même qu'elles sont rares, au contraire, sur les terrains marécageux, et remplacées en grande partie par des cypéracées, dont la valeur nutritive, pour les chevaux du moins, est de beaucoup inférieure. Or, sans qu'il soit besoin de comparer les proportions relatives de ces deux ordres de plantes dans le foin, il suffit d'y rechercher quelques autres espèces beaucoup plus faciles à reconnaître, pour que leur présence ou leur absence donne des indications certaines sur la composition de l'herbage entier et conséquemment du foin.

Ainsi l'on peut être sûr de la bonne composition botanique du foin, quand il ne s'y trouve ni roseaux, ni carex, ni joncs, ni renoncules, plantes que tout le monde connaît ; l'abondance relative des carex, vulgairement appelés laîches, à tige aplatie et tranchante, indique toute seule la présence simultanée des autres espèces nuisibles à la bonne qualité du foin. Ces espèces y tiennent la place des graminées à tige cylindrique et fine, dont plusieurs sont aromatiques, qui prédominent dans les bonnes prairies, où elles sont accompagnées de plantes assaisonnantes, telles que les centaurées, la millefeuille, et aussi la sauge en petite quantité.

Il faut bien prendre garde que nous n'envisageons en ce moment le foin naturel qu'au point de vue de la nourriture des chevaux et des autres animaux du même genre. Tel qui, en raison de sa composition botanique, devrait être rejeté de l'alimentation de ces animaux, pourrait rendre de grands services encore pour celle des ruminants, par exemple, qui ont une aptitude digestive tout autre et des fonctions économiques fort différentes. Cela indique, soit dit en passant, la nécessité de séparer, dans les fermes, le produit de la récolte des prairies naturelles de natures diverses, eu égard à l'état physique de leur sol, de mettre à part le fourrage fin et aromatique des prairies sèches et des prairies moyennes, pour les chevaux et les moutons, le fourrage grossier et plat des prairies humides, pour les bœufs.

Émile Wolff, directeur de la station agronomique de Hohenheim, attribue au foin de pré de moyenne qualité la composition chimique suivante : eau, 14,3 p. 100 ; éléments nutritifs azotés, 8,2 ; non azotés, 41,3 ; ligneux, 30 ; substances grasses, 2 ; acide phosphorique, 0,53 ; calcaire, 0,97.

Il serait impossible de trouver en réalité deux sortes de foin dont la composition chimique fût non-seulement identique mais encore approximativement égale. Et de plus nous avons déjà fait observer que l'identité de valeur nutritive ne découle point nécessairement de l'identité de composition chimique élémentaire. Toutefois les notions comme celles que nous venons d'emprunter aux analyses du chimiste allemand ont leur utilité, parce qu'elles fournissent une idée nette sur la constitution des aliments; mais ce sont surtout les propriétés physiques qui doivent nous éclairer.

En outre de la composition botanique dont elles dépendent pour une part, et sur laquelle on vient d'insister, ces propriétés dérivent aussi du mode de préparation, comme on l'a déjà dit. Nous n'avons pas à nous occuper des procédés suivis pour faire arriver, par la dessiccation, les herbes des prairies à l'état de foin. Notre tâche se borne à indiquer les qualités à rechercher dans celui-ci.

Ces qualités concernent sa couleur, son odeur, sa consistance et sa saveur.

La couleur préférable est le vert tendre. Une nuance jaunâtre ou roussâtre indique la fauchaison tardive, c'est-à-dire une maturité trop avancée, ou une exposition au soleil trop prolongée; toutes circonstances qui diminuent la valeur nutritive. Une nuance pâle résulte de l'action de la pluie sur les herbes déjà sèches, ou de l'étiolement causé par la croissance en des lieux ombragés; et dans les deux cas il y a un appauvrissement des matières alibiles, surtout une absence des propriétés appétissantes. Le foin pâle, dit lavé, est donc par cela seul médiocre, sinon mauvais.

L'odeur du bon foin est un arome particulier, indéfinissable, résultant du mélange de ceux qui sont propres à chacune des plantes odorantes qui poussent dans les prairies. Il doit être dû principalement aux graminées fourragères, et particulièrement à la flouve odorante, qui se rencontre toujours dans les bons fonds. Cet arome composé ou complexe, pour demeurer dans la bonne mesure, doit être doux, peu pénétrant et fin, ce qui indique, indépendamment d'une bonne préparation, que l'herbe a été coupée en pleine floraison, au moment où elle a assimilé

la plus forte somme possible de matériaux nutritifs. L'odeur
pénétrante qui serait due, par exemple, à l'abondance des om-
bellifères ou des labiées, n'aurait point la même signification.

Sous le rapport de la consistance, les tiges et les feuilles des
plantes composantes du foin sont souples et non cassantes,
quand il a été fauché au moment propice et bien fané. Cela est
très-important pour qu'il conserve toute sa valeur, car alors il
ne perd rien de ses éléments, dans les manipulations dont il peut
être l'objet.

Enfin une saveur douce, légèrement sucrée, sans arrière-goût
âcre ou piquant, fût-elle un peu acide aussi, est la meilleure.
Elle indique que la fermentation du foin n'a pas été poussée assez loin pour détruire les principes immédiats naturels élaborés
par les plantes qui le composent. L'absence de saveur est une
preuve que ces principes albuminoïdes et sucrés avaient déjà
disparu au moment d'une fauchaison trop tardive ; la saveur
âcre témoigne, si elle n'est pas due à la prédominance de mauvaises espèces végétales, que le foin, coupé trop tôt et mal soigné,
a subi des altérations qui en ont détruit la constitution propre,
en y ajoutant des propriétés nouvelles, sur lesquelles on va
tout à l'heure s'expliquer.

Ces divers éléments d'appréciation sont donc à passer en revue, quand il s'agit d'examiner du foin, en vue de la nourriture
des chevaux. Mais ils ne suffisent pas, du moins ainsi formulés.
Il y faut joindre l'aptitude pratique, l'habitude qui fait juger
des nuances, et qu'aucune indication théorique ne saurait suppléer complétement. Elle ne peut que l'éclairer en la précisant.

S'il y a lieu d'apprécier du foin en meule, il convient d'en tirer
des poignées à diverses hauteurs et à des profondeurs variées,
pour s'assurer de l'homogénéité de la masse. Si au contraire le
fourrage est en bottes, il suffit d'en défaire quelques-unes prises
au hasard. Dans les deux cas, il est important de prendre garde
à la poussière qui peut s'en échapper, et dont la présence en
certaine abondance est au moins un indice de la vétusté du
foin.

Longtemps on a cru que le foin vieux était préférable au foin
nouveau. Une foule d'accidents ont été attribués à la consom-

mation de ce dernier. Des expériences bien faites et sur une échelle suffisante ont démontré de la manière la plus nette qu'il fallait décidément reléguer la croyance commune sur ce sujet au rang des préjugés sans aucun fondement. Il est établi maintenant, au contraire, que, toutes choses égales, le foin nouveau est toujours préférable, et que, par conséquent, il perd de sa valeur à mesure qu'on s'éloigne du moment de sa récolte. Il ne peut acquérir en vieillissant que des altérations.

Au point de vue de l'hygiène, on doit donc recommander de n'en conserver d'une année à l'autre que la quantité nécessaire pour parer aux éventualités de mauvaise récolte, avec la précaution de le loger dans un local bien aéré, soigneusement couvert, en évitant de le mettre en contact avec les murs du fenil, afin de prévenir dans sa masse le développement des moisissures qui accompagnent la fermentation putride, à divers degrés, des matières organiques végétales.

Contre une telle altération il n'y a pas de remède. L'imprudence serait grande de faire consommer par des chevaux le foin qui la présenterait, dût-on le leur faire accepter par des artifices culinaires ou des condiments. Ce serait entendre au plus mal l'économie. Cette altération, qui se produit aussi lorsque le foin a été mal fané et rentré insuffisamment sec, est très-facile à reconnaître. Elle se manifeste surtout par une odeur particulière, dite odeur de moisi, que personne n'ignore, quand on remue le foin, d'où se dégage en même temps une poussière âcre.

Le fourrage ainsi altéré est devenu un véritable poison, dont les effets, pour être parfois lents à se montrer, n'en sont pas moins certains.

Le foin mal récolté, par suite d'accidents météorologiques, peut avoir par là perdu de ses propriétés nutritives, en plus ou moins forte proportion. Il est encore possible de le préserver des altérations ultérieures et de le rendre utilisable en le salant avec soin ; mais quelque précaution qu'on prenne à cet égard, il ne saurait être sage de le faire consommer à des chevaux. Il faut le réserver pour les bêtes bovines, moins susceptibles, et dont l'alimentation se prête mieux à des mélanges dans la préparation desquels il peut entrer sans inconvénient.

Pour les chevaux, le meilleur foin n'est jamais trop bon, parce que, d'après la loi naturelle, il est la base fondamentale de leur ration d'entretien. Et c'est sur cette base que nous édifierons plus loin les préceptes hygiéniques de leur alimentation.

Regain. — On sait très-bien que le nom de regain est donné au fourrage provenant de la coupe des secondes pousses des herbes de prairie naturelle. Ces secondes pousses sont très-tendres et proportionnellement plus riches en matières nutritives azotées et non azotées que la plante arrivée à maturité, puisqu'elles en contiennent 9,5 et 45,7 p. 100 ; mais elles ne sont pas également pourvues en ligneux ; Émile Wolff n'en indique que 24 p. 100. On y constate 2,4 de substances grasses, 0,63 d'acide phosphorique et 1,65 de calcaire. Cependant, malgré ces apparences de supériorité, en aucun cas le regain ne saurait équivaloir au foin pour la nourriture des chevaux. Il est d'une préparation difficile et s'échauffe fréquemment en tas.

Si bien récolté qu'il ait pu être, ce fourrage doit être réservé pour les jeunes ruminants ou pour les vaches laitières, dont il favorise la fonction. Il amollit les chevaux, qui ont surtout besoin d'énergie.

Le bon regain est, comme le foin, d'une couleur vert-tendre, d'une nuance même plus vive. Son odeur est moins forte, sa saveur plus douce et plus sucrée. Il ne se compose que de feuilles radicales de graminées, d'une souplesse par conséquent plus grande que celle du foin et d'une moindre longueur. En l'appréciant, il faut être en garde contre les altérations qu'il subit facilement dans le fenil et qui se manifestent par l'odeur de moisi et par le dégagement d'une poussière fine, quand on le remue.

Luzerne. — Les caractères du bon fourrage de luzerne sont faciles à déterminer. Il y a seulement à distinguer, entre les diverses coupes dont il provient, la plante en fournissant toujours plusieurs chaque année. La première est nécessairement meilleure que les suivantes, et leur nombre dépend de la fertilité du sol qui les produit. Elles se différencient surtout par le degré de développement des organes de floraison, qui va en diminuant à mesure que la saison s'avance, la dernière coupe n'en montrant plus du tout, à moins que la plante n'ait été gardée à graine, auquel cas le fourrage n'a plus guère de valeur, du moins pour les chevaux.

Le fourrage de luzerne peut être considéré comme de bonne qualité lorsqu'il a une couleur verte très-prononcée, sans aucune tache noirâtre ou rousse ; lorsque les tiges en sont souples et portent encore toutes leurs feuilles et que celles-ci ne s'en détachent point au moindre choc ; lorsqu'il exhale une odeur douce, agréable, très-difficile à définir, mais que la pratique enseigne facilement. Ce fourrage, qui exige beaucoup de soins pour être bien fané, comme celui de toutes les autres plantes légumineuses très-riches en eau et en principes sucrés, fermente aisément et se couvre de moisissures, ce qui le rend dangereux pour la santé des chevaux. Il est donc nécessaire de défaire les bottes pour l'examiner de près.

A l'état vert ou frais, sur pied ou après avoir été coupée, la luzerne passe avec raison pour produire souvent le météorisme chez les animaux qui la consomment. Le préjugé attribue cette propriété malfaisante à la rosée qui la couvre. C'est une erreur. La vérité est qu'elle doit être attribuée plutôt à l'action de la chaleur solaire qui, ayant échauffé la plante contenant en abondance des matières sucrées fermentescibles, la dispose à fermenter une fois arrivée dans l'estomac. Il convient donc de s'abstenir de faire paître les luzernières après qu'elles ont reçu les rayons d'un soleil un peu chaud, ou de laisser exposées à ces rayons les plantes coupées qui doivent être consommées en vert. Dans ce dernier cas, le meilleur moyen de prévenir l'apparition du météorisme est précisément de les arroser avec de l'eau fraîche, après les avoir étendues en couches minces, ce qui dément complétement l'effet attribué à la rosée. Nous en avons fait l'expérience en grand dans un régiment de cavalerie, en 1856, à Provins, où la luzerne fournit à peu près exclusivement le fourrage des chevaux.

On a beaucoup discuté sur la valeur nutritive comparative de la luzerne. Des dissidences qui se sont produites à cet égard, et toutes également appuyées sur des faits, il semble ressortir que les résultats constatés dépendent du climat dans lequel ces faits ont été observés. Ainsi, tandis que le fourrage de luzerne suffirait parfaitement pour entretenir en bon état, dans les régions méridionales, même des chevaux fournissant un travail de poste ou de diligence, il n'en serait point ainsi pour les chevaux de ferme, dans le nord de notre pays, toute question de ration mise à part. Que cela soit dû à la différence de race des consommateurs, à la sobriété bien connue des uns et à l'exigence des autres, ou bien aux propriétés diverses de la plante, suivant le terrain où elle a végété, les faits n'en paraissent pas moins établis. Et ce n'est pas le seul exemple que nous ayons de la nécessité de tenir compte du climat et de la race, dans ces questions d'hygiène de l'alimentation. Nous en verrons d'autres plus loin.

En thèse générale, pourtant, il faut tenir pour exceptionnelle, en ce qui concerne la luzerne, la circonstance où il est permis de la considérer comme pouvant fournir toute seule les éléments de la ration des chevaux. Une plante unique ne peut, d'une manière durable, être un aliment complet. La première condition d'une bonne hygiène est d'en faire entrer plusieurs dans la composition des repas, ainsi que cela sera expliqué ultérieurement.

On a singulièrement méconnu la réalité des choses, lorsque le fourrage de luzerne, comme celui des autres légumineuses des prairies dites artificielles, a été accusé de produire par lui-même des effets nuisibles sur la santé des chevaux, de faire naître des maladies anémiques. La vérité est que, pour servir de base à la ration, ils sont tous excellents, pourvu qu'ils aient été bien récoltés et qu'ils soient administrés selon les prescriptions de l'hygiène. Les faits existent en foule pour le prouver ; et il suffirait au besoin de citer ceux qui se rapportent aux chevaux percherons de la plaine de Chartres, ces chevaux si vigoureux et si braves au travail, qui en sont nourris.

Mais il importe de ne pas perdre de vue que le fourrage dont il s'agit ne compose point à lui tout seul la ration ; il en forme un des éléments, et nous voulons seulement dire que les propriétés nuisibles qui lui ont été attribuées sont purement imaginaires, lorsqu'il est de bonne qualité.

La composition de la luzerne, au commencement de la floraison, est :

SUR 100 PARTIES.

Eau...	16,7
Éléments nutritifs azotés...................	15,2
— non azotés................	26,9
Ligneux.....................................	35,1
Substances grasses..........................	3
Acide phosphorique..........................	0,50
Calcaire....................................	2,20

(ÉMILE WOLFF.)

Il est généralement admis que la luzerne nourrit plus que le foin ; en d'autres termes, qu'une quantité moindre suffit pour entretenir les chevaux dans le même état d'embonpoint. Dans les tables d'équivalents, la valeur du foin, prise pour unité, étant 100, celle de la luzerne est 111 ; d'où il résulterait que 90 de luzerne équivalent à 100 de foin.

Pourtant, d'après des bases tirées de l'analyse chimique, il en faudrait, si ces bases étaient exactes, 109 au point de vue des corps gras et 160 à celui de l'acide phosphorique, tandis que 60 suffiraient, quant à l'azote. On n'a pas besoin d'autre preuve de ce qu'il y a d'arbitraire dans ces évaluations, sur lesquelles nous nous sommes déjà expliqué précédemment. Il faut donc s'en tenir à l'expérience directe, ou plutôt à l'observation, dont ne s'éloignent guère, du reste, les indications de Wolff ; elle a établi que, dans la nourriture des chevaux, la ration de foin peut être remplacée sans inconvénient sensible par une ration de luzerne moins forte d'un dixième environ. Cependant, sur les marchés, la luzerne coûte en général un peu moins cher que le foin.

Sainfoin. — Le fourrage que donne le sainfoin ne convient guère que pour les gros chevaux de trait ou de labour. Il est grossier, dur et difficile à bien préparer. Les tiges fortes et très-aqueuses de la plante (*Onobrychis sativa*), ses fleurs volumineuses, se fanent difficilement, et dans les manipulations ses feuilles tombent souvent pour la plupart. Fauché trop mûr, ce qui est le plus ordinaire, il est véritablement coriace ; s'il a été coupé prématurément, il se fane et se dessèche d'une manière incomplète ; une fois mis en tas, il subit bientôt la fermentation putride et se couvre de moisissures, ce qui, en diminuant sa valeur nutritive, le rend en même temps dangereux pour la santé des animaux auxquels on le fait consommer et qui ne se décident à le manger en cet état que poussés par la faim.

Avant donc d'utiliser le fourrage de sainfoin, il convient de l'examiner avec grand soin, afin de s'assurer s'il ne présente aucune des altérations déjà signalées, s'il a conservé ses fleurs et ses feuilles, et si ses tiges, bien sèches, ne portent point de moisissures. Les fleurs sèches ont toujours une couleur brune, et les tiges aussi, mais d'une nuance moins foncée. Seules, les feuilles restent d'un vert pâle. L'odeur surtout est importante à constater, car, pour peu qu'elle soit âcre, elle indique un commencement d'altération.

Composition.

Eau	16,7	p. 100
Éléments nutritifs azotés	13,3	
— non azotés	56,7	
Ligneux	27,1	
Substances grasses	2,5	
Acide phosphorique	0,60	
Calcaire	1,85	

(E. Wolff.)

Les tables d'équivalents donnent 85 pour la valeur relative du sainfoin. Il serait donc plus nutritif que la luzerne. Voilà ce que l'observation ne permet point d'accepter. Les chevaux, certainement, ne sont point de cet avis. Quand ils peuvent choisir, ils donnent la préférence à la luzerne, qui fournit en réalité, à l'état sec, un meilleur fourrage que celui du sainfoin, un fourrage plus appétissant et plus facile à manger.

A l'état vert, c'est différent; le sainfoin est mangé avec autant de plaisir que la luzerne, sinon davantage, à cause sans doute de sa saveur sucrée très-prononcée. Et, à vrai dire, c'est la meilleure manière de le faire consommer. Il a toutefois les mêmes inconvénients, au point de vue des dangers du météorisme. Mais, comme dans beaucoup de localités où les prairies naturelles font défaut et où les terres ne sont ni assez riches ni assez profondes pour porter de la luzerne, on est obligé d'avoir recours au sainfoin, moins difficile à cultiver, force est bien de le faire dessécher pour les provisions d'hiver. Les chevaux sont en ce cas obligés de s'en contenter, ainsi que de quelques

autres fourrages également un peu grossiers, que nous avons
encore à passer en revue.

Trèfles. — Deux espèces de trèfles sont cultivées pour l'alimentation des animaux : le *trèfle des prés* et le *trèfle incarnat* ou
farouche. Ce dernier, quand il a été desséché, donne un fourrage tellement grossier et dur, qu'il n'est guère possible de le
faire manger aux chevaux, sinon tout à fait aux plus communs,
qui ne se montrent pas bien difficiles sur leur nourriture ; mais
il vaut toujours mieux le réserver pour les grands ruminants, qui l'utilisent plus complétement, surtout en vert. Il en
est de même pour le trèfle ordinaire, encore bien qu'il soit
un peu moins grossier.

Composition.

	Trèfle rouge ou des prés.	Trèfle incarnat ou farouche.
Eau	16,7 p. 100	16,7
Éléments nutritifs azotés	13,4	12,2
— non azotés.	29,9	30,1
Ligneux	35,8	33,8
Matières grasses	3,2	3
Acide phosphorique	0,45	0,55
Calcaire	1,90	2,35

(E. Wolff.)

Les défauts de l'un et de l'autre sont une exagération de ceux
du sainfoin, indiqués plus haut. Encore plus difficiles à faner
dans de bonnes conditions, ils sont plus exposés aux altérations.
Le fourrage de trèfle est toujours brun et devient bientôt pou-
dreux. Les chevaux s'en dégoûtent très-vite. En somme, il ne
faut pas leur en donner, quand on peut faire autrement, du
moins d'une manière continue. Les cultivateurs peuvent utiliser
mieux le produit de leurs champs de trèfle, et ceux qui achètent
des fourrages pour l'entretien de leur écurie ne doivent pas en
faire l'acquisition.

Coupages ou hivernages. — Dans les régions méridionales
de la France, on donne le nom de coupage au fourrage qui est
appelé hivernage dans les régions du nord. Ce fourrage provient
d'un mélange de plantes légumineuses annuelles, à fruit en cosse
ou silique, dont quelques-unes sont aussi parfois cultivées sé-

parément, soit pour leurs graines, soit pour être fanées, comme
les coupages ou hivernages. Ceux-ci sont formés par les diverses espèces de vesces et de gesses champêtres, parmi lesquelles nous signalerons surtout celle qui est connue sous le
nom vulgaire de *jarosse* ou *jarousse*, à cause de ses propriétés
malfaisantes pour les chevaux.

Composition des vesces en fleur.

Eau....................................	16,7	p. 100
Éléments nutritifs azotés...........	14,2	
— non azotés..........	35,3	
Ligneux.............................	25,5	
Matières grasses....................	2,5	
Acide phosphorique.................	0,53	
Calcaire.............................	2,30	

(E. Wolff.)

Les fourrages dont il s'agit ne sont guère consommés en dehors des fermes des localités où les prairies proprement dites,
naturelles ou artificielles, sont insuffisantes. Ils ont une valeur
nutritive considérable, eu égard à leur richesse en matières azotées ; mais ils n'en doivent pas moins être considérés comme
médiocres, à cause de leur grossièreté et du peu de propension
que les chevaux témoignent pour eux. Les paysans se conten-
tent de leur pain noir et mal cuit, et ils en vivent ; toutefois,
aucun d'eux ne le préférerait au pain blanc, s'il avait le choix. Il
en est de même des chevaux, pour leurs fourrages. Quand on ne
leur donne que du coupage ou de l'hivernage, ils sont bien obligés de le manger. *Item* il faut vivre. Ils l'échangeraient volontiers contre du bon foin ou de la luzerne, voire du sainfoin. Ce
ne peut donc être qu'un pis-aller, qui doit être distribué avec
prudence, car son usage exclusif et prolongé produit la pléthore
et prédispose aux congestions mortelles, surtout aux congestions
intestinales et aux apoplexies.

Des observations nombreuses et bien faites ont établi en outre
que la jarosse en particulier, même sa graine seulement, donnée
en faible quantité d'une façon continue, exerce bientôt sur les
centres nerveux une action qui se traduit par des paralysies locales, dont la principale est accusée par le trouble respiratoire
appelé cornage. On sait qu'il faut entendre par là que la respi-

ration devient bruyante et même sifflante au moindre exercice, et qu'à un certain degré de l'affection l'animal est menacé d'asphyxie.

Cela indique suffisamment que les légumineuses en question, et surtout la jarosse, ne peuvent pas être considérées comme des fourrages à recommander pour les animaux dont nous nous occupons, et que le mieux est de s'abstenir de les utiliser de cette façon, si l'on veut prendre soin de l'hygiène de ces animaux. Donnons en passant une nouvelle preuve de la créance que mérite la théorie des équivalents, en faisant remarquer que, d'après cette théorie, la valeur du fourrage de vesces serait égale à 100, comme celle du foin le plus exquis. Il n'y a pas un seul cheval, voire même un âne, qui ne se fût inscrit en faux contre une telle appréciation, s'il avait été consulté.

Pailles. — Les pailles, qui servent de litière, entrent aussi pour une part dans la ration alimentaire des chevaux. Elles en sont un complément utile, ainsi que nous le verrons. On ne veut parler ici que des pailles de céréales, telles que celles de froment, de seigle, d'orge et d'avoine. La dernière est la plus riche de toutes en matières nutritives, mais c'est la première qui est la plus usitée, parce qu'elle est la plus abondante. Le blé est en effet la plus cultivée de toutes les céréales. On en sait la raison. Du reste, sous le rapport de leur valeur nutritive, elles se rangent dans l'ordre suivant : avoine, blé, orge et seigle.

Considérée d'une manière absolue, chacune de ces pailles est d'autant meilleure qu'elle est plus fine, plus tendre et plus pourvue de moelle à l'intérieur de ses chaumes. Sa qualité augmente aussi dans le cas où ses épis, ayant été mal battus, contiennent encore des grains, ce qui ne se voit guère plus depuis que l'usage des machines à battre s'est généralisé.

La paille doit être dépourvue de toutes sortes de taches de rouille, de charbon ou autres, de moisissures ou seulement de boue. Elle ne doit pas avoir été exposée aux intempéries, qui lui auraient fait acquérir une couleur plus ou moins foncée, ni conserver une humidité la prédisposant aux altérations putrides. Elle sera de cette belle nuance jaune-paille bien connue et qui est un type, luisante et souple, non cassante. La paille avariée et moisie exhale une odeur nauséeuse qui doit la faire rejeter,

même comme litière, car elle est un véritable poison pour les
chevaux. C'est trop souvent le cas de la paille d'avoine, que l'on
a fait javeler dans les champs durant plusieurs semaines.

Composition de la paille de froment.

Eau..	14,3 p. 100
Éléments nutritifs azotés.................	2
— non azotés.........	30,2
Ligneux....................................	48
Matières grasses...........................	1,5
Acide phosphorique........................	0,30
Calcaire...................................	0,34

(E. Wolff.)

Il faut prendre garde que la composition de la paille dépend
beaucoup du degré de maturité du froment, au moment où elle
a été coupée. Plus la maturité avance, moins la paille est riche,
surtout en phosphates.

Les tables d'équivalents attribuent aux pailles de céréales une
valeur nutritive d'environ un tiers de celle du foin. Ce qui est
vrai, c'est que, dans l'alimentation des chevaux, la paille peut
remplacer en partie le foin, au point de vue de son rôle physique seulement, dans la fonction de la digestion. Trois fois autant de paille qu'il faut de foin pour faire vivre un cheval ne
l'empêcheraient point de mourir d'inanition, s'il ne recevait pas
d'autres aliments. Nous en avons fait l'expérience une fois, et
elle s'est terminée par l'autopsie du sujet, au bout de quelques
semaines.

Avoine. — La première de toutes les qualités, pour le grain
d'avoine comme pour tous les autres, c'est d'être plein, lourd,
à surface égale, lisse et brillante, ce qui s'exprime en disant
qu'il est *coulant*. On veut dire par là qu'en prenant dans la main
une poignée d'avoine, on n'éprouve aucune résistance à faire
glisser les grains les uns contre les autres; et c'est ce dont il importe de s'assurer tout d'abord, quand il s'agit d'apprécier une
avoine quelconque. Cela indique une maturité complète et une
siccité suffisante, sans lesquelles cette avoine ne jouit pas de
toutes ses propriétés nutritives. Le poids en est d'ailleurs une
conséquence naturelle. L'avoine coulante est généralement

lourde, à grains égaux et non mêlés de fragments ou d'individus avortés.

Le volume des grains est indifférent, pourvu qu'ils soient homogènes et bien remplis, et que l'enveloppe ou périsperme n'ait point une épaisseur trop forte. Ce volume dépend de la variété dont il s'agit, et toutes, à poids égal, ont la même valeur nutritive. Il en est de même de la couleur, qui est aussi fort accessoire et ne concerne que l'enveloppe. On distingue, à cet égard, des avoines blanches et des avoines noires, qui sont, à juste titre, également estimées.

Les bonnes avoines, de quelque variété qu'elles soient, ne pèsent pas moins de 50 kilog. à l'hectolitre, et souvent plus. Du reste, elles doivent être toujours achetées au poids et distribuées de même, plutôt qu'à la mesure. Les avoines légères, venues sur de mauvais terrains ou ayant souffert des intempéries, durant leur végétation, sont pauvres en amande, leur grain est allongé et peu dense à l'intérieur ; il ne se casse pas facilement entre les dents.

Les meilleures avoines sont quelquefois mélangées de graines étrangères, indiquant qu'elles n'ont pas été suffisamment soumises à l'action du tarare. Parmi ces graines, il en est une contre laquelle il faut surtout se tenir en garde, parce qu'elle n'a pas seulement l'inconvénient d'en diminuer la valeur nutritive. Nous voulons parler de la graine d'ivraie enivrante, dont le nom indique les propriétés malfaisantes, que l'observation et l'expérience ont souvent permis de constater. Elle est facile à reconnaître à son volume plus petit que celui du grain d'avoine, à sa forme ovoïde se terminant par un filament long et rigide, comme ceux des enveloppes du blé barbu.

L'avoine mélangée d'ivraie doit donc être rejetée, lorsqu'on l'examine pour l'acheter. Si on l'a soi-même récoltée et qu'il faille l'utiliser, elle ne saurait l'être sans inconvénient qu'après avoir subi un criblage qui l'en ait débarassée complétement.

Parmi les altérations qu'elle peut présenter, sous l'influence des conditions extérieures, la plus à craindre est celle qui est due à l'humidité, soit qu'elle l'ait éprouvée dans le champ, lors de sa récolte, ou dans le grenier. Cette altération s'apprécie d'abord à la main, puis à l'odorat. L'avoine a dans ce cas cessé d'être coulante, et bientôt elle exhale l'odeur nauséuse particulière aux matières végétales moisies. A un faible degré, il y aurait un remède possible, ce serait de la passer à l'étuve ou à la touraille ; mais cela n'est guère pratique dans le plus grand nombre des cas. Une forte aération, par des pelletages répétés, peut y suppléer, jusqu'à un certain point. Ces pelletages sont d'ailleurs excellents pour conserver en bon état les avoines les plus saines et les meilleures, qu'ils débarrassent de la poussière dont elles doivent être autant que possible dépourvues.

Composition de l'avoine.

Eau..................................	14,3 p. 100
Eléments nutritifs azotés............	12
— non azotés........	60,9
Ligneux..............................	10,3
Matières grasses.....................	6
Acide phosphorique...................	0,95
Calcaire.............................	0,12

(E. Wolff.)

L'avoine est sans contredit le premier de tous les aliments pour les chevaux de travail. Aucun autre n'a pu jusqu'à présent, dans notre climat du moins, lui être substitué sans inconvénient. Bien des tentatives ont été faites en ce sens, dans les années de cherté ; elles se poursuivent sans cesse dans les grandes administrations qui occupent beaucoup de chevaux, et pour lesquelles les petites économies individuelles, en s'accumulant, arrivent finalement à de gros chiffres. On ne peut pas dire que la question soit jugée définitivement, sinon en ce qui concerne une substitution totale. A ce dernier point de vue, toutes les tentatives ont échoué, et il est démontré que, dans notre climat, répétons-le, les chevaux de travail ne peuvent pas être entièrement privés d'avoine, sans que leur santé en subisse des atteintes très-graves, particulièrement manifestées par l'apparition de la morve.

Jusqu'ici l'analyse chimique a été impuissante à fournir l'explication du fait acquis à l'expérience d'une façon indéniable. On en a voulu trouver la raison dans cette considération que l'azote, les corps gras et l'acide phosphorique affecteraient, dans l'avoine, les mêmes rapports qu'ils ont dans le foin. S'il en était ainsi, une proportion de foin, déterminée d'après les tables d'équivalents nutritifs, produirait, sur l'économie du cheval travailleur, les mêmes effets que la proportion correspondante d'avoine ; 10 kil. de foin donneraient la même force et la même énergie que 6 kil. d'avoine.

Aucun observateur n'admettra cela. Il y a dans l'avoine quelque chose que nous ne connaissons pas encore, et qui lui communique des propriétés alimentaires dont nous constatons seulement les effets incontestables. On est porté à croire qu'il s'agit d'un principe résineux contenu dans l'enveloppe du grain, et qui se dissiperait assez facilement, lorsque celui-ci subit les opérations du concassage ou de l'aplatissement, avant d'être distribué aux chevaux ; cela rendrait compte du moindre effet obtenu, dans les cas où ces opérations ont été expérimentées sur une assez grande échelle. Mais tout, à cet égard, n'est que conjecture. Il convient de s'en tenir, jusqu'à plus ample informé, aux résultats de l'observation directe, tels qu'ils ont été indiqués plus haut. Nous y reviendrons en nous occupant de la composition des rations.

Orge. — La meilleure preuve que l'on pourrait invoquer, pour montrer l'influence qu'exerce le climat sur les besoins alimentaires, est fournie par la différence des effets de l'orge, suivant les latitudes où elle est administrée. Les chevaux des Arabes, en Algérie, ne consomment que de l'orge, et ils témoignent d'une énergie à nulle autre pareille, par les longues courses qu'ils font au galop, sans en être fatigués. Une fois introduits en France ou ailleurs, dans un climat moins chaud, il n'en est plus ainsi : il leur faut de l'avoine ; leurs aptitudes sont modifiées, ou peut-être l'orge de nos climats n'a-t-elle plus les mêmes propriétés que celle qui croît en Afrique. Toujours est-il que chez nous elle éteint l'énergie des chevaux qui en consomment, même de ceux qui nous viennent de l'Algérie ; elle les engraisse, bien qu'elle soit moins riche en matières grasses que l'avoine, et plus riche en éléments nutritifs non azotés.

Composition de l'orge.

Eau	14,3 p. 100
Éléments nutritifs azotés............	9
— non azotés.......	65,9
Ligneux................................	8,5
Matières grasses......................	2,5
Acide phosphorique...................	0,80
Calcaire...............................	0,07

(E. WOLFF.)

S'il était vrai que les principes hydrocarbonés eussent pour fonction de fournir seuls, par leur combustion dans l'économie animale, les éléments de la force mécanique ou du travail, ainsi qu'on l'a prétendu par une fausse application de la théorie dynamique de la chaleur, il ne serait pas possible de comprendre le résultat qui vient d'être indiqué. Ce résultat ne s'explique pas davantage en admettant, ce qui est certain, que la force musculaire se produit encore plus aux dépens des matières azotées. Il y a donc encore là une inconnue que la science dégagera sans doute plus tard, mais devant laquelle nous devons, quant à présent, nous incliner.

Il suffit par conséquent de dire ici, comme conséquence de l'expérience constatée, que l'orge ne peut en aucun cas remplacer l'avoine, dans l'alimentation des chevaux de l'Europe employés au travail. Elle rend des services, à l'état de farine, pour refaire les convalescents et pour donner de l'embonpoint aux jeunes animaux qui doivent être mis en vente. Les mulets du Poitou, par exemple, reçoivent une ration d'orge à cet effet, quelque temps avant la foire où ils doivent paraître, afin d'arrondir leurs formes par l'engraissement. Il n'y aurait du reste aucun avantage à substituer l'orge à l'avoine, les prix de ces deux céréales ne différant guère habituellement.

Quant à l'appréciation de la qualité intrinsèque, les indications que nous avons données pour les avoines conviennent parfaitement pour les orges. Nous éviterons des répétitions inutiles en y renvoyant.

Seigle. — On mentionne le seigle pour ne rien omettre. Ce qui vient d'être dit pour l'orge s'y applique à plus forte raison, le seigle étant sous tous les rapports inférieur, et pouvant de plus avoir des propriétés malfaisantes, lorsqu'il est ergoté. L'ergot de seigle, consommé en certaine quantité, outre qu'il fait avorter les juments pleines, produit un empoisonnement qui se traduit par la gangrène des extrémités.

Composition du seigle.

```
Eau.................................   14,3  p. 100
Éléments nutritifs azotés...........   11
     —            non azotés .....   69,2
Ligneux.............................   3,5
Matières grasses....................   2
Acide phosphorique..................   0,92
Calcaire............................   0,08
```

(E. Wolff.)

Maïs. — Il paraît que dans l'Amérique méridionale, au Mexique notamment, les chevaux reçoivent des grains de maïs et s'en trouvent bien. En conclure que ces grains pourraient de même être donnés avec avantage à nos chevaux, en Europe, serait s'exposer à l'erreur la plus grave et la plus dangereuse. La substitution, du reste, n'est pas admissible économiquement. Il n'y a donc pas lieu de la discuter au point de vue hygiénique. Nous ne mentionnons ici le maïs, que parce qu'il a été l'objet de dissertations fondées sur ce qui a été observé au Mexique, en vue d'y trouver un argument en faveur de l'hypothèse sur le rôle des corps gras dans l'alimentation des animaux travailleurs, hypothèse qui a été plus haut réduite à sa valeur.

Composition du grain de maïs.

```
Eau.................................   14,5  p. 100
Éléments nutritifs azotés...........   10
     —            non azotés.......   68
Ligneux.............................   5,5
Matières grasses....................   7
Acide phosphorique..................   0,95
Calcaire............................   0,03
```

(E. Wolff.)

Féverolles. — La pratique des éleveurs de chevaux de course et des entraîneurs a sanctionné l'usage de faire entrer une certaine proportion de féverolles dans la ration de ces chevaux. Cet usage vient de l'Angleterre, où il est très-répandu. On se rend facilement compte de son utilité, en ce qui concerne les jeunes sujets. La graine de féverolle étant à la fois très-riche en matières azotées assimilables et en phosphates, favorise la précocité. On peut à ce titre la recommander à nos éleveurs français, dont les chevaux sont généralement trop tardifs. Elle hâte l'achèvement du système osseux, tout en fournissant des matériaux pour le développement des muscles.

Dans ces limites, la féverolle est un adjuvant très-utile de l'avoine, dans la ration des jeunes chevaux, où elle ne doit cependant entrer que pour une part relativement faible, à déterminer en chaque cas par le tâtonnement. Pour les chevaux faits, elle est aussi employée, comme nous en donnerons des exemples plus loin.

Composition des fèves.

Eau..............................	14,5 p. 100
Éléments nutritifs azotés.............	25,5
— non azotés......	45,5
Ligneux...........................	11,5
Matières grasses....................	2
Acide phosphorique.................	1,20
Calcaire...........................	0,18

(E. WOLFF.)

Sarrasin. — La graine de sarrasin est donnée, en Bretagne, aux chevaux, qui la mangent volontiers. Elle a une valeur nutritive relativement forte, plus forte que celle de l'orge, par exemple. Elle a été souvent recommandée comme un des principaux succédanés de l'avoine.

Composition du sarrazin.

Eau..............................	14 p. 100
Éléments nutritifs azotés.............	9
— non azotés......	59,6
Ligneux...........................	15
Matières grasses....................	2,5
Acide phosphorique.................	1
Calcaire...........................	0,16

(E. WOLFF.)

Restriction faite de ce qui a été dit précédemment, au sujet de la théorie des substitutions en général et des propriétés uniques de l'avoine, on peut admettre, comme possible et sans inconvénients bien accusés, le remplacement d'une petite partie de la ration d'avoine par une quantité correspondante de sarrasin. Des expériences en ce sens ont été faites sur la cavalerie de la compagnie dite des Petites Voitures de Paris, et les résultats n'en ont point paru fâcheux pour la santé des chevaux.

Son. — L'enveloppe du grain de froment, détachée par la mouture et séparée de la farine par le blutage, est riche surtout en phosphates; elle retient en outre, à sa face interne, une pellicule, bien étudiée dans ces derniers temps, et qui contient une assez forte proportion de matière azotée.

Voici sa composition :

Eau...............................	13,1 p. 100
Éléments nutritifs azotés..........	14
— non azotés........	50
Ligneux...........................	17,8
Matières grasses	3,8
Acide phosphorique................	2,50
Calcaire...........................	0,11

(E. WOLFF.)

Le son n'est donc pas, comme on l'avait cru, seulement une matière inerte et impropre à la digestion. La pratique usuelle déposait d'ailleurs contre une telle manière de l'envisager, et prouvait que le son pouvait entrer avec avantage pour une part dans la ration des chevaux.

Seulement, lorsque cette part devient trop forte, comme il arrive fréquemment pour les chevaux des meuniers et des boulangers, on en observe des accidents graves et en même temps fort curieux. L'usage habituel du son en forte quantité finit par faire développer dans le gros intestin des masses minérales volumineuses, appelées calculs intestinaux, dont la présence cause des coliques sourdes et finit par amener la mort, en obstruant le canal intestinal et arrêtant le cours des excréments. L'analyse de ces calculs a montré qu'ils étaient constitués presque exclusivement par du phosphate ammoniaco-magnésien, provenant sans aucun doute des phosphates du son, déposés autour d'un noyau qui est souvent un grain d'avoine non digéré.

Cela indique clairement que, si le son peut avoir un rôle à remplir dans l'alimentation des espèces équines, sa consommation doit être très-modérée. Nous indiquerons du reste son meilleur mode d'administration.

Carottes. — Le visible plaisir avec lequel les chevaux mangent les carottes montre qu'elles sont pour eux un véritable régal. Ils préfèrent surtout la variété cultivée pour nos usages culinaires, dont la saveur est plus sucrée, le goût et l'odeur plus aromatiques que dans la carotte champêtre ou blanche à collet vert.

Composition.

Eau	85	p. 100
Éléments nutritifs azotés	1,5	
— non azotés	10,8	
Ligneux	1,7	
Matières grasses	0,2	
Acide phosphorique	0,08	
Calcaire	0,08	

(E. Wolff.)

Les effets de l'adjonction d'une certaine quantité de carottes à la ration se traduisent surtout par l'action exercée sur la nuance des poils. Ceux-ci deviennent bientôt luisants et de la nuance la plus vive de leur couleur. C'est le meilleur indice d'une santé parfaite et d'une bonne exécution de toutes les grandes fonctions de l'économie animale.

Les carottes conviennent surtout pour les chevaux qui font un service pénible et qui sont abondamment nourris. Elles les rafraîchissent. Elles sont aussi un régime excellent pour les jeunes chevaux nourris au foin et à l'avoine. Elles ne peuvent en aucun cas remplacer l'avoine, comme on l'a prétendu, car elles n'ont point les mêmes propriétés ; mais il est incontestable que les carottes sont pour le cheval le plus efficace de tous les compléments de la ration, dans laquelle elles introduisent un aliment vert et savoureux, sur la valeur duquel l'instinct de la bête nous donne de suffisantes indications.

Boissons. — L'eau est la seule boisson des animaux. Parmi les domestiques, ceux dont nous nous occupons en ce moment sont les plus difficiles sur sa qualité, particulièrement les ânes. Là où un bœuf boira volontiers, le cheval n'y consentira que poussé par une soif excessive. Il est, en toute question de nourriture, beaucoup plus délicat.

Les qualités de l'eau potable, pour la boisson des chevaux, sont physiques et chimiques; elles concernent sa limpidité, sa température et ce que nous appellerons sa pureté, c'est-à-dire la proportion et la nature des corps étrangers qu'elle contient en dissolution ou en suspension. Si ces corps sont abondants et insolubles, elle cesse alors d'être limpide, les chevaux ne la boivent qu'avec répugnance, et, suivant les propriétés des matières étrangères qui la troublent, elle peut être plus ou moins nuisible à leur santé. Les matières qui s'y trouvent en dissolution peuvent aussi la rendre non potable sans troubler sa limpidité. À cet égard le sentiment populaire a de beaucoup devancé les recherches des chimistes et des hygiénistes, qui n'ont fait que confirmer les observations vulgaires, en les expliquant.

Les eaux dures, crues, séléniteuses, sont bien connues; mais il convient de dire qu'elles n'ont pas en boisson les mêmes inconvénients pour les animaux que pour les hommes, du moins à un égal degré. L'estomac des premiers les tolère plus facilement, pour la raison que les liquides n'y séjournent guère, et leurs digestions n'en paraissent point affectées. Il y a, en vérité, dans les annales de la science, quelques observations qui tendraient à faire admettre que l'usage habituel d'une eau surchargée de sels calcaires a pour effet de favoriser le développement des exostoses des membres, chez les jeunes chevaux; mais ces observations ont peut-être besoin de confirmation. En tout cas, il est préférable de s'en abstenir autant que cela est possible.

L'eau courante, bien aérée, est toujours la meilleure pour abreuver les chevaux. C'est aussi celle qu'on emploie le plus communément, peu de localités étant absolument dépourvues de rivières ou de ruisseaux. Mais le manque d'abreuvoirs de cette nature n'est pas la seule raison qui fasse recourir à d'autres moyens. Dans les campagnes, l'eau de mare supplée le plus ordinairement à l'absence des eaux courantes, et c'est à coup sûr celle qui est la moins convenable de toutes, en sa qualité d'eau stagnante, non-seulement troublée par les matières de toutes sortes qu'elle a entraînées, mais encore infectée souvent par les altérations que subissent celles de ces matières qui ont une origine organique. L'eau de citerne bien recueillie vaudrait mieux.

Bien que pourvu de tout, on préfère cependant assez communément, pour la commodité du service, avoir recours à l'eau de puits, qui peut être donnée dans l'écurie même ou dans son voisinage immédiat, où sont à cet effet disposés des abreuvoirs artificiels. Cela n'a pas au demeurant d'inconvénient grave, pourvu que cette eau de puits soit de bonne qualité et qu'on l'ait soumise à quelques préparations préalables.

Outre la dureté qu'elle peut présenter, l'eau des puits, surtout quand ils sont profonds, n'est pas en général suffisamment aérée. Elle est aussi souvent trop froide. Il faut donc la tirer d'avance et la laisser exposée à l'air. Elle s'y échauffe un peu en été. Dans la saison d'hiver, lorsque la température extérieure est très-basse, plus basse que celle de l'eau elle-même, c'est à l'intérieur de l'écurie qu'elle doit s'aérer. L'eau très-froide, lorsqu'elle est prise en abondance par des chevaux qui ont grand soif, cause parfois des coliques mortelles. On prévient les accidents de ce genre, toujours redoutables, en mêlant un peu de son ou de farine d'orge à la boisson, indépendamment des précautions qui viennent d'être indiquées.

C'est une bonne pratique aussi de puiser l'eau dont il s'agit à l'aide d'une pompe. Le jet du tuyau par lequel elle tombe dans le vase qui la reçoit, l'agite et l'aère. Elle devient ainsi plus légère, selon l'expression consacrée, c'est-à-dire que son absorption a lieu plus facilement par les vaisseaux du tube digestif.

Nous dirons plus loin les meilleurs modes d'administration de la boisson, en nous occupant de la distribution des repas.

Composition des rations. — Il y a, dans la composition des rations alimentaires des chevaux, deux choses à considérer, en évitant de se laisser entraîner aux idées purement spéculatives sur la valeur desquelles nous nous sommes déjà plusieurs fois prononcés.

Le sujet que nous abordons est le plus important de l'hygiène, à cause de la fonction économique des animaux dont il s'agit. Quand on observe avec attention un groupe nombreux de chevaux, si l'on dispose de moyens de contrôle suffisants, on s'aperçoit facilement que la moindre infraction aux règles qui doivent présider à la composition de la nourriture, en qualité ou en quantité, se traduit immédiatement dans les chiffres

portés sur les registres de l'infirmerie. L'hygiène alimentaire
est donc la chose principale, et si la vérité d'une telle proposition n'apparaît point si clairement, lorsqu'on l'applique à des
individus isolés, elle n'en est pas moins certaine et fondée sur
une expérience incontestable.

Les considérations générales, en cette matière, ont le défaut
de se tenir à des hauteurs qui les rendent difficilement applicables à la pratique journalière. Nous savons déjà ce qu'il faut
penser de l'analyse chimique, comme fournissant des bases pour
la composition des rations. Nous n'ignorons pas non plus les
difficultés qu'introduisent dans la question les différences de
l'aptitude digestive, suivant les espèces animales envisagées.

En conséquence, les enseignements généraux tirés de l'étude
des diverses substances alimentaires et de celle de la fonction
digestive ou de la fonction de nutrition, envisagée dans toute
la série animale, ne peuvent que rester dans le vague ; elles ne
sauraient fournir des préceptes utiles à quiconque veut savoir
au juste comment il convient de se conduire, à l'égard des
sujets qu'il entretient pour son usage, en vue de les conserver
dans un bon état de santé. Ce ne sont pas des indications
moyennes ou approximatives qu'il désire, car il sait fort bien
que les individus ne mangent point en moyenne, mais bien en
réalité. Ces indications ont leur valeur dans l'ordre abstrait,
pour lequel elles ont été cherchées ; on en fait un déplorable
abus quand on les transporte dans l'ordre concret ou immédiatement pratique. Et c'est ce que la plupart des auteurs qui se
sont occupés de l'économie du bétail n'ont pas suffisamment
compris.

Cet abus, qu'il faut bien signaler ici, sauf à n'y pas trop insister, parce que ceci n'est point un livre de discussion, se
manifeste surtout par l'indication chiffrée de la quantité de
nourriture nécessaire pour entretenir dans son état normal un
poids déterminé de l'animal considéré, une quantité déterminée
de poids vif, comme l'on dit. Il est facile de faire sentir que les
calculs dont il s'agit n'ont que l'apparence de l'exactitude et
de la précision, et que par cela même ils ne peuvent être que
dangereux, soit pour l'hygiène elle-même, soit pour l'économie
bien entendue. Déduits d'un certain nombre d'expériences,

en admettant que ces expériences fussent irréprochables, ils ne pourraient être valables, à la rigueur, que pour les conditions et les individus considérés. En raison même de la variabilité des conditions et des aptitudes individuelles, le plus grand nombre des chances est toujours pour qu'ils ne soient point applicables à un individu quelconque.

D'où l'on doit conclure que dans l'état actuel de la science il n'y a point de théorie possible de la ration d'entretien, au point de vue quantitatif. Pour des poids vifs égaux, tel individu sera entretenu et tel autre ne le sera pas, avec la même quantité de nourriture. Cela dépendra de l'aptitude individuelle, qui ne peut être déterminée que par le tâtonnement. Et si, prenant au sérieux la théorie qui a cours dans les livres et dans les écoles, on s'obstinait à vouloir l'appliquer, c'est la santé de la bête qui en pâtirait, dans le cas d'insuffisance ; la bourse seulement, dans l'autre cas.

Théoriquement, on divise la ration alimentaire en deux parties. L'une sert aux besoins naturels de l'individu lui-même, supposé n'avoir à suffire qu'aux exigences du maintien de sa propre existence. Dans les conditions de la pratique, c'est une pure fiction, qui a cependant son utilité, ainsi que nous allons le voir ; elle veut dire que, sur la nourriture qu'il reçoit, l'animal utilisé par nous en prélève une part pour son usage particulier. C'est cette part dont il se contenterait, s'il vivait à sa guise, en pleine liberté. Elle lui suffirait pour l'entretenir en santé. On l'appelle pour ce motif *ration d'entretien*.

Mais à notre service l'animal dépense ou accumule des éléments ou des produits de sa propre activité, qui nécessitent une réparation ou de simples apports nouveaux. Ce qui fournit ces éléments est la *ration de production*, bornée, pour ce qui concerne les chevaux, à une réparation nécessaire, parce que leur fonction économique consiste en une dépense de force mécanique, ces animaux étant pour nous des moteurs.

L'utilité de la distinction théorique établie entre la ration d'entretien et la ration de production va être mise en évidence par les considérations relatives à la composition de la ration complète, sous le rapport de la qualité des aliments qui doivent y entrer.

Sous ce rapport, les bases d'appréciation de la ration d'entretien ne peuvent point être tirées sûrement de la chimie, répétons-le, pas plus que pour ce qui concerne la quantité de ses éléments. L'observation directe peut seule les fournir, et elle indique suffisamment où il convient de les aller chercher. Elles sont évidemment dans les conditions naturelles de la vie de l'animal considéré.

Ces conditions, pour les chevaux, se trouvent dans les prairies permanentes, dans les gazons naturels qui produisent l'aliment que nous avons étudié sous le nom de foin. Nul n'ignore que l'herbe de ces prairies suffit partout au développement des poulains, et qu'elle est pour eux, quelle que doive être leur fonction ultérieure, la meilleure des alimentations, jusqu'à un certain âge de leur vie. Des nécessités zootechniques, dont nous n'avons pas à nous occuper en ce moment, obligent à lui adjoindre ensuite d'autres substances, sur l'utilité desquelles on s'expliquera tout à l'heure ; mais il n'en est pas moins constaté que l'herbe des prés naturels constitue, dans le cas particulier, un aliment complet, et que le foin qui en dérive peut à lui tout seul fournir les éléments de la ration d'entretien.

Le fait est d'ailleurs universellement admis. La preuve en est que dans toutes les tentatives d'application de la théorie des équivalents nutritifs, le foin a été pris pour type et pour unité de comparaison. Il en faut donc conclure que, dans la composition de la ration alimentaire du cheval, le foin est l'aliment qui peut le mieux fournir la base fondamentale, sur laquelle viennent ensuite s'établir les éléments de la ration de production.

En passant la revue des aliments propres à nourrir les chevaux, nous avons vu dans quelle mesure les autres fourrages peuvent être substitués au foin, sans inconvénients bien sensibles. Il serait superflu d'y insister. On doit seulement rappeler à ce sujet la nécessité de donner à la ration une composition variée, nécessité qui impose des conditions différentes, suivant que la ration d'entretien est fournie par le foin naturel ou par une seule légumineuse fourragère, luzerne, sainfoin, etc. Le foin est formé par un grand nombre de plantes, graminées ou autres, qui ont des propriétés diverses. L'uniformité du fourrage artificiel n'y peut suppléer complétement, du moins d'une manière continue.

Si le foin est le meilleur élément pour la ration d'entretien du cheval, il est incontestable que l'avoine est aussi le meilleur pour sa ration de production. Aucun autre, comme nous l'avons déjà dit, n'est au même degré, dans notre climat tempéré, une source de force mécanique. Le foin et l'avoine sont donc les deux composants principaux de la ration complète, aux deux points de vue où il faut se placer pour l'établir selon les lois de l'hygiène.

Du reste, sans disserter plus longtemps sur ces considérations théoriques, le mieux sera de donner ici des types de rations journalières, telles qu'elles ont été adoptées, après une expérience vaste et prolongée, par de grandes administrations publiques. Nous essayerons ensuite d'indiquer en quels sens il pourrait convenir de leur faire subir des modifications, pour les cas particuliers et différents. De cette façon, le lecteur trouvera ici des enseignements véritablement pratiques.

Les chevaux de la compagnie générale des omnibus de Paris reçoivent chaque jour la ration suivante :

Foin.	3^{kil},750
Paille.	5
Avoine.	8^{kil} et 8^{kil},500
Son, en hiver.	1
Carottes, en été.	2

Ces chevaux des omnibus sont, pour la plupart, des percherons. Leur taille est de 1^m,52 à 1^m,54. Ils pèsent en moyenne 500 kilogrammes. On sait que leur service est très-pénible. Ceux des lignes au trajet le plus long et le plus difficile reçoivent 500 grammes d'avoine en plus que les autres, dont la ration est seulement de 8 kilogrammes. L'état de la cavalerie des omnibus fait l'admiration de tous ceux qui la voient circuler chaque jour dans les rues de Paris. Ses chevaux sont beaux et braves à souhait. Et quand on a pénétré dans les détails de l'administration, on en sort convaincu qu'il n'y en a pas une autre au monde qui, au point de vue de l'hygiène, soit mieux dirigée.

Si nous considérons maintenant la compagnie des Voitures

de place, nous voyons que ses plus forts chevaux, attelés seuls,
reçoivent par jour :

Foin .... $3^{kg},750$
Paille.... 4
Avoine.. 8

On a poursuivi dans cette compagnie, en vue de l'économie,
des expériences sur la composition de la ration journalière, qui
paraissaient devoir donner de bons résultats. Une première série
concernait la substitution du sarrasin à une partie de l'avoine ;
une seconde série était relative à l'étude de mélanges faits avec
des fourrages hachés, des grains et des graines concassés.

Dans la première série d'expériences, les gros chevaux, dont la
ration normale vient d'être indiquée, ne recevaient que $6^k,900$
grammes d'avoine, au lieu de 8 kilogrammes. Les 1,100 grammes d'avoine en moins étaient remplacés par 1 kilogramme de
sarrasin. Les chevaux de coupé à deux et à quatre places, soumis au même régime, ont reçu en 1867 la ration suivante :

Foin... $2^{kg},728$
Paille... 4 ,954
Avoine.. 8 ,034
Sarrasin...................................... 0 ,283
Orge, son, féverolles, vert, suivant la sai-
    son...................................... 0 ,330

En 1868, ces mêmes chevaux ont reçu :

Foin.. $3^{kg},044$
Paille.. 4 ,853
Avoine.. 7 ,482
Sarrasin...................................... 0 ,443
Orge, son, féverolles, vert, suivant la sai-
    son...................................... 0 ,325

L'état général des chevaux soumis à ce régime a paru plutôt
s'améliorer que se détériorer, par rapport à celui des autres
formant avec eux la cavalerie de la compagnie. On a vu que,
dans la dernière année considérée, la proportion d'avoine a
subi une diminution, et celle du foin une augmentation, en
même temps que celle du sarrasin. Malheureusement, nous
n'avons pas à notre disposition tous les éléments qu'il faudrait
pour juger d'une manière précise des effets de ces substitutions.

Nous n'avons pu recueillir à cet égard que des appréciations d'ensemble ; des situations journalières de l'état sanitaire comparatif, fournies par les infirmeries, seraient nécessaires pour se prononcer définitivement.

Tout ce qu'il est permis de dire donc, à cet égard, c'est que des rations dans lesquelles le sarrasin et d'autres grains alimentaires sont substitués pour une faible proportion à l'avoine, ne semblent pas exercer une influence fâcheuse sur des chevaux faisant un service comme celui des voitures de place de Paris, service souvent excessif, irrégulier, et toujours pénible.

Dans la seconde série des expériences dont il s'agit, concernant l'usage des aliments hachés et concassés, puis mélangés, chaque cheval a reçu par jour une ration composée ainsi qu'il suit :

Foin	2k,985
Paille	2 ,930
Avoine	6 ,290
Sarrasin	0 ,218
Maïs	0 ,137
Féverolles	0 ,111

Les chiffres montrent que cette ration est, quant à la quantité des composants, sous tous les rapports inférieure aux précédentes. Il n'est guère possible d'attribuer les résultats au moins égaux, paraît-il, qui furent obtenus, aux préparations que ces composants subissent, en tant qu'elles les rendraient d'une digestion plus facile et plus assurée. On ne peut expliquer le fait, s'il est certain, que de deux façons plausibles : ou bien il est dû à la variété des matières alimentaires qui forment la ration de nourriture hachée et concassée ; ou il faut supposer que les chevaux qui reçoivent celle à laquelle nous la comparons en laissent un assez fort déchet, ce qui est assez probable dans les circonstances considérées.

C'est tout au plus, en effet, si l'on pourrait admettre que, même à la condition de n'entrer ainsi dans la ration que pour une faible proportion, le sarrasin, le maïs et les féverolles seraient capables de remplacer l'avoine poids pour poids.

Quoi qu'il en soit, les divers exemples pratiques que nous venons de donner montrent à la fois ce que doit être la composition de la ration journalière, en quantité et en qualité, pour les services les plus pénibles. Les limites d'élasticité de cette ration sont très-bornées, en ce qui concerne le foin et la paille, considérés comme fournissant les éléments de l'entretien, ainsi que nous l'avons établi, et de plus, par leur volume, une sorte de lest nécessaire au bon fonctionnement des organes digestifs.

Aux omnibus, lorsqu'on voit, dans un dépôt, les chevaux dépérir un peu, par suite d'un surcroît de travail occasionné le plus souvent par quelque altération de la voie qu'ils parcourent, on augmente la quantité du foin; au lieu de neuf bottes pour douze chevaux, on en distribue douze, c'est-à-dire 5 kilog. par cheval au lieu de 3^k,750. La ration d'avoine reste telle quelle, et les chevaux reprennent néanmoins leur embonpoint normal.

C'est cette ration d'avoine qui peut seule varier, suivant la somme de travail qui est exigée des chevaux. Évidemment, le cheval de luxe, qui ne sort qu'attelé à une voiture légère, pour la promenade, ou le cheval de selle du même genre, n'ont pas besoin d'être aussi fortement nourris. De 3 à 4 kilog. d'avoine, suivant la taille, sont parfaitement suffisants.

Aussi bien, on peut prendre pour base à cet égard la ration réglementaire des plus forts chevaux de troupe, unanimement jugée insuffisante, à cause du travail très-pénible des manœuvres, mais qui peut convenir à ceux de même taille ou à peu près, employés au service des particuliers, comme elle suffit, par exemple, aux chevaux de la garde de Paris. Cette ration est ainsi composée :

Foin..................................... 5^k,000
Paille.................................... 5 ,000
Avoine................................... 4 ,800

Son défaut est de ne pas comporter un complément de son ou de toute autre matière nutritive un peu rafraîchissante en hiver, et de carottes en été, comme celle des chevaux d'omnibus, dût-on diminuer un peu la proportion du foin.

Il convient donc, pour les chevaux qui travaillent aux allures vives, de se mouvoir, pour la détermination de la ration journalière, entre les limites de celle des chevaux de la grosse cavalerie de l'armée et celle des chevaux d'omnibus, en faisant varier la quotité de l'avoine et de ses succédanés possibles, d'après l'intensité du service à exiger. C'est ce qu'il est impossible de déterminer d'une manière générale. L'intelligence du lecteur doit ici suppléer, en présence des cas particuliers.

Les gros chevaux de trait employés à Paris à traîner au pas les plus lourdes charges consomment en général, chaque jour, une ration ainsi composée :

$$
\begin{array}{ll}
\text{Foin} & 7^{k},500 \\
\text{Avoine} & 9 \\
\text{Son} & 1
\end{array}
$$

C'est aussi, à peu près, la nourriture des chevaux de ferme des environs de Paris. Dans cette nourriture, $2^{k},500$ de foin seraient avantageusement remplacés, à tous égards, par 5 kilog. de paille; mais nous ne pensons pas que l'on pût, sans inconvénient, diminuer la quantité d'avoine en lui substituant, comme cela a été conseillé, du maïs ou toute autre graine riche en corps gras. Il serait sage d'attendre, en tout cas, de pouvoir s'appuyer sur des résultats d'expérience bien constatés, au lieu de spéculations purement hypothétiques, tirées du rôle attribué à ces corps gras dans l'alimentation.

Distribution de la nourriture. — Le nombre des repas et le mode de distribution des divers éléments de la ration dépendent nécessairement de l'organisation même du service auquel les chevaux sont employés. Cependant, les nécessités de l'hygiène commandent de subordonner, dans une certaine mesure, les dispositions à prendre pour organiser ce service, aux conditions qui peuvent le mieux rendre complète et efficace l'assimilation de la nourriture, en ne fatiguant que le moins possible les organes digestifs. La première règle à s'imposer, pour atteindre le but, est de multiplier le plus qu'on peut le nombre des repas journaliers.

A cet égard, on ne saurait mieux faire que de citer encore les pratiques de l'administration des omnibus de Paris, à cause des résultats heureux qu'elle en obtient et qui sont saisissables pour tout le monde.

La durée de la journée de travail de ses chevaux est de quatre heures, pendant lesquelles ils traînent au trot leurs voitures lourdement chargées. Remarquons en passant que ce qui rend surtout un tel service très-pénible, c'est la nécessité des fréquents démarrages, suites des arrêts pour prendre ou laisser des voyageurs. Dans ces conditions, les attelages bénéficient moins de la vitesse acquise, qui économise la force de traction, lorsqu'il s'agit de cheminer régulièrement sur une bonne route.

Eh bien, voici comment les repas des chevaux d'omnibus sont distribués :

A 4 heures du matin.

1/8 de la ration d'avoine.
1/2   —   de foin et faire boire.
1/8   —   d'avoine après avoir bu.

A 7 heures du matin.

1/8 de la ration d'avoine.

De 10 à 11 heures du matin.

1/2 de la ration de paille et faire boire.
1/8   —   d'avoine.

A 1 heure après midi.

1/8 de la ration d'avoine.

De 4 à 5 heures du soir.

1/8 de la ration d'avoine.
1/2   —   de foin et faire boire.
1/8   —   d'avoine.

De 8 à 9 heures du soir.

1/8 de la ration d'avoine.
1/2   —   de paille et faire boire.

Ceci concerne les chevaux dont le service se fait tout entier dans la journée. Ils ont, ainsi qu'on vient de le voir, six repas par jour, et reçoivent de l'avoine à chacun de ces repas. Ils boivent quatre fois, ce qui est très-important.

Ceux qui travaillent pendant une partie de la nuit sont nourris autrement.

Leur premier repas n'a lieu qu'à 5 heures du matin; il ne diffère que par là.

A 8 heures du matin, ces chevaux reçoivent :

    1/8 de la ration d'avoine.
    1/2   —   de paille et faire boire.
    1/8   —   d'avoine après avoir bu.

Le repas de 10 à 11 heures du matin n'a pas lieu pour eux, et, à 1 heure après midi, ils mangent l'avoine comme les autres, et font de même le repas de 4 à 5 heures du soir. Le dernier repas est reporté de 8 heures du soir à minuit, après la rentrée des voitures.

Ces pratiques, si salutaires pour des chevaux qui font un rude service à des allures vives, et durant une partie assez courte de la journée, sont peut-être encore plus nécessaires pour ceux qui travaillent beaucoup moins et qui restent le plus longtemps à l'écurie, toute réserve faite, bien entendu, quant à la quotité totale de la ration d'avoine. L'ennemi principal des chevaux de luxe, notamment, c'est l'ennui résultant de l'oisiveté, qui est pernicieuse pour tout le monde, bêtes et gens. Il y a dans les écuries de la cavalerie de l'armée, par exemple, un vice fort répandu, et qui ruine avant le temps la santé de beaucoup de chevaux. On veut parler de l'habitude connue sous le nom de *tic*. Il n'en faut pas chercher la raison ailleurs que dans les longues heures qui s'écoulent inoccupées pour les chevaux, entre le pansage du matin et celui du soir.

Les chevaux qui travaillent au pas durant la plus grande partie de la journée, tels que ceux occupés aux gros transports, ne font ordinairement que trois repas par jour : un le matin, avant le départ; un le tantôt, que les charretiers appellent « la dînée », et le troisième le soir, après l'arrivée au gîte ou la rentrée à l'écurie. Leur ration est à peu près divisée ainsi en trois portions égales. La meilleure répartition de leurs repas serait la suivante :

Repas du matin.

    1/8 de la ration d'avoine.
    1/3   —   de foin et faire boire.
    1/4   —   d'avoine après avoir bu.

Repas du tantôt.

    1/4 de la ration d'avoine.
    1/3   —   de foin et faire boire.
    1/4   —   d'avoine.

Repas du soir.

1/8 de la ration d'avoine.
1/4   —   de foin et faire boire.
Paille pour la nuit.

En été, par les fortes chaleurs, avant les repas du tantôt et du soir, présenter un peu d'eau, pour calmer la soif trop vive.

Le son mouillé, les carottes et autres aliments supplémentaires, doivent être donnés au repas du milieu du jour. C'est à ce moment que leur action physique est le plus efficace.

Régime du vert. — Les chevaux qui, par suite de maladie, d'excès de travail, ou de toute autre circonstance, sont devenus un peu malingres, ou ont seulement perdu de leur embonpoint habituel et du lustre de leur robe, se trouvent très-bien d'être soumis, durant une quinzaine de jours, lors de la saison de printemps, au régime des aliments verts. Il en résulte pour eux une purgation douce, qui les rafraîchit et les rend plus dispos, en améliorant leur état. Mais c'est à la condition que ce régime soit administré d'après certaines règles, que nous allons indiquer.

Longtemps on y a soumis systématiquement la plupart des chevaux de troupe, par exemple, en substituant d'une façon brusque à la ration habituelle une ration de fourrage vert, considérée comme devant leur procurer une diète salutaire. En procédant ainsi, l'on préparait à ces chevaux un avenir fâcheux, dont les registres d'infirmerie n'ont pas manqué de témoigner.

Une meilleure entente de l'hygiène a fait introduire dans les pratiques du régime vert des réformes salutaires, qui ont consisté : 1° à n'y soumettre que les sujets qui en avaient réellement besoin, pour les motifs indiqués plus haut; 2° à ménager la transition du sec au vert, en ne donnant d'abord qu'un quart. puis un tiers, puis la moitié, puis les trois quarts, enfin la totalité de la ration de fourrage frais, de telle sorte que le régime ne soit complet qu'après quelques jours; 3° à maintenir sinon la totalité, du moins la plus grande partie de la ration d'avoine.

Les avis des vétérinaires militaires sont unanimes, aujourd'hui, pour constater les bons effets du régime du vert ainsi pratiqué, tandis qu'ils ne l'étaient pas moins pour condamner ce régime, lorsque, administré d'après les anciens errements diététiques, il avait pour résultat un affaiblissement souvent irrémédiable de la constitution des sujets qui le subissaient sans qu'il y eût pour cela la moindre indication d'utilité. Ils insistent surtout avec raison sur la nécessité de ne point supprimer l'avoine, et de remplacer seulement la ration de foin par une ration équivalente de fourrage vert.

Quant aux précautions à prendre pour éviter les inconvénients de météorisme ou de coliques, dans l'administration de ce fourrage, on se reportera, dans ce même chapitre, aux paragraphes qui concernent les plantes auxquelles il est emprunté. Il serait surabondant de les reproduire ici.

CHAPITRE III

LOCOMOTION

Importance hygiénique de la fonction. — Il n'est pas besoin de dire qu'on entend, en physiologie, par fonction de locomotion l'ensemble de tous les mouvements musculaires à l'aide desquels l'animal se met en rapport avec le monde extérieur.

En ce qui concerne les chevaux, l'étude hygiénique de cette fonction est de toutes la plus importante, parce qu'elle est la source la plus ordinaire des dérangements de la santé. Les chevaux sont pour nous des moteurs, soit en vue de notre utilité, soit en vue de notre agrément. Ils produisent de la force mécanique, dépensée à notre profit. Il s'agit d'en user en l'utilisant d'une façon raisonnée, non d'en abuser en ruinant ses organes.

L'étude de la fonction de locomotion pose donc à l'hygiéniste un problème complexe, et il doit, pour l'envisager, se placer à un double point de vue. Il lui faut considérer l'exercice de cette fonction par rapport à l'individu lui-même qui l'accomplit, dans le seul intérêt de sa propre conservation, et aussi par rapport à l'utilité qu'en retirent ceux au bénéfice de qui elle s'exerce, sous certaines formes déterminées.

Les deux façons de la comprendre s'expriment fort clairement par deux termes distincts, sur la signification desquels il n'y a pas lieu d'insister : l'exercice et le travail. L'exercice est la fonction physiologique ; le travail est la fonction économique.

Il convient d'abord d'examiner successivement ces deux

modes de la fonction de locomotion, et de mettre en évidence leur influence hygiénique et leurs conditions.

Exercice. — Ce serait évidemment une entreprise superflue, de chercher à démontrer la nécessité de l'exercice musculaire pour l'entretien de la santé générale. L'observation la plus vulgaire l'a fait sentir à tout le monde. L'équilibre des fonctions de toute sorte, qui constitue l'état de santé complète, ne se peut maintenir sans cela; et nul n'ignore que les premières impressionnées d'une manière fâcheuse, par l'inaction prolongée des organes locomoteurs, sont celles de la digestion et de la nutrition, qui sont liées étroitement.

Ceci, qui est un fait général tellement connu qu'on perdrait vraiment son temps à en développer les raisons physiologiques, s'applique particulièrement aux chevaux, dont les besoins à cet égard sont encore plus impérieux que ceux des autres animaux. Le fait, dis-je, est bien connu, surtout en ce qui concerne la santé de l'homme. Nul n'ignore que le défaut d'exercice est une mauvaise condition pour la santé et qu'il conduit à une sorte de torpeur. Le fonctionnement régulier de tous les organes, quels qu'ils soient, n'est pas seulement, en somme, favorable à leur entier développement, à leur complète puissance, il est encore la condition nécessaire de leur conservation.

Le premier point de vue, celui de la gymnastique proprement dite, n'est pas, en ce qui touche les animaux, du ressort de l'hygiène; il se réfère à cette autre branche de nos connaissances qui porte le nom de zootechnie, et il en est une partie très-importante, que nous avons développée ailleurs (1). Ce qui nous intéresse ici, c'est l'influence de l'exercice des organes de relation, particulièrement des organes locomoteurs, sur le maintien de la santé générale et sur l'entretien de la puissance normale de ces mêmes organes.

Les notions physiologiques relatives à la nutrition et aux propriétés du tissu musculaire sont aujourd'hui suffisamment avancées, pour qu'il soit très-facile d'expliquer les conséquences que l'observation fait constater, à la suite de l'inaction prolongée de ce tissu; mais nous nous sommes imposé la loi d'être ici

---

(1) Voy. A. Sanson, *Principes généraux de la zootechnie*, p. 177.

très-sobres de ces sortes de considérations, pour attirer principalement l'attention sur les faits d'une notoriété en quelque sorte vulgaire. Parmi ces faits, un seul suffira pour démontrer notre thèse, et il nous dispensera par conséquent d'invoquer aucun des autres. Il est capital.

Tous ceux qui utilisent des chevaux savent à quel point importe la conservation de leurs pieds à l'état normal. Incontestablement, le moindre trouble apporté dans la fonction du sabot, la moindre gêne produite par les dispositions de la boîte cornée qui entoure et protège la dernière phalange, exerce sur la capacité locomotrice du cheval une influence fâcheuse. C'est ce qui donne à la maréchalerie, au point de vue hygiénique, une portée si grande.

Eh bien, il est reconnu et démontré par les faits, à chaque instant, que les dispositions normales des diverses parties du sabot ne se peuvent maintenir intactes qu'à la faveur d'un exercice régulier de leur fonction. Le séjour prolongé du cheval à l'écurie, le repos, quelque précaution qu'on prenne d'ailleurs, entraîne fatalement des modifications en vertu desquelles le sabot se resserre. On voit progressivement diminuer la circonférence de son contour inférieur ou plantaire et la fourchette se rétrécir, comprimée qu'elle est entre les arcs-boutants de la paroi cornée, qui tendent sans cesse à se rapprocher davantage. En un mot, on voit se produire, au bout d'un certain temps, l'encastelure, l'écueil des chevaux qui, quoique soumis à une bonne ferrure, séjournent durant trop longtemps à l'écurie.

Souvent il a été donné de ce fait incontestable une explication inadmissible. On a supposé que le séjour sur un terrain sec ou sur la litière avait pour effet de dessécher la corne et de la faire se rétracter.

Une action purement physique ne serait pas si puissante ; et il faut bien prendre garde que la corne tire beaucoup moins du dehors que du dedans l'humidité qui la maintient en un certain état de souplesse, quand elle se produit sous l'influence d'une fonction normale. Du reste, les plus grandes précautions pour éviter la dessiccation n'empêchent point l'encastelure de se produire, dans les conditions que nous disons. La vérité est que le phénomène est entièrement de l'ordre mécanique. L'organe, ne fonctionnant qu'insuffisamment, s'altère ; et la meilleure preuve qu'on en puisse donner, c'est qu'il suffit de le faire fonctionner dans de bonnes conditions, pour le rétablir dans son état normal.

La conclusion à tirer de ces courtes considérations, c'est qu'il faut placer au rang des nécessités hygiéniques les plus impérieuses un exercice journalier et régulier de l'appareil locomoteur du cheval. Cette nécessité, les exigences du service, le travail, la remplissent le plus souvent, et même quelquefois la dépassent, comme nous le verrons ; mais pour les chevaux de luxe ou de service qui n'ont à suffire qu'à des occupations intermittentes, il est indispensable à la conservation de leurs facultés de toutes sortes de leur faire exécuter une marche journalière, une promenade de quelques kilomètres au pas, qui en même temps les maintient dispos. Le véritable repos n'est pas l'inaction ; il est seulement l'absence de fatigue.

Il suffit, pour se convaincre de la nécessité hygiénique dont nous essayons en ce moment de faire sentir l'importance, d'observer attentivement les chevaux qui vivent en liberté dans les prairies ou dans un paddock. On ne les voit point demeurer inactifs, hormis le temps du sommeil. Leur instinct les porte à exercer leurs membres. L'étroite captivité est évidemment antipathique à la nature du cheval ; et c'est pour cela qu'il se trouve mieux dans une boxe que dans une stalle d'écurie, parce qu'il y peut au moins se déplacer et se mouvoir, mieux en liberté complète que partout ailleurs.

Mais comme on ne peut pas toujours loger les chevaux en boxes, et qu'il faut bien, lorsqu'ils sont nombreux, les attacher à la mangeoire, force est donc, pour assurer la conservation de leur santé générale et des dispositions normales de leurs pieds, ainsi que nous l'avons dit, de les conduire à la promenade quand on ne les fait pas travailler.

Travail. — De ce qui vient d'être dit, il résulte évidemment qu'un travail modéré, en rapport exact avec la force dont l'animal considéré peut disposer, qu'un travail régulier et bien ordonné est, pour le cheval comme pour l'homme, une condition de santé.

Qu'il soit permis de le faire remarquer à l'occasion, le travail n'est pas seulement moral, il est hygiénique pour tous les êtres organisés du règne animal. Et il convient de prendre dans son véritable sens le mot qui pourrait être trouvé déplacé ici. Dans ce sens véritable, tous les êtres qui vivent en groupes ou en sociétés ont une morale relative, qui dérive des lois naturelles mêmes, des lois qui régissent leurs rapports réciproques ou sociaux. Mais ce point de vue n'est pas celui qui doit nous arrêter. Si nous écrivions un traité de l'hygiène de l'homme en société, ce serait différent. Nous pourrions nous complaire alors à montrer la fausseté quasi criminelle des vues des siècles passés sur le caractère fondamental du travail. Ici l'on doit se borner à envisager son influence sur la santé, c'est-à-dire son influence hygiénique, et tâcher de la mesurer aussi exactement que possible.

Il est facile de dire, en thèse générale, que le travail est bienfaisant pour la santé, parce qu'il consiste avant tout en un exercice des organes locomoteurs, des organes de relation, parce qu'il met en jeu les puissances physiques et intellectuelles à la fois.

Je dis intellectuelles, et je tiens à ce qu'on sache bien que je ne suis point de ceux qui ont la puérilité de refuser l'intelligence aux animaux, aux chevaux surtout, par des considérations impossibles à justifier. Et ceci n'est pas en dehors de notre sujet. Quiconque, ayant à diriger le travail des chevaux, ignorera ou contestera qu'ils soient des êtres intelligents et sensibles, celui-là sera hors d'état de prendre un soin convenable de leur hygiène.

Pour bien soigner les chevaux, il faut les aimer, je dirais presque les estimer. On ne peut ni les aimer ni les estimer, quand on les considère comme de pures machines insensibles à tout ce qui n'est pas leur pitance. Les considérer ainsi, c'est se montrer soi-même ou bien peu intelligent ou bien orgueilleux, peut-être seulement bien ignorant ; pour sûr, c'est se tromper du tout au tout. Donc cela n'est pas indifférent dans le choix d'un cocher, d'un charretier ou d'un palefrenier, au point de vue même de l'hygiène des chevaux à lui confier.

Dans les grandes administrations, qui occupent beaucoup de

chevaux et un personnel nombreux de cochers ou de charretiers, l'importance d'une telle considération se met bien facilement en évidence : les attelages de ceux qui ont avec leurs chevaux des relations d'amitié sont toujours en meilleur état que
les autres, bien qu'ils fassent le même travail et reçoivent la
même nourriture ; seulement, ils font et reçoivent ces choses
autrement ; ils sont traités en amis au lieu d'être traités en es-
claves par un maître brutal.

Dire que le travail conserve la santé, cela est facile, nous le
répétons ; déterminer, par une définition précise, la mesure du
travail bienfaisant ou modéré, en d'autres termes, du travail qui
ne dépasse pas la quotité des forces disponibles, l'est beaucoup
moins. L'observation attentive des hommes compétents, ce que
l'on appelle la pratique ou l'expérience, conduit sur ce point
délicat à des résultats satisfaisants, pour les cas particuliers,
et rien ne peut la suppléer complétement, le problème à résoudre étant d'une grande complexité et comportant des données
d'une variabilité extrême. En vérité, la solution de ce problème est une affaire de tâtonnement. Il y a des chevaux braves, énergiques, vaillants, qui ne s'épargnent pas et qu'aucune tâche ne rebute, si lourde qu'elle soit ; toujours ardents
au travail, ils ne refusent rien à la voix qui les invite ou les
excite ; ils vont jusqu'à l'épuisement de leurs forces ; d'autres,
lâches, mous, fainéants, n'en dépensent jamais qu'une faible
partie.

Pour les premiers, le difficile est de proportionner la réparation à la dépense, car si l'énergie et le courage de ces braves
semblent inépuisables, parce qu'ils dépendent de leur volonté,
leur puissance d'assimilation de la nourriture a des limites physiologiques au delà desquelles la force qu'ils dépensent à notre
profit s'emprunte à leur propre fonds et le ruine infailliblement
en un temps très-court. Nous n'en pouvons être avertis que par
l'amaigrissement de leurs muscles, au sujet duquel il importe
d'être toujours attentif.

Pour l'animal qui travaille, l'état de l'embonpoint et celui de
la robe ou du poil sont donc à peu près les seules mesures certaines des conditions bonnes ou mauvaises de l'hygiène du travail. Le but est de maintenir l'équilibre entre la dépense de

force et la réparation alimentaire, de proportionner exactement l'un à l'autre le produit et la ration de production.

Si les aptitudes ne variaient pas avec les individus, aussi bien au point de vue de l'assimilation des nutriments qu'à celui de la production de la force, il n'y aurait point de difficulté, surtout depuis que nous sommes en possession de l'admirable théorie dynamique ou mécanique de la chaleur. Étant donné le nombre de calories qu'un aliment combustible peut fournir, on saurait établir au juste, par un calcul fort simple, le nombre de kilogrammètres qu'il est permis d'en attendre. Cela se détermine ainsi pour les machines à vapeur, que nous avons faites nous-mêmes et dont nous pouvons par conséquent calculer, sous tous les rapports, les conditions à quelques millièmes près. Et il faut bien dire que certains auteurs, entraînés par une propension spéculative, se sont laissé séduire par la tentation de traiter ainsi le sujet en ce qui concerne les animaux.

Malheureusement, l'observation n'autorise ni ne justifie une telle simplicité, qui introduit dans le problème une constante, là où il y a au contraire des variables à l'infini. Et c'est ainsi qu'on est conduit à formuler des erreurs dangereuses, avec les apparences scientifiques qui commandent le respect. Ainsi, il suffirait, d'après les théories auxquelles nous faisons allusion, d'augmenter dans la ration alimentaire la proportion de carbone, pour obtenir du moteur animé une quantité de force correspondante à celle de chaleur que ce carbone est capable de fournir en se combinant, dans l'économie animale, avec l'oxygène.

Nous avons déjà montré l'inanité de ces choses, à propos de l'hygiène de la digestion, et nous avons indiqué, pour un certain nombre de cas bien déterminés par l'expérience, la composition et la quotité de la ration nécessaire pour entretenir en santé les chevaux de travail. Il n'est pas possible, dans l'état actuel de la science, d'aller au delà. Ce sont les seules bases pratiques sur lesquelles on puisse s'appuyer pour arriver à établir, dans un cas donné, l'équilibre indispensable entre la nourriture et les exigences du service, équilibre qui ne peut être réalisé que par l'observation et le tâtonnement.

Mais le point sur lequel il importe d'insister, parce qu'il est capital en ce qui concerne l'hygiène du travail, c'est la nécessité de cet équilibre et la détermination de ses conditions. Sous le rapport de sa nécessité, nous pouvons nous borner à renvoyer à ce qui a été dit précédemment au sujet des effets d'une alimentation insuffisante pour réparer les pertes résultant du fonctionnement des organes locomoteurs et prévenir leur usure. Nous savons que cette usure n'a pas seulement pour effet de rendre leur fonctionnement désormais moins étendu ou impossible ; elle engendre parfois, et souvent même, des éléments morbides, qui minent l'économie et la détruisent bientôt tout entière. La théorie du développement de la virulence morveuse, découverte par M. H. Bouley, et à laquelle les faits donnent si complétement raison, doit être toujours présente à l'esprit de ceux qui font travailler les chevaux, s'ils veulent éviter que la morve n'apparaisse dans leurs écuries et ne s'y propage ensuite par contagion.

Cette théorie et les indications hygiéniques qui en résultent ont rendu à la fortune publique un service dont les observateurs superficiels peuvent seuls méconnaître l'importance. Elle est tellement certaine, que dans un groupe de chevaux comme celui qui peuple les écuries de l'Administration des omnibus de Paris, par exemple, on prendrait volontiers l'engagement de faire apparaître des cas de morve en nombre plus ou moins grand, rien qu'en retranchant 1 kilogramme d'avoine sur la ration, ou en augmentant d'une heure par jour la durée du service des chevaux. On a vu le phénomène se produire par le seul fait d'un changement survenu dans les dispositions de la voie qu'ils parcourent, changement qui avait eu pour effet d'augmenter le tirage, et par conséquent la dépense de force. Notre distingué confrère M. Riquet, directeur de la cavalerie de la compagnie, dont l'habile influence a une si grande part dans sa prospérité, a eu l'obligeance de mettre à ma disposition des documents qui le prouvent de la manière la plus incontestable.

On pourra disserter à perte de vue sur la spontanéité ou la non-spontanéité des maladies virulentes en général, se lancer dans les considérations philosophiques, ce fait n'en restera pas moins indéniable, que la morve apparaît lorsqu'il y a rupture prolongée de l'équilibre entre les pertes occasionnées par la dépense de force et la réparation alimentaire.

La réparation a des limites, avons-nous dit déjà, déterminées par la puissance individuelle d'assimilation. Celles de la dépense de force sont dans l'énergie, dans la bravoure de l'animal. Il est permis de les dire toutes morales, et bien souvent on observe que la puissance de l'appareil locomoteur n'y correspond point physiquement. Qui n'a vu, notamment, avec un sentiment pénible, de ces métis anglais mal réussis, de ces chevaux dits de demi-sang, qu'une énergie et une ténacité indomptables soutiennent jusqu'à la fin dans l'exécution d'une tâche si manifestement au-dessus de leurs forces? Ils ont peine, au repos, à se tenir debout, tant leurs membres fatigués portent les traces d'une usure prématurée; pourtant ils partent au premier signal, et une fois en route ils vont toujours, jusqu'à épuisement.

Dans ce fait, qui se présente ici sous sa forme extrême, l'hygiéniste doit voir un enseignement utile. Il en doit conclure que la volonté de l'animal n'est pas une bonne mesure du travail à exiger de lui, parce qu'il arrive que cette volonté dépasse souvent la capacité qu'elle met en jeu et dont elle abuse avec une sorte de dévouement peut-être, mais non certainement inconscient. Qui oserait, sans outrecuidance ou témérité, trancher une telle question! Toujours est-il qu'il appartient à l'homme qui raisonne de proportionner l'usage de la force physique à la capacité de ses organes, non à celle du principe inconnu qui les anime; à la puissance musculaire, non à la puissance nerveuse.

La seule mesure accessible est ici la conservation du volume des muscles et de la netteté des autres organes locomoteurs. Lorsque, quelle que soit la ration alimentaire, le corps s'amaigrit, cesse d'être en bon état, selon l'expression usitée et dont la signification est bien connue, on peut conclure hardiment que le travail est excessif. La ration augmentée a atteint la limite de la puissance individuelle d'assimilation nutritive; c'est donc la puissance normale des organes locomoteurs qui est dépassée: ces organes s'usent et dépérissent au delà de ce qui est compatible avec la conservation de la santé.

Là est en vérité la seule mesure réelle de l'équilibre dont nous nous occupons et de l'amplitude de ses oscillations possibles, sans trouble de la nutrition. En se plaçant, d'une manière pratique, en face du problème, on ne peut le résoudre que de la

façon suivante. Un animal travailleur cessant de se maintenir
en bon état d'embonpoint, il faut d'abord augmenter progressivement sa ration alimentaire : s'il reprend, c'est que la ration
primitive était insuffisante et que la nouvelle lui est nécessaire
et doit lui être continuée ; s'il persiste au contraire à dépérir,
nonobstant l'augmentation de nourriture, on a la preuve certaine
que son aptitude au travail a été dépassée et que celui-ci doit
être réduit, non point la ration augmentée, puisqu'elle le serait
en pure perte.

Quantité de travail à exiger. — Le difficile est de déterminer *à priori* l'aptitude individuelle au travail, c'est-à-dire la
quantité de force qu'un individu donné peut fournir sans se dépenser lui-même, en quelque sorte, lorsqu'il reçoit toute la nourriture que ses organes digestifs sont capables de rendre assimilable, et sous la forme la plus convenable. Cela, je le répète,
est une affaire de tâtonnement. Cependant, nous possédons des
données expérimentales, qui sont de nature à nous fournir, à cet
égard, quelques indications utiles.

D'observations et d'expériences faites par M. le général Morin (1), il résulte qu'un cheval de taille moyenne, attelé à une
voiture ordinaire et allant au pas, exerce un effort moyen de
70 kilogrammes pour une journée de travail de 10 heures, à raison d'une vitesse, ou chemin parcouru, de $0^m,90$ par seconde ;
ce qui donne un travail de 63 kilogrammètres par seconde, c'est-
à-dire la dépense de force nécessaire pour élever à 1 mètre de
hauteur, dans le même temps, un poids de 63 kilogrammes,
et pour la journée entière, 2,268,000 kilogrammètres.

Un cheval attelé à un manége et allant au pas n'exerce pour
la même vitesse et pour une journée de 8 heures seulement,
qu'un effort de 45 kilogrammes, soit $40^{km},50$ par seconde et
1,166,400 par journée de travail ; ce qui indique que ce mode
d'application de la force est moins favorable pour l'utiliser.

Un cheval attelé de même et allant au trot, pour une vitesse
de 2 mètres par seconde, n'exerce plus qu'un effort moyen de
30 kilogrammes et produit 60 kilogrammètres par seconde, soit
972,400 pour une journée de 4^h5.

____

(1) *Aide-mémoire de mécanique pratique*, 5e édit., p. 496 et suiv.

Un mulet attelé de même et allant au pas exerce un effort de 30 kilogrammes à une vitesse de 0^m,90, et produit 27 kilogram-mètres par seconde, et pour 8 heures 777,600.

Enfin, l'effort moyen d'un âne, dans les mêmes conditions, à une vitesse de 0^m,80, est de 14 kilogrammes ; son travail par seconde est de 11^{km},60, et pour 8 heures 334,080.

En employant ces efforts moyens au transport horizontal des fardeaux, M. le général Morin a observé les effets utiles suivants :

Un cheval transportant des matériaux sur une charrette et marchant au pas, continuellement chargé durant une journée de 10 heures, à raison d'une vitesse de 1^m,10 par seconde et d'un poids de 700 kilogrammes, produit en travail effectif ou effet utile 770 kilogrammètres à la seconde et 27,720,000 kilo-grammètres à la journée.

Un cheval attelé à une voiture et marchant au trot, continuel-lement chargé de 350 kilogrammes, pour une vitesse de 2^m,20, continuée durant 4^h,5, produit également 770 kilogrammètres à la seconde, et au total 12,474,000. La vitesse étant double exacte-ment, le poids transporté n'est que de moitié, et le travail ef-fectif par seconde reste le même par conséquent.

La même équivalence se montre dans le cas d'un cheval trans-portant des fardeaux sur une charrette, et revenant à vide cher-cher de nouvelles charges. Le poids transporté restant le même, soit 700 kilogrammes, la vitesse n'est plus que de 0^m,60, et l'ef-fet utile de 420 kilogrammètres par seconde et de 15,120,000 par journée de 10 heures.

Un cheval chargé sur le dos et allant au pas, portant un poids de 120 kilogrammes, à une vitesse de 1^m,10, produit 132 kilo-grammètres à la seconde et 4,752,000 en 10 heures.

Un cheval chargé de même et allant au trot, à une vitesse de 2^m,20 et avec un poids de 80 kilogrammes seulement, produit 176 kilogrammètres à la seconde, et pour 7 heures 4,435,000.

Il résulte des calculs de M. C. L. Lavallée que les voitures omnibus de Paris, chargées de leurs 24 voyageurs, du cocher et du conducteur, pèsent en moyenne 3,480 kilogrammes. C'est donc ce poids de 3,480 kilogrammes que les deux chevaux ont à traîner au trot, durant les quatre heures de leur service journalier. Ils ont à s'arrêter, et à démarrer de nouveau, environ de 60 à 70 fois par jour.

Ces données n'ont, bien entendu, qu'une valeur comparative, mais en ce sens elles sont précieuses pour résoudre les problèmes posés par les diverses conditions dans lesquelles les chevaux de travail sont utilisés. Avant d'en faire ressortir les avantages et d'en indiquer le fonctionnement, il importe d'en exposer d'autres encore, empruntées aux observations du général Morin, qui se rapportent à un côté non moins utile de la question.

Tirage des voitures. — De nombreuses expériences, exécutées par M. le général Morin, durant cinq années, sur des voitures suspendues et non suspendues, sur des routes pavées ou en empierrement, à différents états, l'ont conduit à formuler les propositions suivantes, que nous extrayons textuellement de l'ouvrage cité plus haut :

La résistance opposée par les routes pavées ou en empierrement solide, au mouvement des voitures, et rapportée à l'axe de l'essieu dans une direction parallèle au terrain, est : 1° sensiblement proportionnelle à la pression et inversement proportionnelle au rayon des roues ; 2° indépendante du nombre des roues, et à très-peu près indépendante de la largeur des bandes des roues.

Sur les terrains compressibles, tels que les terres, les sables, le gravier, les rechargements en matériaux mobiles et les routes neuves en empierrement, cette résistance décroît quand la largeur de la bande de roue augmente.

Sur les terrains mous et compressibles, tels que les terres, le sable, les accotements en terre, en bon état ou avec ornières, et dans les limites ordinaires de la vitesse, la résistance est indépendante de la vitesse pour les voitures suspendues ou non suspendues.

Au pas de 1 mètre en 1 seconde, sur le pavé en bon état et sur les routes en empierrement, la résistance est sensiblement la même pour les voitures suspendues ou non suspendues.

Sur les routes en empierrement et sur le pavé, la résistance croît avec la vitesse, de manière que ses accroissements sont à peu près proportionnels à ceux de la vitesse, à partir de celle de 1 mètre en 1 seconde.

L'augmentation du tirage en raison de la vitesse est d'autant moindre que la voiture est moins rigide, mieux suspendue, et la route plus unie. Elle est assez faible entre les vitesses du pas et du grand trot, pour les diligences bien suspendues, sur les routes en empierrement en très-bon état, qui n'offrent pas de cailloux à fleur de sol.

Sur un bon pavé, bien serré et bien uni, la résistance, au pas, n'est que des trois quarts de celle qu'offrent les meilleures routes en empierrement, et, pour les voitures bien suspendues, la résistance, au trot, est la même sur le pavé que sur les routes en empierrement en bon état. Mais sur un pavé médiocrement entretenu, mal posé et à joints trop larges, comme celui de Paris, la résistance, au trot, même pour les voitures les mieux suspendues, est plus grande que sur les bonnes routes en empierrement.

L'inclinaison du tirage correspondante au maximum d'effet utile doit, en général, croître avec la résistance du sol, et être d'autant plus grande que le rayon des roues de l'avant-train est plus petit ; ce qui, sur les routes ordinaires, conduit à se rapprocher de la direction horizontale, autant que la construction de la voiture le permet.

Frottement des essieux. — Dans la question qui nous occupe, des moyens d'utiliser la force animale dans les meilleures conditions hygiéniques, la considération des résistances de frottement opposées par le mouvement du moyeu de la roue sur la fusée de l'essieu de la voiture est importante. Ces résistances sont en fonctions du tirage, comme on dit en mathématiques. Il dépend de nous de les réduire à leur plus simple expression, une fois connues leurs conditions.

Des résultats d'expériences faites encore par le général Morin, non pas directement sur des essieux de voiture, mais avec des tourillons en mouvement sur leurs coussinets, nous donneront des bases d'appréciation comparative.

Afin de nous rapprocher le plus possible des cas qui se présentent dans l'usage des machines roulantes auxquelles les chevaux sont attelés, nous indiquerons seulement les coefficients de frottement des matières employées dans la confection des essieux et des boîtes de moyeu, les uns et les autres ayant

leurs surfaces frottantes enduites d'huile, de saindoux, de suif
ou de cambouis mou. La résistance du tirage résultera nécessairement, pour les divers cas, de la comparaison des chiffres
représentant les coefficients. Ces résultats peuvent, croyons-
nous, jusqu'à un certain point tenir lieu de ceux qui seraient
fournis par des expériences directes. Aussi nous permettrons-
nous, dans leur expression, de substituer les mots d'essieu et de
boîte à ceux de tourillon et de coussinet.

En voici les expressions :

		Coefficient de frottement.
Essieu en fonte sur boîte en fonte		0,07 à 0,08
—	— en bronze	0,07 à 0,08
—	— en bois de gaïac	0,10
—	— en fonte	0,07 à 0,08
—	— en bronze	0,07 à 0,08
—	— en bois de gaïac	0,11
Essieu en gaïac sur boîte en fonte		0,12

Il résulte du tableau précédent que, pour les essieux métalliques, en fer ou en fonte, sur lesquels roulent des boîtes également métalliques, en fonte ou en bronze, la résistance de frottement est sensiblement la même. Il en résulte aussi que cette
résistance augmente lorsque l'une des surfaces frottantes est
en bois, si compacte et si dure qu'on la suppose. Le cas le plus
ordinaire, qui est celui d'une boîte en fonte roulant sur un essieu en bois, se montre le moins avantageux de tous, son coefficient de frottement étant le plus élevé.

Conséquences des données sur le tirage et le frottement. —
Il est évident que le problème hygiénique du travail, pour les
animaux moteurs, consiste à leur éviter la surcharge, afin de
prévenir les effets sur lesquels nous avons plus haut appelé
l'attention, indépendamment du problème économique, qui
consiste, de son côté, à utiliser le mieux possible la force dis-
ponible, en obtenant de cette force la plus forte somme d'effet
utile, sans en tarir la source. Les deux se combinent, du reste,
et l'on peut également tirer bénéfice des données expérimentales exposées précédemment, pour leur solution.

Ici, nous n'avons à nous occuper que du premier et qu'à
tirer, en ce qui le concerne, les conséquences de ces données,
soit pour les dispositions à préférer dans le choix ou la confec-

tion du matériel à l'aide duquel la force est utilisée, soit pour la détermination de la charge proportionnelle à faire tirer. Il est évident encore que cette charge pourra être d'autant plus forte, dans un cas donné, qu'il y aura moins de force employée au tirage même du matériel roulant.

C'est pour évaluer approximativement cette force, appliquée au poids mort, selon l'expression usitée, qu'il convient de tenir compte des considérations relatives à l'état de la voie et à celui des roues, sur lesquelles nous avons donné des bases d'appréciation.

Afin d'en faire mieux saisir le mode d'application, prenons un cas particulier. Supposons que le cheval capable d'un effort moyen de 70 kilogrammes, dont nous avons parlé, soit attelé à une voiture et qu'il marche à raison de sa vitesse de $0^m,90$ par seconde ; la résistance au mouvement des voitures étant sensiblement proportionnelle à la pression sur le sol, il est clair que l'effet utile de son effort sera moindre sur une route meuble ou détrempée que sur une voie solide, avec des bandes de roue étroites qu'avec des bandes larges, avec des essieux à coefficient de frottement élevé qu'avec des essieux à coefficient faible, etc., et que par conséquent la charge qui lui serait exactement appropriée, dans les premiers cas, deviendra une surcharge dans les seconds.

La conclusion pratique est qu'on ne peut pas indiquer d'une manière absolue la charge d'un cheval, en tenant compte seulement de la puissance de son effort dynamométrique. Il faut, pour la déterminer, tenir compte de toutes les conditions dans lesquelles cet effort doit être appliqué et en prendre au préalable une connaissance complète.

Sur une bonne route en plaine, un cheval qui se montre assez fort pour démarrer aisément une charge quelconque, la peut traîner ensuite sans fatigue durant toute sa journée. Il bénéficie de la vitesse acquise par ses premiers efforts de tirage, et les suivants n'ont plus besoin d'être aussi puissants. Mais si la route est accidentée ou en mauvais état d'entretien, les résistances augmentent en proportion des rampes et aussi de l'adhérence, la charge devient alors une surcharge et doit être considérablement diminuée, dans une mesure que la pratique peut seule enseigner exactement.

Nous ne pouvons avoir pour but, en effet, de résoudre théoriquement ces questions d'une manière précise. Elles exigent, de la part de ceux qui dirigent le travail des chevaux et qui les conduisent, une observation attentive et constante, observation que les données et les considérations enseignées ici sont seulement capables de rendre moins difficile et plus efficace, en la guidant. Les écarts à cet égard ont leur sanction dans l'état sanitaire ; et quand cette sanction se montre, il est bon de se trouver en état d'analyser le problème et de pouvoir déterminer celle des conditions variables du travail qui l'a rendu excessif. C'est en étudiant sans cesse ces conditions qu'on arrive à améliorer l'hygiène des chevaux travailleurs, tout en utilisant de mieux en mieux leur force à son propre bénéfice.

En définitive, l'étude des perfectionnements des voies de communication, et de la construction du matériel de transport ou de culture auquel la force animale est appliquée, d'après les données expérimentales posées, est donc plutôt du ressort de l'économie publique que de celui de l'hygiène, puisque celle-ci commande seulement de proportionner la charge totale à l'effort possible qui doit l'entraîner. Plus le poids mort est considérable, plus se réduit le poids utile à transporter, si, soucieux de la conservation du moteur, on veut ménager ses forces et n'en point abuser. Il importe seulement de connaître ces choses et de se mettre en état de les mesurer aussi exactement que possible, afin d'arriver sans de trop longs tâtonnements à déterminer le rapport convenable entre la puissance motrice et la somme de travail qu'elle peut accomplir sans péricliter.

C'est là le problème hygiénique tout entier, en ce qui concerne les animaux travailleurs, les animaux dont l'unique fonction économique est de produire de la force, comme c'est le cas des chevaux, ânes ou mulets, qu'ils soient attelés ou montés, qu'ils traînent ou qu'ils portent des fardeaux.

La dépense de force s'évalue en kilogrammètres, dont nous avons donné la définition, pour ceux de nos lecteurs qui ne sont pas familiarisés avec les termes de la mécanique. Nous avons vu que la quantité des kilogrammètres dépensés est en raison de la vitesse de l'allure, et que par conséquent il y a un rapport nécessaire entre cette vitesse et la durée des efforts ou le poids transporté. Pour un poids égal, si la vitesse est double, la durée du travail doit être de moitié ; c'est-à-dire que si la journée de service au pas est de dix heures, celle de service au trot doit être réduite à cinq, pour la même charge ; que si cette durée, dans le second cas, doit demeurer de dix heures, c'est la charge qui doit diminuer de moitié.

Ces équivalences ne peuvent être négligées qu'au détriment du moteur, pour qui leur négligence entraîne les conséquences sur lesquelles nous avons à présent suffisamment insisté pour qu'elles soient bien comprises.

Toutefois il reste une dernière considération à examiner, en nous appuyant sur les données expérimentales consignées plus haut.

Quelle est, au point de vue de l'hygiène, la forme préférable à donner aux voitures de transport ?

Nous devons laisser de côté ce qui, dans la question, se rapporte aux facilités de chargement et de déchargement, pour le transport des matériaux ou des denrées, à la commodité des personnes ou aux exigences de la mode, en ce qui concerne les voitures de luxe, à l'état des voies de communication, etc. Tout cela ne saurait être déterminé par un intérêt hygiénique, et par conséquent ne nous concerne pas autrement que dans les limites déjà indiquées.

Il faut donc nous en tenir à faire remarquer que les voitures à quatre roues, dont l'équilibre est stable, offrent sur celles à deux roues l'avantage considérable d'affranchir le limonier de la partie la plus pénible de sa fonction, de ne point l'exposer à porter sur le dos, à un moment donné, la presque totalité de la charge, et à se voir écrasé par elle, en succombant sous son poids, ce qui arrive trop souvent. Si bien équilibrée que puisse être, en terrain plan, cette charge sur une voiture à deux roues, il suffit que l'équilibre en soit nécessairement instable, puisqu'elle peut osciller sur un seul essieu, pour qu'à la montée elle soulève le limonier, et à la descente pèse sur lui. Les chariots à quatre roues ont été, de temps immémorial, adoptés par l'usage dans tous les pays de montagnes, vraisemblablement comme moins dangereux pour les chevaux qui y sont attelés.

D'autres raisons font qu'ils sont usités de même ailleurs, dans les plaines, notamment en Allemagne et en Alsace, ainsi que dans l'est et le nord de la France; mais celles-là ne sont pas de notre ressort : elles concernent la zootechnie pure. Dans l'intérêt de l'hygiène des chevaux, il est à désirer que l'état des voies de communication permette de leur donner partout la préférence qu'ils méritent, et qu'on ne voie plus nulle part, en fait de voitures à deux roues, que le léger tilbury traîné à grande vitesse par les trotteurs luxueux.

En attendant, il est désirable aussi que toutes les charrettes servant au transport de lourdes charges soient munies de cette forte chambrière fixée à l'avant et appelée *tuteur du limonier*, qui, dans le cas de chute de celui-ci, arrête en atteignant le sol la charge qui l'écraserait, et le soutient lui-même. Le nombre des accidents que l'adoption de cet appareil a prévenus est maintenant énorme. Son invention si simple a été un véritable bienfait pour les limoniers. On ne voit plus guère circuler, dans Paris, aucune grosse voiture à deux roues qui n'en soit pourvue.

Harnais. — Deux sortes d'appareils sont appliqués aux chevaux pour tirer parti de leur force motrice : les uns ont pour but de les maîtriser et de les guider, de leur imposer ou de leur faire comprendre la volonté de l'homme qui les dirige, afin de les décider à s'y soumettre; l'objet des autres est d'établir la relation nécessaire entre la force mécanique dont ils disposent et la résistance qu'il s'agit de déplacer.

Les dispositions de ces deux sortes d'appareils exercent une influence, non-seulement sur leur effet utile, en vue du but économique à atteindre dans les deux sens, mais encore sur l'individu lui-même, qu'elles peuvent tourmenter inutilement ou blesser. Elles ressortissent à l'hygiène par ce dernier côté. Il nous faut donc passer en revue chacun des harnais, en signalant les formes les plus propres à en éviter les inconvénients.

Le *licol* ou *licou*, qui sert pour retenir l'animal captif à l'écurie, est assez improprement nommé, attendu qu'il embrasse la têteau moyen d'une têtière, de deux montants, d'une sous-gorge et d'une muserolle. Il est en cuir ou en tissu. L'important, quelles que soient sa forme et sa matière, est qu'il s'ajuste bien à la tête, sans la serrer, de façon à éviter les frottements qui contusionneraient la peau, la blesseraient, ou tout au moins useraient les crins et les poils, d'une manière disgracieuse pour les chevaux de luxe surtout. Il ne doit pas non plus être trop lourd, en cuir trop large et trop épais. Mais il est en tout cas préférable au simple collier qui entoure seulement l'extrémité supérieure de l'encolure.

En général, les chevaux sont attachés à la mangeoire au moyen d'une longe en corde, partant du licol, et qui glisse dans un anneau ou dans un trou, au moyen d'un contre-poids, de façon à ce que la longe soit toujours tendue, à quelques mouvements que se livre la tête. Cela a pour but d'éviter l'accident connu sous le nom de prise-de-longe, et qui se produit néanmoins assez souvent.

Cet accident s'évite bien mieux au moyen d'un autre mode d'attache, usité dans les écuries de la cavalerie de l'armée française, et qui consiste en une courte chaîne, munie, à l'une de ses extrémités, d'un anneau glissant le long d'une tige verticale en fer, qu'il embrasse, et, à l'autre extrémité, d'une clavette retenue par l'anneau du licol. La longueur de cette chaîne est tout juste suffisante pour que le cheval, en la faisant remonter jusqu'en haut de la tige, puisse atteindre au râtelier. Lorsqu'il baisse la tête, elle descend; et lorsqu'il est couché, elle gagne le sol. Ainsi, aucun de ses mouvements n'en est gêné, et il n'y a pas de risque, en raison du peu de longueur de cette chaîne, ni qu'il provoque ses voisins, ni qu'il y embarrasse l'un de ses membres ou son encolure même, comme cela se voit avec les longes ordinaires.

La *bride* est assurément, de tous les harnais, le plus important à étudier, à notre point de vue. D'abord, elle fait partie du harnachement, quel que soit le mode d'emploi des animaux dont nous nous occupons. C'est à son aide qu'on les guide, montés ou attelés; c'est par elle qu'on leur fait sentir le frein; et c'est ce frein, qu'en termes moins poétiques nous appelons un mors, qui doit surtout arrêter notre attention d'hygiéniste, car il y va d'un grand intérêt pour l'hygiène du cheval en général.

Les écuyers et les dresseurs de chevaux, fort enclins à considérer le noble animal comme une simple brute dépourvue de toute intelligence, se sont montrés de tout temps persuadés que la bride n'est rien autre chose qu'un instrument de contrainte, au moyen duquel ils lui imposent leur volonté. Dans l'ancienne équitation, ce que l'on appelait l'embouchure, c'est-à-dire le choix d'un mors de bride convenable pour chaque cas particulier, était tout un art, sur lequel on peut lire, dans les traités spéciaux, de curieuses dissertations. De là ces formes si variées, plus ou moins offensives, en raison de la sensibilité plus ou moins grande attribuée aux barres de la bouche, d'après leur conformation.

Les faits semblent souvent donner la preuve du fondement de ces singulières théories. Il est incontestable que dans bon nombre de cas on ne serait point obéi du cheval que l'on monte ou que l'on conduit attelé, si, au mors qu'il porte, l'on substituait un mors moins puissant; mais il convient de remarquer que ce mors puissant, ce sont précisément les idées dont il vient d'être parlé qui l'ont rendu nécessaire, ainsi que nous croyons l'avoir démontré déjà depuis longtemps. On ne peut qu'en reproduire ici la démonstration.

Il est évident que le cheval se soucierait fort peu, en général, s'il le voulait, de l'action physique du mors, quelque violente qu'elle fût. Il le montre parfois assez clairement lorsque, exaspéré par des attaques maladroites, il rompt son pacte de soumission à l'homme. Si donc il obéit aux impulsions qui lui sont communiquées par l'intermédiaire de la bride, c'est qu'il le trouve bon, non point qu'il ne puisse faire autrement.

L'action du mors est un moyen à l'aide duquel nous nous mettons en communication avec lui, sans avoir recours à la parole, un moyen plus rapide, plus expéditif et plus précis, une sorte de truchement qui sert à lui transmettre nos désirs plutôt que nos volontés, et qui ne saurait suffire pour les faire prévaloir, en cas de résistance bien nette de sa part. La preuve en est que quand il lui plaît de n'en plus tenir compte, ou quand il perd la raison, sous l'influence de la douleur ou de la colère, quand il s'emporte ou s'emballe (selon l'expression technique), il n'y a plus de mors qui tienne et la puissance de notre bras disparaît. Le cheval, dit-on, a pris le mors aux dents. C'est une pure image. La vérité est qu'il ne nous entend plus, parce qu'il ne nous prête plus une attention soumise.

Les actions du mors sont donc avant tout un langage de convention, dont nous enseignons la signification au cheval par l'éducation, par le dressage. La prétention de leur attribuer une portée purement mécanique est pleine de contradictions, de même que quand elle s'applique aux autres aides du cavalier. Cela est évident de soi, pour quiconque réfléchit. Toutefois, donnons-en un exemple, entre beaucoup d'autres.

Vous êtes à cheval et vous voulez, tenant les rênes d'une main, diriger votre monture du côté gauche; vous portez la main de ce côté, et la tête obéit à votre désir. Qu'est-il arrivé? Par le mouvement de votre main, la rêne droite de la bride s'est tendue seule, la gauche se relâchant; le canon du mors a été par là tiré, et a pressé la barre droite de la bouche. Si c'était pour éviter l'effet de la pression que l'animal eût obéi, il se serait dirigé vers la droite plutôt que vers la gauche. C'est le contraire qu'il a fait; pourquoi? Parce qu'il a senti en même temps le contact de la rêne sur son encolure, et qu'il a appris antérieurement le sens de la petite manœuvre. Essayez donc de la faire réussir, ainsi que bien d'autres, sur un cheval qui sentirait la bride pour la première fois, sur un cheval non dressé !

La conclusion à tirer de ces faits incontestables, c'est que le langage de la bride peut être enseigné avec les mors les plus doux, et qu'on y réussit d'autant mieux qu'ils le sont davantage. La douceur et les bons procédés, qui agissent sur l'intelligence et obtiennent la soumission, sont toujours plus efficaces que les sévices. L'indocilité et l'emportement ont le plus souvent pour cause, chez les natures nerveuses et sensibles portées à réagir, les mauvais traitements infligés par une bride trop dure, pour triompher des premières résistances. La sensibilité exaspérée s'émousse dans la lutte ; la colère et l'entêtement en sont la conséquence, et l'on persévère dans la voie sans s'apercevoir qu'il eût mieux valu user de patience et de ménagements. On arrive alors à formuler ce fameux axiome d'une certaine école : que le cheval est l'animal le plus bête de la création. Le plus bête des deux n'est pas toujours celui qu'on pense.

La *selle*, la *sellette* et le *bât*, à notre point de vue, ont la même fonction, et, pour être hygiéniques, doivent remplir les mêmes conditions. Nous voulons dire pour accomplir leur office sans nuire à la santé.

La première de ces conditions, c'est qu'ils soient bien ajustés, qu'ils ne gênent aucun mouvement et s'appliquent d'une manière exacte sur les parties qui doivent les supporter, sans y produire de frottements en se déplaçant sous l'influence des impulsions qu'ils reçoivent, et sans pouvoir jamais atteindre les points où les os se trouvent immédiatement sous la peau, tels que le garrot et l'épine dorsale. Dans les régions garnies de muscles et où la peau est en contact avec les coussins du harnais bien ajusté et par là même immobile, les pressions directes, amorties d'ailleurs par l'élasticité plus ou moins grande des coussins, ne lui font jamais subir d'altérations.

Ces coussins ou panneaux, embrassant bien les côtés du garrot, doivent s'arrêter au niveau des épaules et n'en point gêner les mouvements. A la condition qu'ils s'ajustent bien à la forme du corps en ces parties, et que les sangles du harnais soient toujours suffisamment serrées, il n'est point besoin de croupière pour l'empêcher de se porter en avant, à moins que la conformation de l'animal ne soit vicieuse, comme elle l'est chez les sujets à poitrine étroite, à garrot tranchant, ou bas du devant. Entre les deux panneaux et sur la ligne médiane, correspondant à l'épine dorsale, les contacts doivent être soigneusement évités par un évidement qui dégage surtout le garrot, dont les blessures sont très-graves.

Les harnais dont il s'agit, la selle particulièrement, sont souvent trop lourds et trop durs. Ils ne perdent rien de leur solidité en perdant de leur poids, quand ils sont bien confectionnés par un ouvrier habile. Nous insisterons sur cette vérité proverbiale, mais bien souvent méconnue au grand détriment de l'hygiène, qu'il n'y a point de selle à tous chevaux. Elle est une façon d'exprimer la nécessité de l'ajusture des harnais de dos qui viennent d'être examinés.

Le *collier*, lui aussi, n'échappe pas à cette nécessité, et pour les mêmes raisons. Ses mamelles (c'est le terme propre) suffisamment renflées et élastiques, doivent se mouler exactement sur la base de l'encolure, en avant des épaules dont elles ne peuvent alors en rien gêner les mouvements, en laissant libres l'avant du garrot en haut, et la trachée en bas. Ces conditions remplies, le collier restant fixe ne froisse pas la peau et ne la blesse point.

Par ailleurs, la forme et le volume des colliers varient beaucoup. Nous n'avons rien à dire de ceux qui servent aux attelages de luxe, ou même aux chevaux qui traînent aux allures vives des voitures légères; mais il y a une remarque importante à faire, au sujet des chevaux de gros trait.

C'est une sorte de luxe, pour les charretiers, de donner aux colliers de ces chevaux des proportions énormes, par les dimensions de leurs attelles, et de les surcharger d'ornements, de housses et de grelots. Si cela n'avait pas d'autre inconvénient que celui d'imposer à ces charretiers un surcroît de fatigue, pour habiller leurs attelages, nous n'en parlerions point, le considérant comme une juste punition de leur sotte vanité. Mais il y a sur ce sujet une singulière théorie, adoptée par certains auteurs, qu'il importe de réfuter.

On prétend que le poids du collier concourt à la puissance de traction du cheval, en augmentant la masse qu'il projette en avant par le déplacement de son centre de gravité. Cela peut être vrai, et nous ne le contesterons pas, bien que rien ne soit moins démontré, les motifs sur lesquels on s'appuie pour l'avancer n'étant fondés sur aucune expérience directe; mais ce qui est certain, c'est que la force dépensée en moins pour entraîner la charge se retrouve nécessairement pour porter le poids du collier, ce qui rend le bénéfice absolument nul, dans la supposition la plus favorable, c'est-à-dire dans celle où il y aurait compensation, ce qui ne peut vraiment pas être admis, quand on a quelques connaissances en mécanique. La solution du problème la plus conforme aux notions acquises nous paraît être qu'à l'effort nécessaire pour déplacer la charge s'ajoute celui qui doit déplacer au moins une partie du poids du collier. Au lieu d'un bénéfice il y a donc une perte réelle.

En conséquence, le plus sage est de ne donner à ce collier que les proportions nécessaires pour assurer sa solidité, en n'y adaptant que des attelles suffisantes pour attacher solidement aussi les chaînettes de tirage et les traits. Plus maniable ainsi et moins dispendieux, il remplit tout aussi bien son office sans

fatiguer autant le cheval qui le porte, et surtout sans risquer
autant de le blesser grièvement, quand il n'est pas tout à fait
bien ajusté.

La *bricole* remplace dans certains cas le collier. Elle était
autrefois usitée dans les postes et elle est aujourd'hui réglementaire pour les attelages de l'artillerie. Elle a en effet certains avantages, mais non pas au point de vue où nous devons
rester ici. Très-inférieure au collier, quand il s'agit d'utiliser
toute la force de la bête de trait, on peut passer sur ses inconvénients dans le cas contraire, qui est celui de l'artillerie précisément, où il n'y a qu'un faible tirage à effectuer. Autrement,
les blessures produites à la pointe de l'épaule par la bricole
seraient très-fréquentes.

Les *traits* doivent être attachés au collier de façon à ne pouvoir frotter aucune partie des parois latérales du corps, ni les
épaules, ni le ventre, ni les cuisses. A cet effet, lorsqu'ils
s'attellent à un palonnier, celui-ci sera assez long pour les écarter
suffisamment ; dans les attelages de chevaux à la file, le résultat
s'obtient à l'aide d'un bois de trait, qui maintient l'écartement.
Malgré tout, avec certains sujets à gros ventre ou à croupe
très-large, il est parfois nécessaire de les munir d'un cous-
sin dans le point où il est impossible de les empêcher de
frotter.

L'*avaloire* enfin, nécessaire aux limoniers pour leur permettre
de retenir la charge à la descente, est un harnais qui, par le
fait même de son action intermittente, a pour nous moins d'importance que les autres. Bornons-nous seulement à indiquer
que son meilleur point d'appui, pour rendre son effet le plus
utile, est la partie moyenne des fesses, à peu près au niveau
du grasset. Plus haut, la pression de la charge la ferait remonter et rendrait son action nulle, plus bas, celle-ci serait diminuée et le cheval, perdant une partie de sa force, serait en-
traîné et risquerait de s'abattre.

Avant de finir sur ce qui concerne les harnais, ajoutons que
dans l'intérêt de l'hygiène il importe de les entretenir en bon
état de propreté, bien cirés, quant à ceux de luxe, les cuirs
bien graissés ou huilés quant aux autres. Ils doivent aussi être
en bon état de solidité, surtout l'avaloire, dont il vient d'être

parlé, et la *dossière* et la *sous-ventrière*, que nous n'avions à signaler qu'à ce point de vue; parce que c'est la seule qualité qui puisse nous intéresser, ces harnais ayant pour unique fonction de maintenir l'équilibre de la charge.

De plus, une dernière recommandation, qui est d'éviter autant que possible de laisser séjourner les harnais dans les écuries, ainsi que cela se pratique trop communément. S'il n'y avait à cela que l'inconvénient certain de les altérer, l'hygiène n'y aurait rien à voir ; mais ayant été imprégnés de sueur et par conséquent de matières organiques altérables, ils répandent dans l'atmosphère des éléments d'insalubrité, sur l'influence desquels nous nous sommes expliqués dans un autre chapitre. A tous égards donc il est bon d'avoir, à proximité de l'écurie, une pièce dans laquelle ils sont déposés.

Ferrure. — En exposant les nécessités hygiéniques de l'exercice de la fonction de locomotion, nous avons particulièrement appelé l'attention sur ce qui concerne la conservation des dispositions normales du sabot. On n'ignore pas que, d'après ces dispositions mêmes, la corne est soumise à une pousse régulière. Lorsque l'animal, vivant en liberté, ne marche que pour ses propres besoins, sur le sol doux des gazons qu'il habite, son ongle s'use par le frottement sur ce sol dans une proportion qui équivaut à celle de la pousse, en sorte que le sabot se maintient en se renouvelant.

Mais les conditions du travail ont changé les termes du problème. Cheminant sur des voies durcies et obligé d'y prendre un point d'appui en rapport avec les efforts qu'il doit faire pour déplacer les fardeaux qu'il transporte, l'usure du sabot du cheval dépasserait les limites normales, s'il n'était protégé par une armature plus résistante que ne l'est sa propre corne. C'est là le but de la ferrure, dont l'origine, on peut le dire, est aussi ancienne que la civilisation.

Une opinion fort répandue attribue à la ferrure, reconnue indispensable, des inconvénients qui, pense-t-on, lui sont inhérents. On croit que par elle-même, et quel que puisse être son mode, elle met toujours obstacle à l'accomplissement normal de la fonction ; si bien que le problème hygiénique consisterait, en ce qui la concerne, seulement à diminuer ses inconvénients,

non point à les faire disparaître entièrement, ce qui serait une
prétention vaine.

Cette opinion se fonde, de la part de ceux qui la soutiennent,
sur la croyance à une prétendue élasticité de la boîte cornée,
qui serait mise en jeu par la pression du poids du corps et à laquelle s'opposerait la rigidité du fer attaché sous le pied par les
clous qui le fixent à la paroi cornée. De là l'invention d'une
foule de systèmes de ferrure, sur l'inutilité desquels nous
nous sommes expliqué dans un autre ouvrage (1), et dont nous
n'avons point à nous occuper ici. Il convient de nous en tenir à
l'indication des conditions hygiéniques d'une bonne ferrure et
d'écarter toute discussion des erreurs répandues à cet égard,
renvoyant à l'ouvrage cité ceux qui voudraient faire une étude
complète du sujet.

La première de toutes ces conditions et la plus importante,
à beaucoup près, est de maintenir toujours le sabot dans les
proportions qui assurent la conservation de l'aplomb du membre. Il importe avant tout que la conformation de ce sabot soit
telle que tous les points du contour de la face plantaire du pied
portent également sur le sol, afin que chacune de ses parties
supporte la part du poids qui lui est normalement départie par
les lois de la mécanique animale ; sans cela elle n'exerce pas
sa fonction ; et nous savons que dans l'inaction elle s'altère. Or
le résultat ne peut être obtenu que dans le cas de la direction
normale de l'axe du sabot, qui est celle d'une ligne formant avec
l'horizontale un angle de 45 degrés.

Lors donc qu'il s'agit de ferrer pour la première fois, c'est le
but ainsi indiqué qui doit être visé et non dépassé, comme il
l'est trop souvent par les ouvriers maréchaux, en général fort
ignorants du précepte fondamental de toute bonne ferrure. Ils
ne se préoccupent guère que d'exécuter ce qu'ils appellent une
besogne propre, et ils font, à cette intention, un déplorable abus
de leurs instruments tranchants. Il faut veiller soigneusement
à ce qu'ils n'abattent de la paroi cornée que ce qui excède la
hauteur normale du sabot, indiquée par l'épaisseur de la sole,
qui doit être entièrement respectée, ainsi que la fourchette et

(1) Voy. A. SANSON, *la Maréchalerie, ou Ferrure des animaux domestiques*
(Bibliothèque du cultivateur).

les arcs-boutants, et s'opposer à ce que la surface de la paroi soit privée, au moyen de la râpe, de l'enduit qui la protége contre la dessiccation. C'est le principal mérite du procédé de ferrure inventé par M. Charlier, de laisser intactes toutes les parties du sabot qui viennent d'être énumérées, en ne diminuant que la longueur de la paroi, dont il protége seulement l'usure par une armature de fer.

Le pied étant paré d'après ces indications, pourvu que le fer soit d'égale épaisseur partout et que les clous qui l'attachent soient implantés solidement dans les points où ils ont le plus de prise, de manière à ne pas provoquer la déchirure de la corne et à ne point comprimer les parties sensibles du pied ; pourvu que ce fer, ayant exactement la tournure du sabot, ne porte point sur la sole de façon à la comprimer ; dans ce cas toutes les conditions hygiéniques d'une bonne ferrure seront remplies, car il ne sera mis aucun empêchement au fonctionnement régulier des diverses parties du sabot, et elles seront, comme il convient, mises à l'abri de l'usure.

Ce dernier fait soulève une autre question, qui est exclusivement du ressort, celle-là, des personnes préposées à la surveillance des chevaux. C'est pourquoi nous y devons encore plus spécialement appeler l'attention.

La corne du pied muni de sa ferrure ne s'use pas, venonsnous de dire. Cependant elle continue sa pousse normale. Il en résulte que bientôt elle acquiert, dans la région de la paroi, des dimensions exagérées, qui changent les conditions de l'aplomb et les faussent. Suivant la qualité du sol sur lequel l'animal chemine et travaille, suivant aussi l'intensité de ses efforts, le degré de l'usure du fer qui protége la paroi cornée varie. Ce degré d'usure ne peut donc pas fournir une mesure exacte de la nécessité du renouvellement de l'opération de la ferrure, car il y a des cas où la durée du fer dépasse de beaucoup le temps nécessaire pour que la pousse de la corne lui ait fait acquérir ces dimensions exagérées dont nous venons de parler.

En conséquence, c'est moins sur l'état du fer qu'il y a lieu de se fonder, pour décider du moment opportun d'une nouvelle ferrure que sur les dimensions mêmes du sabot. Les clous, fussent-ils encore solides et le fer presque intact, dès que le pied

est devenu trop long pour que l'aplomb normal soit conservé,
la souffrance des articulations du membre et de ses tendons commence, et si elle continue il en résulte des altérations irrémé-
diables, qui rendent avant le temps l'animal impropre à son service. Bon nombre de cas d'incapacité prématurée n'ont pas
d'autre cause; et c'est ce qui fait que la ferrure, en raison des
conséquences que peut avoir, pour la conservation ou la des-
truction de l'aptitude fonctionnelle des chevaux de travail, l'observation attentive ou la négligence de ce qui la concerne, est
sans contredit une des parties les plus importantes de l'hygiène.
C'est parce que nous en étions, pour notre compte, bien persuadé, que nous lui avons consacré l'ouvrage spécial cité plus
haut, et auquel ceci ne pourrait suppléer que bien imparfaitement.

CHAPITRE IV

REPRODUCTION

Définition. — L'objet du présent chapitre est exclusivement relatif aux conditions de la santé des individus dont la fonction économique est de se reproduire, en ce que ces conditions ont de spécial. Les reproducteurs sont placés, par l'exercice même de leur fonction physiologique, dans des situations particulières, qui imposent la nécessité de mesures hygiéniques autres que celles qui conviennent aux animaux travailleurs. Indépendamment de ce qui concerne, au point de vue économique, l'accomplissement de cette fonction et qui est du ressort de la zootechnie, il y a lieu de se préoccuper des circonstances dans lesquelles les reproducteurs doivent être maintenus pour rester bien portants. Ceci regarde l'hygiène proprement dite, et c'est ce dont nous avons à nous occuper, en examinant successivement ce qui se rapporte aux étalons et aux mères.

Il sera bien entendu, dans ce qui va suivre, que nous n'indiquons que les soins commandés par l'exercice de la fonction considérée, le reste se référant à l'hygiène générale de l'espèce, étudiée dans nos deux premiers chapitres.

Étalons. — La fonction de l'étalon a, chaque année, une durée déterminée par le nombre des femelles à féconder. Plus ce nombre est grand et plus se prolonge la saison de la monte, plus sont impérieuses les précautions hygiéniques à prendre pour éviter l'épuisement causé par l'exercice de la fonction.

Nous plaçant en face des conditions de la pratique, telles que les impose la situation des choses, nous devons envisager sépa-

rément les étalons des espèces chevalines et ceux de l'espèce asine
mulassière, dont l'hygiène présente des différences importantes,
commandées par des différences non moins considérables dans
les modes d'exploitation.

Il est un point cependant sur lequel il y a conformité. Les
circonstances économiques obligent, dans les deux cas, à chercher la solution du problème de l'industrie étalonnière privée
dans la multiplicité des saillies à fournir par chaque étalon. Le
prix du service réglé par l'usage et maintenu, en ce qui concerne
les chevaux, par l'État fournisseur d'étalons, ce prix est tellement
bas, en général, que les recettes n'équilibreraient point les dé-
penses, si, dans l'état actuel des choses, on ne le multipliait
avec une véritable exagération.

Ce ne serait pas ici le lieu de discuter cette situation, qu'on est
bien obligé de considérer comme fâcheuse. Il suffit de la constater, pour en déduire la conduite hygiénique qu'elle impose.
Cette conduite, d'ailleurs, en un certain point, fournit le moyen
de l'atténuer considérablement, ainsi qu'on va le voir.

C'est une habitude généralement répandue de laisser les chevaux étalons, hors le temps de la monte, dans une oisiveté à peu
près complète. Tout au plus les soumet-on à des promenades
hygiéniques plus ou moins régulières, dans le seul intérêt de
leur santé. Dans ces conditions, il est clair que la rémunération
du service des saillies doit seule subvenir aux frais d'entretien
et procurer le bénéfice légitime de toute industrie.

S'il était établi qu'une telle façon d'agir fût nécessaire pour
assurer le meilleur accomplissement de la fonction de l'étalon,
il faudrait bien s'y résigner et considérer les conditions économiques actuelles de l'industrie étalonnière comme incompati-
bles avec une bonne hygiène de l'étalon, la difficulté comme
insoluble autrement que par une augmentation du prix de la
saillie, qui n'est pas ici de notre ressort. Mais, loin qu'il en soit
ainsi, la plus saine zootechnie nous apprend au contraire que la
puissance héréditaire appartient aux aptitudes comme aux formes, et qu'on augmente le mérite d'un étalon en développant
par l'éducation et par l'exercice celles qu'il est désirable de voir
se reproduire au plus haut degré possible dans ses descendants.
C'est donc une qualité de plus, pour un étalon irréprochable sous

le rapport de ses formes et qui doit procréer des chevaux de travail, que cet étalon ait prouvé lui-même qu'il est apte à travailler avec énergie, adresse et docilité.

Nous n'avons plus à démontrer maintenant l'influence salutaire d'un travail modéré sur la conservation de la santé. C'était un des objets de notre chapitre précédent. On doit ajouter seulement qu'à cette influence sur la santé physique se joint, dans le cas particulier de l'étalon, celle d'une modération des excès moraux ou des vices auxquels sa fonction même le rend enclin. Un étalon docile, bien dressé au travail qu'il accomplit régulièrement, est à tous égards un bien meilleur reproducteur que celui qui n'a pour lui que ses formes, auxquelles ne correspondent pas toujours nécessairement les aptitudes qu'elles font supposer. Les Anglais et leurs émules dans l'élevage des chevaux de courses accordent une grande importance à ce qu'ils appellent les *performances* de l'étalon, c'est-à-dire à ses preuves d'aptitude individuelle. Les faits leur donnent raison.

L'hygiène est donc ici tout à fait d'accord avec la zootechnie, et en outre elle l'est avec l'économie rurale, pour faire sentir l'utilité de soumettre les chevaux étalons, en dehors du temps de la monte, à un travail modéré, en rapport avec leur aptitude propre. Le résultat économique de cette pratique désirable sera de faire venir en réduction du compte des frais d'entretien de l'animal, la valeur du travail qu'il aura produit; et alors il ne sera plus nécessaire, pour couvrir ces frais, d'en exiger un nombre exagéré de saillies qui l'exténuent; s'il paye, par son travail, une partie de sa nourriture durant la plus grande partie de l'année, les produits de la monte n'ont plus besoin d'être aussi élevés, pour assurer un bénéfice final et transformer en une industrie lucrative ce qui n'est autrement, dans la plupart des cas, dit-on, qu'une entreprise ruineuse.

On a insisté sur ce fait économique, par la raison qu'il domine la question d'hygiène. Il ne suffirait pas de déterminer, en se fondant sur des motifs physiologiques, la limite des saillies qu'un étalon vigoureux peut effectuer par jour, durant une saison de monte, sans ruiner sa constitution. A une détermination théorique et absolue, ainsi formulée en précepte, le praticien répondrait justement que malgré son vif désir de se con-

former aux prescriptions de la science, il faut pourtant bien que
son industrie le fasse vivre et ne lui soit pas au contraire oné-
reuse. Du moment que nous lui montrons qu'il peut atteindre
ce but fort légitime, tout en ménageant le capital qu'il y a engagé,
il n'a plus aucune objection fondée à nous opposer.

Les fatigues qu'impose au cheval étalon le service de la
monte sont considérables. On s'en aperçoit bien en considérant,
à la fin de la saison, les sujets qui même ont été le plus ménagés. Ce n'est point la déperdition causée par la sécrétion de
la liqueur fécondante qui est, dans l'exercice de la fonction,
la chose principale. Pour accomplir l'acte de l'accouplement,
le cheval dépense une forte somme d'excitabilité nerveuse et
doit mettre en jeu des puissances musculaires fonctionnant dans
des conditions mécaniques très-défavorables à l'effet utile de
ses efforts. Cet acte ne peut donc, sans dommage pour l'économie animale, se renouveler trop souvent. L'état de maigreur
et d'affaissement auquel conduit chaque année, pour la plupart
des étalons, l'abus du coït exigé d'eux par des excitations factices, est déplorable.

L'expérience a démontré qu'il n'est pas possible de dépasser
sans inconvénient le nombre de deux saillies par jour, lorsqu'il
s'agit d'un étalon adulte et dans la plénitude de sa force. En
outre de son propre intérêt à lui, une telle pratique a l'avantage
de rendre les saillies plus efficaces, c'est-à-dire plus sûrement
fécondantes; et, en somme, avec un moindre nombre de saillies
journalières, si l'on a le soin de ne donner à l'étalon que des
juments bien disposées à le recevoir, il se trouve, à la fin de la
saison, en avoir fécondé autant, sinon davantage.

C'est un point sur lequel nous reviendrons à propos des
mères; quant à présent, bornons-nous à poser en fait qu'au delà
de deux saillies commencent l'abus et le dommage hygiénique,
pour l'étalon, et que même ces deux saillies ne sont dépourvues
d'inconvénient qu'à la condition d'être séparées par un inter-
valle de temps suffisant, non moindre de plusieurs heures.

Certains auteurs de traités d'hygiène ont commis l'inconcevable erreur de recommander une pratique usitée chez les
Arabes, et qui consiste à faire saillir deux fois, coup sur coup,
la même jument, sous prétexte de rendre sa fécondation plus

certaine. De la part des Arabes, qui ne sont pas tenus, en vérité, de connaître les découvertes de la physiologie moderne sur l'opération de la fécondation, un tel préjugé empirique se comprend et se peut justifier; mais il est à peine croyable qu'il se soit trouvé quelqu'un chez nous pour le prendre en considération, comme si l'on ne savait pas qu'il suffit d'un seul spermatozoïde arrivé au contact de l'ovule mûr pour l'imprégner et le rendre fécond. Recommander cette pratique barbare et ignorante des Arabes, c'est donc imposer aux étalons une fatigue parfaitement superflue, contre laquelle le bon sens ne saurait trop s'élever. C'est déjà beaucoup trop des intérêts souvent mal compris qui entraînent les étalonniers à abuser des saillies, sans chercher à présenter la répétition de celles-ci comme pouvant avoir une utilité pour le résultat physiologique qu'elles doivent procurer.

La première de toutes les conditions, pour que la saillie soit fécondante, c'est que la femelle qui la doit recevoir soit manifestement en rut ou en état de ponte régulière, qu'elle ait des ovules mûrs et susceptibles de recevoir l'imprégnation de l'élément mâle. C'est ce dont il importe avant tout de s'assurer, afin de ne pas imposer à l'étalon une intervention inutile, qui le fatigue en pure perte. On n'y prend pas assez garde, en général, au grand dam des étalons, qui sont obligés de saillir plusieurs fois la même jument, lorsqu'une bonne suffirait pour atteindre le but, si l'on savait mieux attendre le moment opportun.

C'est la fonction de l'étalon d'essai, ou *boute-en-train*, de faire déterminer exactement ce moment par ses tentatives, qui ne sont pas toujours sans danger pour le malheureux animal réduit à cette triste besogne. En fin de compte, celle de l'étalon véritable est de féconder le plus grand nombre possible de juments, durant la saison de la monte, en ne dépassant pas, chaque jour, les deux saillies qu'il peut fournir sans se fatiguer outre mesure. Par conséquent, plus on réduira, par le moyen que nous venons de dire, le nombre de celles qui sont inefficaces, mieux le problème sera résolu. Il importe donc grandement d'y faire attention.

Il n'est vraisemblablement pas nécessaire d'ajouter que durant la saison de la monte la ration alimentaire des étalons doit être augmentée. L'exercice de la fonction dont il s'agit est un travail, une dépense de force à laquelle se joint une dépense de substance. Cela rentre dans les principes que nous avons examinés précédemment et ne comporte aucune indication particulière. A cet égard, le problème hygiénique consiste à entretenir l'étalon en bon état d'embonpoint et de vigueur, comme les autres chevaux travailleurs, et encore mieux qu'eux, en raison même de sa fonction, qui est de transmettre à sa progéniture ses propres qualités dans toute leur intégrité.

Ce qui vient d'être dit s'applique également aux ânes étalons ou *baudets*, employés dans l'industrie si prospère de la production mulassière, sauf quelques particularités que nous devons indiquer, en insistant sur la nécessité de réformer leur hygiène générale, beaucoup plus mal comprise que celle des chevaux. Il règne, dans les régions de la France où ces animaux sont entretenus, des préjugés profondément enracinés, en vertu desquels ils subissent un régime que leur excessive sobriété peut seule leur faire supporter sans un dommage plus grand que celui qu'ils en subissent.

Ainsi, l'on croit que les baudets doivent être logés à l'abri de la lumière et ne recevoir aucun pansage, à cause de l'importance que l'on accorde à la conservation de leur fourrure. Plus les poils de celle-ci sont enchevêtrés et feutrés en guenilles pendantes, plus on les estime. Entretenir leur peau en état de propreté par un pansage journalier qui les débarrasserait, au moment de la mue printanière, des poils qui tombent, serait une sorte de crime. On montre avec orgueil ceux qui portent attachés à leur robe, comme une espèce de manteau en loques (*guenilloux*, en Poitou), le feutrage roussâtre de ces poils morts, depuis le commencement de leur existence. A un rang inférieur, mais encore très-estimé, viennent ceux dont la fourrure épaisse et abondante en longueur (*bourrailloux*), a été respectée, bien qu'elle ne soit point de même feutrée.

Ces déplorables préjugés n'ont pas pour unique conséquence de faire des baudets des animaux au caractère sombre, sauvage, souvent vicieux et méchant, rendant difficile à dresser au travail leur progéniture, corrigée cependant par l'influence maternelle. La malpropreté et le régime cellulaire rendent très-fréquentes chez eux des affections hideuses de la peau, et la fourbure qui, lorsqu'elle ne les fait pas périr, produit sur leurs pieds des déformations qui les rendent presque incapables de se tenir debout, et de marcher pour accomplir leur fonction. Un vétérinaire distingué du Poitou, M. Bernardin, attribue avec de grandes apparences de raison l'hématurie ou pissement de sang des jeunes mulets, qui en fait succomber un si grand nombre peu de jours après leur naissance, en partie à la mauvaise hygiène respiratoire de leurs procréateurs.

C'est donc un progrès désirable de voir les baudets traités comme les chevaux étalons, sous le rapport du logement et du pansage. Parfois on trouve, dans les préjugés populaires, un fond de vérité mal comprise, qu'il ne s'agit que de dégager des absurdités qui l'embarrassent et l'obscurcissent. Ici l'on ne voit rien, à quelque point de vue que l'on se place, sinon pour justifier, du moins pour expliquer la négligence des soins de propreté de la peau, si nécessaires à tous les animaux retenus en captivité. Les ânes protestent, chaque fois qu'ils le peuvent, contre l'incurie dont ils sont l'objet à cet égard : on ne les a pas plutôt laissés libres, qu'ils se roulent avec une visible volupté sur le sol, pour faire cesser les démangeaisons que leur cause la malpropreté de leur peau. La force de résistance et la longévité proverbiales qui leur sont attribuées, ne sont pas de trop pour faire comprendre qu'ils puissent résister au cruel régime hygiénique qu'ils ont à supporter. En tout cas, il ne serait pas possible d'avoir moins souci de leur bien-être.

Et pourtant, ceux qui les entretiennent ont conscience des grands services qu'ils rendent, ne fût-ce que par les prix élevés qu'ils y mettent; et l'on peut même parler de l'affection qu'ils leur portent. Il n'y a donc là que péché d'ignorance, contre lequel les hommes éclairés ne sauraient trop s'élever. Ce n'est pas d'une amélioration qu'il s'agit, c'est d'une réforme radicale. Les personnes étrangères aux localités où les baudets sont entretenus, auront de la peine à le croire; mais il n'en est pas moins certain que dans ces localités on est persuadé que la claustration et l'absence de pansage leur sont absolument nécessaires pour la conservation de leur santé et l'accomplissement convenable de leur fonction.

Les instincts génésiques de l'âne sont plus développés que ceux du cheval, et il est en réalité plus prolifique. Il peut donc, chaque jour, fournir un plus fort nombre de saillies sans en éprouver plus de fatigue. Ce nombre peut, sans inconvénient, chez l'animal adulte, être porté au double, c'est-à-dire à quatre. On en abuse peut-être encore plus que pour le cheval; mais en raison de sa taille, de son poids, de sa conformation, et aussi des artifices qu'on est obligé d'employer, à cause de la disproportion de taille avec la jument, dans l'acte de l'accouplement le baudet se fatigue moins que le cheval.

Quant au reste, nous le répétons, les baudets doivent être traités absolument comme les chevaux, en dehors de la saison de la monte. Le travail ne leur sera pas moins salutaire, et il n'aura pas des conséquences économiques moins importantes. Les vices de leur hygiène se résument en deux mots : oisiveté et malpropreté. L'homme, qui considère justement ces vices comme honteux dans son espèce, fait à l'âne l'injure, entre beaucoup d'autres, de les lui imposer. En cela il est coupable et doit se réformer.

Mères. — Si la fonction reproductrice du mâle consiste uniquement à féconder la femelle, par un acte d'une durée très-courte, ce qui fait qu'un seul mâle peut suffire pour un nombre relativement grand de femelles, il n'en est point de même de celles-ci; leur rôle de mères est plus complexe et aussi plus important. Sans entrer dans le détail des faits que tout le monde connaît, il suffira, pour faire apprécier l'importance de ce rôle et la multiplicité des problèmes hygiéniques qu'il soulève, indépendamment des problèmes zootechniques dont nous n'avons pas à nous occuper en ce moment, il suffira, disons-nous, d'énumérer les fonctions secondaires ou les actes qu'il comprend, et dont il importe de surveiller l'accomplissement conforme aux lois de l'hygiène.

Ces fonctions secondaires ou ces actes nécessaires pour assurer, de la part de la femelle, la reproduction de l'espèce, sont l'accouplement sexuel, en vue de la fécondation, la gestation du fruit de cet accouplement, son expulsion normale ou parturition, et l'allaitement du petit. Chacun doit être examiné séparément et dans l'ordre naturel de succession, afin d'indiquer à

mesure les soins hygiéniques qu'il comporte, pour être exécuté
dans des conditions véritablement physiologiques, en sauve-
gardant à la fois la santé de la mère et le développement régulier de l'individu reproduit.

Accouplement. — Dans les conditions normales, la jument
éprouve chaque année, vers l'époque du printemps, le besoin de
s'accoupler. Il s'opère dans ses ovaires un travail physiologique,
véritable travail de ponte sur lequel nous n'avons pas à insister
ici; mais il se traduit à l'extérieur par des signes qui doivent
attirer notre attention, d'abord en raison de l'influence que leur
apparition peut exercer sur la santé des bêtes tenues en état de
continence forcée, parce que leur fonction économique n'est
point de se reproduire. C'est le cas du plus grand nombre des
juments, pour un motif facile à comprendre.

Ces signes manifestes des désirs génésiaques sont ceux de
l'état de *rut* ou de *chaleur*. Leur existence bien déterminée est
indispensable, ainsi que nous l'avons déjà dit, pour assurer la
fécondation, parce qu'ils coïncident avec le phénomène de la
maturité de l'ovule et de la rupture de la vésicule qui le contient, rupture qui permet l'arrivée de l'élément fécondant.

Pour les juments poulinières, la seule prescription hygiénique
à ce sujet consiste donc à ne permettre l'accouplement que
quand les chaleurs sont bien nettement dessinées. La fécondation
les satisfait et les éteint, à moins qu'elles n'aient été provoquées
par une excitation anormale, à laquelle on a trop souvent recours, en vue de hâter leur apparition, pour faire naître les
poulains ou les mulets à une époque moins avancée de l'année;
dans ce cas il arrive que l'accouplement prématuré fait naître
des ardeurs factices, dont l'assouvissement inefficace transforme
bientôt les chaleurs en un véritable état maladif, qui a pour
premier inconvénient de rendre la fécondation désormais impossible, malgré les interventions répétées du mâle.

Il importe donc avant tout de bien connaître les signes du rut
complet, afin de pouvoir se conformer à la prescription dont
nous venons de parler.

La jument en chaleur perd de son appétit et boit plus que de
coutume; elle est inquiète, agitée, et fait entendre à chaque
instant des hennissements; sa sensibilité tactile s'exalte; at-

moindre attouchement sur une partie quelconque de son corps, mais surtout vers la région postérieure, des signes particuliers d'excitation se manifestent dans ses organes génitaux ; les lèvres de la vulve s'entr'ouvrent convulsivement, le clitoris apparait, ainsi que la muqueuse congestionnée et rouge, et le plus souvent cela s'accompagne de l'expulsion brusque d'un jet d'urine. Si, en cet état, la bête est libre, elle recherche les mâles et reçoit volontiers leurs caresses, en se prêtant de très-bonne grâce à l'accouplement, qui a, répétons-le, toutes les chances possibles d'être fécond, lorsqu'il s'accomplit dans ces conditions essentiellement normales.

Mais si les chaleurs se prolongent sans que l'ardeur génésique ait pu être assouvie, — et c'est ce qui arrive nécessairement pour les juments qui, n'étant pas employées à la reproduction, sont entrées en rut, soit à cause de l'énergie de leur tempérament, soit par le fait d'excitations accidentelles ; — dans ce cas se produit bientôt l'état pathologique connu sous le nom de fureurs utérines, et qui exerce sur la santé et sur l'habitude générale la plus déplorable influence.

Les juments en cet état sont vulgairement appelées *pisseuses*. Leur caractère a subi une modification qui les rend véritablement dangereuses. Elles deviennent quinteuses, méchantes, lancent des ruades à la moindre provocation, et souvent sans provocation aucune. Il suffit d'un attouchement quelconque pour les exciter, tant leur sensibilité s'est exagérée. Il y aurait une grande imprudence à les atteler, car le frottement des harnais sur la croupe, le plus faible coup de fouet, les mettent hors d'elles, et les font ruer jusqu'à ce qu'elles aient tout brisé à coups de pieds.

Lors donc qu'apparaissent les premiers signes de chaleurs sur des juments de service, il importe d'en arrêter le développement par un régime hygiénique approprié, afin de prévenir l'état maladif sur lequel nous venons d'appeler l'attention, état contre lequel il n'y a guère de remèdes efficaces. Ce régime hygiénique consiste d'abord à isoler la bête, puis à lui supprimer l'avoine, en la remplaçant par des barbotages au son ou à la farine d'orge. Des bains froids d'eau courante, si la diète ne suffit pas pour calmer l'ardeur génésique et même une petite saignée, sont indiqués et feront le plus souvent atteindre le but.

Par contre, certaines poulinières montrent peu de propension à l'acte qui est le point de départ indispensable de leur fonction. C'est encore à l'hygiène qu'il appartient de les y disposer, en provoquant, en temps utile, l'apparition des chaleurs. Un régime excitant et fortement alibile, capable de porter l'état physiologique à ses conditions normales, convient à celles dont le tempérament est un peu mou. Une bonne ration d'avoine, de féveroles, de froment même, qui est particulièrement recommandé en pareil cas, cette ration donnée durant un mois environ avant l'époque choisie pour l'accouplement, prédispose la jument peu lascive à entrer en rut sous l'influence des provocations de l'étalon d'essai, et surtout à recevoir efficacement l'imprégnation, pour la raison que nous avons déjà dite.

En définitive, l'hygiène des juments, au point de vue de la fonction dont il s'agit, se résume en deux préceptes fort simples : ne permettre l'accouplement qu'aux poulinières en état de rut bien complet; arrêter le développement des chaleurs, chez celles qui ne doivent point s'accoupler.

Gestation. — La durée de la gestation, chez la jument, est de onze mois. Ordinairement, on en peut saisir le point de départ en constatant la disparition des chaleurs ou le refus de s'accoupler de nouveau; mais ce n'est point là un signe certain, attendu qu'il arrive parfois que la fécondation n'éteint pas tout de suite les chaleurs, et aussi qu'elles disparaissent avant que la fécondation ait eu lieu.

Jusqu'au moment où le fœtus est assez développé pour que sa présence puisse être constatée dans l'abdomen, soit en percevant des mouvements avec la main appliquée sur la paroi inférieure du ventre, soit en jugeant seulement de la résistance qu'il oppose à la pression, jusque-là l'état de gestation ne se manifeste que par des signes rationnels, sur lesquels il importe toutefois d'être bien fixé, afin de diriger l'hygiène en conséquence. Les personnes habituées à soigner des poulinières ne s'y trompent guère; mais dans le doute, néanmoins, il convient de traiter comme si elle était sûrement fécondée toute jument ayant été saillie, jusqu'au moment où la certitude est acquise qu'elle n'est point en état de gestation.

La manière d'être générale de celles qui sont en cet état ne tarde pas à changer : elles deviennent bientôt plus lentes dans leurs mouvements, se montrent plus molles et moins sensibles aux excitations. Chez celles qui en sont à leur première gestation, les mamelles se gonflent de bonne heure, les mamelons se dérident et deviennent plus saillants. Le ventre grossit progressivement, le pas s'alourdit, et vers le cinquième ou le sixième mois il n'y a plus guère d'incertitude possible.

L'hygiène des poulinières doit avoir pour unique but d'éviter l'avortement. Ses prescriptions sont donc fondées sur les circonstances qui peuvent le produire, en dehors de celles qui dépendent de la constitution même de la jument, et qui ne nous sont pas encore suffisamment connues.

Les bêtes vivant habituellement dans les herbages ont acquis par là une rusticité qui les met à l'abri de la plupart de ces circonstances. Ce sont celles dont une partie du temps se passe à l'écurie, sinon la totalité, qui doivent être surtout l'objet de certaines précautions. La principale de ces précautions concerne l'alimentation.

Les troubles digestifs, les coliques, autant qu'un régime alimentaire insuffisant, prédisposent à l'avortement, quand ils ne le provoquent pas directement. L'impression d'aliments verts et fortement aqueux sur l'estomac vide, les boissons trop froides ou prises en trop grande abondance, sont de même nuisibles. C'est pourquoi il est bon que les poulinières reçoivent une petite ration d'aliments secs, avant d'aller au pâturage.

En thèse générale, leur nourriture doit être substantielle et de facile digestion, et ne point comporter, ainsi que cela se voit trop souvent, des alternatives de misère et d'abondance. En beaucoup de lieux, durant la saison d'hiver, où leur nutrition aurait besoin d'être le mieux pourvue, puisqu'elles sont alors en état avancé de gestation et doivent fournir au développement de leur fœtus, c'est alors qu'elles sont mises précisément à la portion congrue. Il y a là une preuve d'imprévoyance impardonnable, dont le moindre inconvénient se traduit par de nombreux accidents d'avortement d'abord, puis de mort des nouveau-nés. Le fait s'observe surtout en Poitou, sur les jeunes muletons qui meurent du pissement de sang, et dont les mères sont pour la plupart soumises à ce régime fâcheux

(Bernardin). En outre, il est clair que pour bien accomplir sa fonction, la mère doit pouvoir fournir à son fruit un sang riche et sain, qu'une bonne alimentation peut seule lui procurer. Comme pour les bêtes qui travaillent, un bon état d'embonpoint est donc la mesure des soins d'alimentation à lui donner.

Autant que ces dernières, les poulinières ont besoin aussi de recevoir le pansage, qui maintient leur peau en état de propreté. Sous ce rapport, elles sont trop souvent encore négligées. L'hygiène de la peau laisse chez elles beaucoup à désirer, dans la plupart des pays d'élevage. Nous appelons sur ce point l'attention d'une façon toute particulière.

Le véritable régime hygiénique des poulinières consiste à les traiter absolument comme si elles devaient fournir un travail, sauf à les entourer des précautions que commande leur état de gestation et à leur laisser prendre, dans un pâturage parqué, quelques heures de liberté par jour, durant la belle saison.

A ce sujet, il faut examiner la question de savoir s'il ne serait pas aussi salutaire pour l'exercice de la fonction même, que profitable économiquement, d'exiger des poulinières une certaine somme de travail, dans des conditions déterminées par leur fonction principale.

C'est un fait incontestable et incontesté, que l'exercice de l'appareil locomoteur est indispensable aux femelles en état de gestation. Les motifs que nous avons fait valoir pour en démontrer l'influence sur le maintien de la santé générale, dans toutes les conditions possibles, s'appliquent ici de la même façon. Tout le monde recommande, pour les poulinières, la vie libre dans les pâturages, afin qu'elles puissent se livrer à cet exercice qui leur est si favorable ; mais un tel régime, on en doit convenir, n'est guère praticable que dans les haras où s'élèvent les chevaux de luxe et de grand prix. Pour la plupart des chevaux communs, des chevaux de trait, et aussi dans l'industrie mulassière notamment, les conditions économiques s'opposent à ce qu'il puisse être donné satisfaction au vœu des hygiénistes à cet égard. Les juments, n'ayant point à leur disposition des parcs ou des *paddocks*, sont tenues au repos à l'écurie durant la plus grande partie du temps.

Il est certain qu'un exercice régulier, sous forme d'un tra-

vail modéré et en rapport avec les exigences de leur fonction,
serait pour elles plus salutaire. Il y a, dans toutes les fermes,
des travaux peu pénibles de culture ou de transport, qui pourraient être exécutés par les poulinières sans leur causer aucun
dommage, du moins jusque vers le neuvième ou le dixième
mois de leur gestation. Pourvu qu'elles fussent conduites par
des hommes intelligents et attentifs, ne pressant point leur
allure, et veillant à ce que les harnais et le mode d'attelage
ne les gênassent en aucune façon, elles pourraient ainsi chaque
jour rendre des services et s'en trouver mieux. L'habitude de
cet exercice les rendrait plus résistantes aux causes d'avortement et préparerait une parturition plus facile. En vivant en
contact plus direct avec l'homme, elles seraient en outre plus
douces, plus dociles, et aussi mieux soignées. L'oisiveté n'est
jamais bonne, en aucun cas; et aux considérations qui précèdent il faut joindre celle que nous avons déjà fait valoir à propos des étalons, au point de vue de l'hérédité des aptitudes;
car la mère, encore bien plus sûrement que le père, peut-être,
transmet à son petit ses propres qualités.

Et puis une jument poulinière qui, par son travail, gagne au
moins une partie de sa nourriture, peut être mieux nourrie et
mieux soignée, en ne dépensant pas davantage et même en
dépensant moins, en définitive, puisqu'elle rend des services en
sus de la valeur de son produit. Il n'est pas admissible que
ce travail puisse nuire à ce produit, non plus qu'à elle, bien
au contraire, quand il est dirigé conformément aux règles
de l'hygiène. En conséquence, il est préférable de lui faire
prendre de cette façon l'exercice qui lui est nécessaire, plutôt
que de l'exposer, par exemple, aux violences dont elle peut être
l'objet, dans les pâturages communs, où la surveillance n'est
pas toujours suffisante. Il y a là pour l'hygiène et pour l'économie rurale une question digne de la plus sérieuse attention.

Parturition. — Dans le plus grand nombre des cas, les juments mettent bas ou font leur poulain avec une grande facilité, surtout lorsque, durant la gestation, on s'est conformé
aux prescriptions hygiéniques indiquées plus haut, en ce qui
concerne l'exercice. Il s'agit là, du reste, d'une fonction physiologique, pour l'exécution de laquelle la nécessité d'une inter-

vention active doit être la minime exception. C'est donc à lui préparer les conditions les moins éloignées possibles de l'état naturel, qu'il faut s'attacher, et aussi à la surveiller pour intervenir utilement, en cas de besoin.

A cet effet, à l'approche du terme de la gestation, calculé d'après l'époque de la dernière saillie ou indiqué par l'état même de la poulinière, dont les mamelles se montrent pleines de lait, la vulve enfoncée ou tirée en avant, la croupe creusée ou *cassée*, comme on dit vulgairement, prouvent que le fœtus est arrivé au plus haut degré de développement qu'il puisse atteindre dans l'intérieur de la matrice ; dans cet état, il importe de placer la mère qui va bientôt mettre bas dans les conditions de la plus complète tranquillité, à l'abri du bruit et d'une lumière trop vive, dans une boxe ou du moins dans un compartiment clos, avec une bonne litière. L'éleveur soigneux se tient alors à sa portée, la nuit comme le jour, afin d'être prêt à lui porter secours, si besoin est, pour une bonne parturition.

Afin de le guider en ces conjonctures, nous devons dire ici comment les choses se passent normalement, et de même signaler les circonstances de part difficile qui peuvent se présenter. Nous ne sortirons point par là de notre cadre.

Quand on constate à l'extrémité des mamelons d'une poulinière à terme un liquide jaune qui s'en échappe et s'y concrète avec l'apparence de la cire, c'est que le moment de la parturition ne tardera pas d'arriver. La surveillance doit alors redoubler d'activité. Bientôt on observe chez elle certains signes d'inquiétude et quelques piétinements, qui accusent de légères coliques, causées par les premières contractions de la matrice pour expulser le fœtus.

C'est le commencement du travail d'accouchement, qui s'accomplit assez rapidement chez la jument, lorsque les choses suivent une marche régulière, moins vite toutefois chez celles qui sont mères pour la première fois que chez les autres. Il convient de se tenir à distance, de ne point intervenir d'abord, afin d'éviter toute inquiétude à la bête.

Aux premières douleurs succèdent des efforts expulsifs. Les quatre membres se rapprochent, la colonne vertébrale est voussée, la queue levée, et l'on voit les parois du ventre se contracter. Si la répétition de ces efforts, après quatre ou cinq fois au plus, restait inefficace, c'est-à-dire si le fœtus n'était pas expulsé, qu'il n'en apparût rien en dehors de la vulve, ou seulement les pieds, c'est que les choses ne se passeraient point normalement, qu'il y aurait probablement une fausse présentation; et c'est ce dont il conviendrait de s'assurer. Quiconque soigne des poulinières doit être en mesure à cet égard. Il faut donc donner ici les indications nécessaires, dans les limites de ce qui est du ressort de l'hygiène.

En pareil cas, après avoir entravé la bête, pour se mettre en garde contre les ruades, on enduit sa main et son bras avec de l'huile; puis, en ayant soin de réunir ses doigts de manière à leur faire former un coin, la main est introduite par la vulve jusqu'à la rencontre du fœtus. Si la présentation est normale, elle trouve au fond du vagin, à l'entrée de la matrice, les deux pieds antérieurs du fœtus et le bout de son nez allongé dessus, les narines en haut. Alors le retard de la parturition s'explique, soit par la disproportion du volume du fœtus avec la largeur du bassin, soit par l'irrégularité et l'inefficacité des contractions utérines; et il y a lieu de saisir les membres du fœtus et de tirer dessus, pour aider la mère à s'en débarrasser. Parfois la force de plusieurs personnes est nécessaire. Pour l'appliquer on doit attacher aux membres une corde à nœud coulant, sur laquelle les aides tirent sans secousses; mais il n'y faut avoir recours que quand il est bien établi que la main seule ne pourrait réussir.

En cas de présentation vicieuse, dont les formes sont assez variées, l'intervention de l'homme de l'art est le plus souvent indispensable, et elle ne doit tarder que le moins possible. En indiquant celles de ces formes qui peuvent se montrer, nous dirons les manœuvres dont l'exécution peut être tentée avec quelques chances de succès, par toute personne un peu adroite, et aussi celles que le vétérinaire est seul capable d'entreprendre.

Un membre antérieur peut se présenter seul, ou avec la tête, ou les deux membres sans la tête, ou la tête toute seule.

Dans ces divers cas de présentation dite antérieure, les parties qui n'ont pas franchi le col de l'utérus sont repliées en arrière. Si le fœtus est encore vivant, les manœuvres à exécuter ne sont pas difficiles. En repoussant ce qui se présente, il faut aller chercher avec la main les parties mal disposées, et les mettre en bonne position : redresser les membres et les engager dans l'ouverture ; ramener la tête en la saisissant par la mâchoire inférieure, facile à distinguer au toucher par la sensation que produit le contact de la bouche. Mais si après un court instant les manœuvres ainsi opérées ne réussissaient pas, au lieu de les prolonger inutilement, il serait sage d'y renoncer et de faire appel au concours du vétérinaire.

Dans le cas de présentation postérieure, qui est normale si les deux membres pelviens sont engagés à la fois, la dystocie résulte de l'engagement d'un seul membre, ou de la croupe, ou de la hanche. On en juge en constatant la présence de la queue et de l'anus.

Toutes ces dernières positions sont du ressort du vétérinaire, sauf celle de la présentation d'un seul membre. On peut alors tenter d'aller chercher le second, en repoussant vigoureusement la croupe vers le fond de la matrice, en agissant à l'aide du membre engagé. Si l'on y réussit, après avoir fait opérer au fœtus le mouvement nécessaire pour que ses jarrets aient la pointe tournée en haut, il ne reste plus qu'à tirer sur les membres pour terminer l'accouchement.

Que la parturition se soit opérée normalement ou qu'il y ait eu lieu d'intervenir, à moins que l'arrière-faix n'ait été expulsé en même temps que le fœtus, la chute de celui-ci fait ordinairement rompre le cordon ombilical, et il est bien rare qu'une hémorrhagie se produise par ce cordon ainsi rompu. Si cela arrivait, une ligature l'arrêterait aussitôt. Les cas de non-délivrance, chez la jument, sont extrêmement rares. Les membranes fœtales sortent d'habitude immédiatement après le poulain, sinon en même temps. Il n'y a donc guère lieu de s'en préoccuper.

La mère, à moins qu'elle n'ait beaucoup souffert par une parturition laborieuse, se met aussitôt en devoir, après sa délivrance, de sécher la peau de son fruit en le léchant. Probablement les frictions de sa langue lui donnent de la force, car bientôt, à moins qu'il ne soit très-chétif, il se lève et se dirige vers les mamelles. Les mères inexpérimentées et quelques-unes peu douées de l'instinct maternel, s'abstiennent de ces premiers soins. Il faut les y solliciter en saupoudrant le corps du petit avec de la farine ; et si néanmoins elles s'en abstiennent encore, on doit les suppléer en essuyant ce petit avec une étoffe de laine et en le frictionnant ; après quoi on le conduit aux mamelles pour lui faire téter le premier lait.

Ce premier lait, qu'un préjugé fâcheux fait considérer comme nuisible par un grand nombre d'éleveurs peu éclairés, à cause de son apparence séreuse, a, au contraire, des propriétés salutaires pour le petit. Il est purgatif et il débarrasse l'intestin de celui-ci des matières qui s'y sont accumulées durant sa vie intra-utérine. Le séjour de ces matières au delà du premier jour de la vie extérieure du nouveau-né détermine souvent des accidents mortels. On est obligé d'avoir recours, pour les éviter, à un traitement que l'ordre naturel des choses eût rendu inutile s'il avait été respecté, au lieu de traire, comme on le fait si fréquemment, la poulinière dès qu'elle est délivrée, et de lui administrer à elle-même son propre lait, que l'on croit à tort nuisible au poulain.

Les soins dont la mère doit être l'objet après la parturition se bornent à peu de chose. Il suffit de la tenir tranquille et de lui épargner les refroidissements, en lui mettant une bonne couverture, et en lui administrant des boissons tièdes. Il n'y a aucun inconvénient à la nourrir suivant l'appétit qu'elle manifeste, pourvu qu'elle ne reçoive que des aliments faciles à digérer. La parturition est, du reste, quelque chose de si simple et de si vite fait, pour la plupart des juments, qu'elle nécessite tout au plus pour elles une journée de séjour à l'écurie, avec les précautions que nous venons d'indiquer.

Allaitement. — Le problème hygiénique de l'allaitement consiste à assurer au nourrisson une alimentation aussi riche que possible, qui puisse lui procurer un développement rapide et une bonne santé, tout en n'épuisant que le moins possible la mère.

Étant admis que celle-ci est douée d'une aptitude convenable et que ses mamelles fonctionnent bien, ce problème n'est pas difficile à résoudre ; mais on doit reconnaître cependant qu'il est bien rarement résolu, dans la pratique, d'une manière convenable. C'est un des nombreux points par lesquels l'économie de l'élevage laisse tant à désirer, faute d'une instruction professionnelle suffisante, et par le fait d'un trop grand empire de la routine empirique.

La chose essentielle est d'assurer à la nourrice une alimentation abondante, substantielle, qui ne soit ni exclusivement verte ni entièrement sèche. La nourriture exclusivement verte rend le lait trop aqueux. Lorsqu'elle doit suffire toute seule aux besoins de la nutrition, il en faut prendre une quantité telle que les organes digestifs en soient surchargés. Des aliments secs seulement ont l'inconvénient de faire sécréter un lait trop concentré, d'une digestion difficile pour le petit, et qui, en définitive, ne le nourrit pas bien et lui donne la diarrhée.

Le vrai régime alimentaire hygiénique des nourrices est donc composé, en proportions convenables, de fourrages secs et de fourrages verts, de foin et d'avoine à l'écurie, d'herbes au pâturage. Cela est surtout impérieusement nécessaire pour les nourrices qui fournissent le petit travail auquel nous croyons que toutes doivent être soumises, dans les conditions déjà dites à propos de l'état de gestation. Les chevaux sont des animaux de travail, des moteurs. L'oisiveté est pour eux, dans tous les cas, la pire des conditions, à tous les points de vue.

Nous n'avons point à insister sur ce qui concerne l'alimentation des nourrices. En se reportant au chapitre spécial consacré à l'hygiène de la digestion, on trouvera sur ce sujet toutes les indications nécessaires. Il suffira d'avoir signalé la nécessité de faire entrer les aliments verts dans la composition de la ration pour ce cas spécial. Il nous reste à dire comment le régime de l'allaitement doit être réglé.

En général, on laisse les petits cohabiter avec leur nourrice, et ils peuvent ainsi téter suivant leur caprice, en pleine liberté. Ce n'est pas là une bonne pratique. La mère est, de cette façon, sans cesse tourmentée, épuisée, et le petit ne s'en trouve pas mieux non plus. Du reste, le régime de léger travail auquel nous venons de voir qu'elle doit être soumise impose l'obligation de procéder autrement.

Il importe de faire prendre au poulain l'habitude de téter à des heures fixes, et, par conséquent, de le séparer de sa mère aussitôt après qu'il a vidé son intestin, c'est-à-dire dès le second jour après sa naissance. La séparation ne doit pas être complète,

car elle inquiéterait inutilement la mère et serait même cruelle.
Il suffit d'enfermer le petit à côté d'elle, dans un compartiment
où elle puisse le voir et le flairer, sans qu'il ait lui-même la
possibilité d'aller saisir le mamelon. Aux heures convenables,
réglées d'après l'aptitude laitière de la mère, en moyenne cinq
ou six fois par jour, on les réunit.

A mesure que le poulain grandit et que le lait diminue, en même
temps que ses besoins propres deviennent plus forts, on peut
mieux ainsi l'habituer à prendre des suppléments de nourriture,
soit sous forme de boissons préparées par infusion avec du foin
(thé de foin), soit avec des farines délayées. Plus tard, on y joint
de l'herbe tendre, en proportion de plus en plus forte, en diminuant les repas pris aux mamelles. C'est ainsi que dans l'état
naturel de liberté des pâturages, les poulains se sèvrent tout seuls.

Sevrage. — Ceci est, dans les conditions de l'élevage domestique, une opération très-importante, qui ne s'accomplit que
bien rarement de façon à ce que le poulain n'en ait point à
souffrir. Le sevrage s'effectuant, sans préparation suffisante, à
une époque avancée de la saison, la transition brusque du régime lacté à celui des aliments solides, cause une perturbation
dans la fonction digestive qui arrête le développement, et rend
le premier hiver des poulains rude à passer. Ils ne s'en remet-
tent qu'à la venue des nouvelles herbes.

Les précautions indiquées pour un allaitement méthodique,
conduit selon les règles d'une bonne hygiène, en outre de leur
influence sur la conservation de la santé de la mère nourrice,
qui est en même temps, presque toujours, poulinière en état
de gestation, ces précautions indiquées plus haut ont l'avantage de rendre pour ainsi dire insensible la transition entre les
deux régimes auxquels le poulain doit être soumis successivement. Il s'est déshabitué de téter d'une manière progressive ; il
a pris goût aux aliments solides, et quand on vient à lui supprimer tout à fait le lait, dont la qualité n'a d'ailleurs plus guère
d'attrait pour lui, à mesure que l'état de gestation de sa mère
avance, vers le huitième mois de sa vie, il y renonce sans regret.

LIVRE II

ESPÈCES BOVINES

CHAPITRE PREMIER

RESPIRATION

Air atmosphérique. — Les fonctions économiques diverses auxquelles les animaux d'espèce bovine ont à satisfaire, introduisent dans l'étude hygiénique de leur fonction respiratoire des points de vue relatifs dont il n'est pas possible de méconnaître l'importance. Les bêtes bovines fournissent à l'économie rurale du travail, c'est-à-dire de la force mécanique, comme les chevaux, puis du lait et de la viande. Suivant que l'une ou l'autre de ces fonctions économiques se spécialise dans leur exploitation, ou seulement prédomine, l'activité des combustions respiratoires doit varier, pour atteindre le but plus sûrement; et cette activité dépend, en grande partie, des qualités de l'atmosphère dans laquelle les animaux respirent.

Il ne s'agit donc pas ici d'étudier l'air atmosphérique en vue exclusivement de la conservation de la santé absolue, de la plénitude de la vie et de son fonctionnement vigoureux. Dans certaines conditions, l'existence des animaux d'espèce bovine n'a, de propos délibéré, qu'une durée très-limitée, pendant laquelle il y a lieu d'en obtenir la plus forte somme possible de produit. L'unique préoccupation de l'hygiéniste se borne à leur conserver la santé relative qui leur permet seulement d'atteindre le but au mieux des intérêts de celui qui les exploite. Le point de vue zootechnique domine par conséquent, en ce qui les concerne, le point de vue hygiénique proprement dit; et c'est pourquoi il est impossible de généraliser les questions d'hygiène pour les espèces animales, sans rester dans un vague qui rende les indications peu utiles pour la pratique.

Pour l'animal qui doit produire de la force, les combustions respiratoires ne sauraient être trop actives et trop complètes, dans la limite, bien entendu, de ce qui est compatible avec la santé. Celui-là doit vivre dans une atmosphère capable d'entretenir la vie dans toute l'étendue de son fonctionnement régulier. Pour celui dont la fonction unique ou principale est au contraire d'accumuler de la graisse ou de sécréter du lait, en partie composé de matières grasses ou sucrées combustibles, il importe de réduire les combustions respiratoires, accomplies aux dépens de ces matières et par leur réduction en eau et acide carbonique résultant de la combinaison de leur hydrogène et de leur carbone avec l'oxygène de l'air, à ce qui est strictement nécessaire pour produire la quantité de chaleur indispensable au maintien de la vie.

C'est donc, en ces derniers cas, la déperdition de chaleur qui est la chose principale à considérer par l'hygiéniste. Les propriétés physiques de l'air atmosphérique ont plus à le préoccuper que ses propriétés chimiques, la température et la pression, indices de sa densité et de son activité respiratoire ou comburante, plus que la composition de l'atmosphère ambiante des animaux.

Température, pression, lumière. — Des aperçus qui viennent d'être donnés, il résulte des distinctions assez nettes entre les divers cas de la fonction respiratoire, chez les animaux d'espèce bovine; mais, en entrant dans l'examen des conditions du fonctionnement des propriétés physiques de l'air atmosphérique par rapport à leur action sur ces animaux, il convient de préciser davantage.

Ces conditions sont tirées de deux ordres de circonstances. Les unes, concernant l'atmosphère elle-même, varient suivant qu'il s'agit de l'air libre ou de l'air confiné plus ou moins dans une habitation ou étable ; les autres, dépendant de l'animal, tiennent à sa fonction économique et au genre de vie qu'elle lui impose.

Les premières, sans être absolument soustraites à notre pouvoir, ne s'y prêtent cependant que dans une mesure assez restreinte ; nous pouvons au contraire disposer les secondes au mieux de nos intérêts ; en sorte qu'il nous faut surtout étudier celles-là pour y conformer nos entreprises, ainsi que cela nous est imposé toutes les fois que sont en jeu les lois naturelles contre lesquelles il serait insensé de lutter ; tandis qu'il nous appartient de commander aux autres, selon notre choix.

S'il s'agit, en effet, d'animaux devant vivre à l'air libre, dans les pâturages, comme c'est le cas le plus général et le meilleur pour les opérations d'élevage, les conditions de latitude et d'altitude, de température et de pression normales, par conséquent, sont à considérer avant tout pour le choix des sujets à élever. Ici l'hygiène domine la zootechnie ; l'étude du climat est la première des nécessités, l'hygiène privée se complique d'une question d'acclimatement, plus ou moins soluble, dont la zootechnie empirique ne s'est jamais assez préoccupée, préparant ainsi de nombreux mécomptes à ceux qui suivirent avec trop de confiance ses indications absolues.

Le meilleur exemple qu'on en puisse citer, entre beaucoup d'autres, est celui du résultat qu'eut la tentative de multiplication des sujets de la race de Devon sur les montagnes du Cantal, à l'établissement modèle fondé par l'État à Saint-Angeau. D'un nombreux troupeau de bêtes introduites, il ne resta, après quelques années, que deux ou trois vaches métisses. La phthisie avait enlevé successivement tous les individus purs, succombant à l'action de l'air vif et froid de ces montagnes, à laquelle les animaux du pays résistent parfaitement.

C'est là un phénomène extrême, dont les effets se traduisent, à de moindres degrés et dans divers sens, par ce que l'on appelle la dégénérescence des races. Celles-ci ne luttent jamais contre l'influence d'un climat nouveau pour elles, sans y laisser au moins une partie de leurs attributs. C'est une loi de l'hygiène. Il est donc obligatoire de tenir compte avant tout de cette considération, quand on veut entreprendre l'importation d'animaux d'élevage.

L'influence du climat peut être corrigée par l'interventio[n]
circonstances agricoles ou hygiéniques du milieu, mais n[e]
mais annihilée complétement; et si ce n'était sortir de [notre]
cadre, nous ajouterions que c'est se préparer des diffic[ultés]
souvent insurmontables, envue d'un bénéfice le plus or[dinai]
rement très-problématique, de tenter semblable entreprise[.]
meilleures opérations zootechniques sont toujours celles [dans]
lesquelles on a le climat pour soi, dans lesquelles, en d'a[utres]
termes, les sujets à exploiter n'ont pas dû changer de clim[at, ou]
viennent d'un climat aussi analogue que possible à ce[lui de]
leur lieu d'établissement. En tout cas, le phénomène n'a [plus]
point de correctif, dès que les animaux doivent vivre da[ns les]
conditions naturelles de leur respiration et de leur aliment[ation,]
c'est-à-dire consommer à l'air libre les herbes des pâtur[ages,]
dussent-ils avoir des abris durant la saison rigoureuse. Le [bœuf]
est un animal des terres basses et tempérées, plutôt hu[mides]
que sèches; moins difficile que beaucoup d'autres sur la [salu-]
brité de l'atmosphère qu'il habite et sur sa richesse en a[ir pur]
et dense, parce qu'il a des allures calmes et lentes, il r[ésiste]
beaucoup moins aux températures excessives, froides ou cha[udes,]
surtout froides.

Dans ce fait il est possible de trouver, sans aucun dou[te, la]
raison peut-être inconsciente des dispositions tradition[nelles]
adoptées pour les étables des pays de montagnes, où so[nt en-]
tassées, dans les vallées, durant la longue saison d'hive[r, les]
bêtes qui vivent en plein air, pendant l'été, sur la mont[agne.]
A voir ces étables, où les animaux, serrés les uns cont[re les]
autres et touchant presque de leur dos le plancher, [ont à]
peine de l'air à respirer, l'hygiéniste serait tenté de crie[r à la]
barbarie; mais quand il songe qu'en ces lieux la neige cou[vre le]
sol durant six mois au moins et que le thermomètre s'y [main-]
tient alors constamment à plusieurs degrés au-dessous de [zéro,]
il comprend à quel point il importe de réduire à leur [plus]
simple expression les déperditions de la chaleur anima[le, et]
combien le renouvellement d'un air si dense et si riche en [oxy-]
gène est moins urgent que dans un climat tempéré.

Ce n'est pas à dire pour cela que les étables auxquelles [nous]
faisons allusion réalisent l'idéal des dispositions à pré[coniser]

Elles pourraient être rendues plus salubres sans devenir plus froides, en ménageant un peu plus d'espace au-dessus des animaux; mais il n'est point douteux que dans de telles conditions de climat, les règles hygiéniques communes de la respiration ne sauraient s'appliquer rigoureusement, et que le sens pratique instinctif des populations a obéi, en les disposant ainsi, à la plus impérieuse des nécessités, commandée par l'abaissement excessif de la température, dépendant à la fois de la latitude et de l'altitude élevée où elles sont situées.

La meilleure preuve qu'il en est bien ainsi, c'est qu'on n'observe point, dans ces conditions, une santé générale moins bonne et une mortalité plus considérable des bêtes que partout ailleurs. Celles-ci se font au contraire remarquer par leur vigueur incomparable et par leur rusticité. Il n'y a pas de théorie générale qui puisse tenir contre la constatation d'un tel fait, que nul n'est en mesure de dénier. Le bétail de l'Auvergne et de la Suisse, notamment, nous en fournit la démonstration incontestable.

Mais dans les pays de plaines, où le climat est moins rigoureux, les températures extrêmes y restant circonscrites entre des limites beaucoup moins éloignées, la chaleur produite par les combustions respiratoires suffit pour résister au refroidissement de l'atmosphère, même quand les animaux vivent à l'air libre. Les étables, en conséquence, doivent être disposées de façon à leur assurer la plus forte somme possible de l'air pur qui est nécessaire au maintien de leur santé, et aménagées de telle sorte que l'air vicié par la respiration y puisse être constamment renouvelé au moyen d'une active ventilation.

S'il s'agit d'animaux de travail ou d'élevage, il n'y a sous ce rapport aucune différence entre les bœufs et les chevaux. Les cent mètres cubes et plus d'air nouveau, par heure et par tête, que la ventilation doit introduire sans déterminer de courants incommodants, sont également salutaires dans les deux cas pour assurer une santé vigoureuse et de longue durée. Toutefois, c'est ici qu'intervient la considération des fonctions économiques, dont nous avons déjà parlé, pour faire valoir ses correctifs.

Avec les animaux d'espèce bovine, il s'agit moins parfois de la longue durée de la fonction que de son intensité. Ces animaux ne sont qu'accessoirement travailleurs, dans une exploitation bien conduite, et le progrès consiste, en ce qui les concerne, à réduire le plus possible la durée de leur existence, afin d'en obtenir la viande qui est leur produit principal. Le problème de leur zootechnie complique donc celui de leur hygiène, au lieu de se confondre avec lui, comme pour les chevaux. Il n'est pas possible de traiter des bœufs d'engrais, ne fussent-ils pas encore à l'engraissement, ou des vaches laitières, comme on traiterait des taurillons ou des génisses. Les produits que les premiers doivent accumuler ou sécréter, la graisse et le lait, qui sont des matières éminemment combustibles, des carbures d'hydrogène, ne se forment qu'en moindre quantité, en présence d'une respiration active.

Encore ici, l'observation empirique, devançant la science, a fait adopter des pratiques qu'il s'agit seulement de régulariser, en précisant mieux leur action. Les nourrisseurs de vaches laitières et les engraisseurs ont depuis bien longtemps remarqué qu'ils atteignaient plus vite leur but en enfermant leurs animaux dans des étables obscures, restreintes et chaudes. D'un autre côté, l'on a observé que la quantité de lait fournie par les vaches diminuait à mesure que la température de l'étable s'abaissait au delà d'un certain degré; ce qui s'explique aisément.

Sans entrer dans des considérations théoriques, bien faciles pourtant à faire comprendre, il suffira d'énoncer comme une vérité démontrée que la température chaude et humide est favorable à l'abondance de la sécrétion laiteuse, et pour le même motif à l'accumulation de la graisse, deux fonctions de même ordre qui s'équivalent. Elever la température de l'étable est le résultat que les nourrisseurs de vaches et les engraisseurs ont voulu obtenir; mais ils y sont arrivés par le moins hygiénique des procédés. Il s'agit d'atteindre le but sans vicier la composition de l'atmosphère de l'étable, d'entourer les animaux d'air chaud, mais pur; car il est certain que cet air ne favorise la fonction qu'en raison de sa température, en épargnant la déperdition des matières combustibles qui entrent dans la composition du lait et de la graisse.

Dans certaines laiteries de l'Angleterre et de l'Écosse, où les vaches habitent de vastes locaux bien aérés, le résultat est réalisé par un artifice qu'il est permis de trouver ingénieux. Les bêtes sont nourries avec des résidus liquides et chauds, qui leur sont distribués fréquemment durant la journée. Ces résidus, en se refroidissant, chargent l'atmosphère de l'étable de vapeurs chaudes qui l'entretiennent à une douce température, malgré le renouvellement de l'air. Là, les nécessités de l'hygiène et celles de la zootechnie se trouvent conciliées, et l'on ne voit pas la phthisie faire des ravages comme dans les étables calfeutrées des nourrisseurs de nos grandes villes.

Quant à l'influence de la lumière, il est de même incontestable que les bêtes bovines engraissent mieux et plus promptement lorsqu'elle leur est parcimonieusement ménagée. La raison en est qu'une parfaite quiétude, une tranquillité absolue, favorise l'accumulation de la graisse, ainsi que tout ce qui restreint l'exercice des facultés de relation. L'animal qui voit peu ne se trouble de rien, lorsque rien de nouveau ne se présente à lui.

Il ne faut donc retenir des résultats incontestables de l'observation empirique plus haut invoquée, que les effets de la température élevée et de l'absence de lumière, en tâchant de réaliser les mêmes conditions, tout en éliminant les circonstances fâcheuses pour la santé qui les accompagnent, et dont nous allons maintenant parler.

Composition de l'atmosphère. — Pour des motifs que la physiologie n'est pas encore en mesure d'expliquer bien clairement, les bêtes bovines ont des besoins respiratoires beaucoup moins étendus que ceux des chevaux. Elles vivent dans une atmosphère moins pure, sans en ressentir au même degré des effets pernicieux. Peut-être, et probablement même, est-ce parce qu'elles ont une vie moins active. Le bœuf est un animal calme et lent, pour lequel la digestion est la chose principale et qui semble fait pour être mangé. Comme au demeurant il en est ainsi en fait, son existence à l'état domestique ne se prolonge pas assez pour que nous puissions observer chez lui les effets des influences qui n'agissent qu'à la longue.

Toujours est-il que pour un égal volume du corps, la fonction pulmonaire de l'animal d'espèce bovine est beaucoup moins active que celle du cheval, même au repos, et que durant le même temps il respire une moindre quantité d'air. L'activité respiratoire de sa peau est aussi moins grande. Les 30 mètres cubes d'air que le cheval rend irrespirables par heure, dans l'atmosphère confinée des habitations, en y mêlant les produits de ses expirations, et qui doivent être renouvelés, sous peine d'altérer sa santé, ne sont pas, à beaucoup près, aussi nécessaires au bœuf.

Il n'a pas été fait à cet égard d'expériences précises, comme pour le cheval; mais l'observation directe permet de l'affirmer sans crainte de se tromper. Il est certain que les bêtes bovines supportent sans dommage apparent des conditions d'habitation dans lesquelles les chevaux périraient infailliblement par insuffisance des combustions respiratoires, surtout par le trouble que ces conditions mettraient dans l'exécution de la fonction de leur peau. Il faut, pour qu'elles en éprouvent des effets fâcheux, que la quantité d'air respirable soit réduite à de très-minimes proportions, et dans un concours de circonstances toutes particulières, comme c'est le cas des vaches laitières des nourrisseurs des grandes villes, dont il a été question plus haut. Ce que nous avons dit du régime stabulaire des pays de montagnes, durant l'hiver, en est la preuve.

Là, ce n'est pas seulement la viciation de l'atmosphère de l'étable par les produits de la respiration, qui pourrait agir. Durant toute la saison, les déjections solides et liquides s'accumulent sur le sol et s'y infiltrent. Les exhalaisons ammoniacales sont telles que l'homme peut à peine les supporter durant de courts instants. La proportion des miasmes dépasse toute idée qu'on pourrait s'en faire, quand on n'a pas vu les choses de près. Pourtant la mortalité du bétail ainsi traité, considérée seulement, bien entendu, sur celui qui est acclimaté, ne dépasse point celle des étables les mieux entretenues partout ailleurs, si même elle l'atteint; car les bêtes de ces pays sont réputées à juste titre par la solidité de leur constitution.

Il y a dans l'observation de ces faits, on en conviendra, de quoi modérer beaucoup les conclusions absolues que les hygiénistes ont coutume de formuler sur la question qui nous occupe, lorsqu'ils se tiennent dans les généralités; et cela nous

montre combien il importe de distinguer entre les aptitudes si
diverses que nous présentent les espèces animales. Il est certain
que les bêtes bovines sont beaucoup moins impressionnables
que toutes les autres, parmi celles que nous exploitons, aux
causes d'insalubrité de l'atmosphère dans laquelle elles respirent. Elles y opposent une résistance en quelque sorte spécifique, due évidemment à la moindre activité de leur respiration et aussi de leur circulation sanguine.

Quoi qu'il en soit de l'explication, le fait est constant et ne
doit pas être perdu de vue, ne fût-ce que pour ne point risquer
de s'égarer dans les recherches étiologiques, ainsi que cela est
arrivé lorsqu'on a voulu, par exemple, trouver la cause du développement spontané de la péripneumonie contagieuse dans
l'influence de l'air confiné des étables où vivaient les animaux
qui l'avaient contractée.

Tout porte à penser que la péripneumonie ne se développe
point spontanément dans les étables de notre pays et qu'elle y
est toujours importée par la contagion ; en tout cas, chaque fois
qu'elle a été, à ce point de vue, l'objet de recherches bien conduites, on n'a jamais manqué de lui trouver cette origine. Ceci
soit dit seulement pour montrer que la composition de l'atmosphère des étables, en dehors de ce qui concerne les matières
virulentes proprement dites, n'a qu'une influence très-minime
sur la santé des bêtes bovines. Le développement presque infaillible de la phthisie ou pommelière, sur les vaches laitières
exploitées par les nourrisseurs de nos grandes villes, est dû surtout à l'exagération de leur fonction spéciale, plutôt qu'à la
seule influence des conditions dans lesquelles elles respirent.

On est allé même jusqu'à se demander si la proportion considérable d'acide carbonique contenue dans l'atmosphère où
elles vivent n'aurait pas pour effet de favoriser leur sécrétion
laiteuse, en les maintenant, par l'action asphyxiante de cet
acide, dans un état presque constant d'engourdissement. Une
telle explication a été proposée par des hommes d'ailleurs distingués, mais étrangers aux études physiologiques. Elle est
parfaitement inadmissible en théorie et démontrée fausse par
l'expérience. S'il est vrai que les bêtes bovines peuvent subsister,
ainsi que nous l'avons déjà dit, dans une atmosphère que sa

teneur en acide carbonique rendrait à peu près irrespirable pour d'autres animaux plus exigeants sous ce rapport, il n'est pas moins constaté que leur faculté laitière atteint de même son plus haut degré dans un air pur, pourvu qu'il soit à la même température. On cite à cet égard particulièrement une vaste laiterie de Glascow, chauffée par la vapeur des résidus que les vaches y consomment, et dont les résultats sont on ne peut plus concluants.

Mais si la composition de l'atmosphère des étables n'a pas, sur la santé des bêtes qui les habitent, une influence bien appréciable, en raison de la résistance particulière et spécifique de ces bêtes, il n'en est pas de même pour la qualité des produits qu'elles donnent ; et à ce point de vue la question prend un tout autre caractère et une tout autre importance, qui la rendent digne de notre plus sérieuse attention ; car encore une fois il convient de remarquer que l'hygiène des espèces qui nous occupent a plus, dans la nature des choses, pour objet d'assurer leur meilleur fonctionnement comme agents producteurs, que de conserver leur santé et de les faire vivre longtemps.

En considérant les animaux travailleurs et les reproducteurs dans leur fonction passagère et transitoire, les bœufs et les taureaux ; en considérant aussi les jeunes élèves, dans les deux premières années de leur vie, on arrive à cette conclusion que l'air le plus pur ne peut que leur être salutaire. Ayant à fournir de la force ou à s'accroître, il n'y a que des avantages à ce qu'ils puissent user de toute leur aptitude respiratoire. Le mieux est, à cet effet, pour les jeunes, de vivre le plus possible au dehors ; pour les autres, d'habiter des étables bien aérées, spacieuses et propres. De ce que ces conditions ne sont pas aussi impérieusement nécessaires pour eux que pour les chevaux, ce n'est pas une raison pour qu'elles ne leur soient point favorables. Dans la construction de ces étables, les architectes et les ingénieurs agricoles doivent donc s'inspirer des considérations que nous faisons valoir ici, et tout en évitant les courants trop rapides qui refroidiraient outre mesure l'atmosphère de l'habitation des bêtes bovines, assurer à chacune un espace cubique et une ventilation suffisants pour que les produits de la respiration ne séjournent point dans cette atmosphère. Les nécessités du service de l'étable en font d'ailleurs, à un autre point de vue, une obligation.

Pour les animaux d'engrais, la même précaution est commandé à d'autres égards ; mais ici la question se complique de l'influence de la température et de celle de la lumière, sur lesquelles nous avons appelé l'attention plus haut. Il y a nécessité de concilier une douce chaleur et une clarté peu vive avec la pureté de l'air qui a le mérite de stimuler l'appétit. La préoccupation de l'engraisseur habile est d'arriver le plus rapidement possible au résultat qu'il a en vue. Toutes choses d'ailleurs égales, l'animal le plus tôt gras est celui qui mange le plus ; et l'on n'a pas besoin d'insister pour faire admettre qu'on mange mieux dans une atmosphère pure que dans une atmosphère viciée par les produits de la respiration.

Une étable d'engraissement doit donc être peu éclairée, mais suffisamment spacieuse pour que les animaux y puissent respirer de l'air pur sans qu'il soit nécessaire d'y entretenir une ventilation trop active. Une fois ou deux par jour, au moment où la température extérieure a atteint son plus haut degré, l'atmosphère sera renouvelée par des ouvertures bien disposées à cet effet. L'engraisseur attentif et éclairé aurait soin de veiller à ce que cette atmosphère, tout en restant salubre, ne descendît pas au-dessous de 18 à 20 degrés centigrades et ne montât guère au-dessus. Ce soin qu'il prendrait, en consultant les thermomètres placés dans l'étable, se traduirait certainement par une économie dans le prix de revient de la viande produite. L'engraissement plus prompt réduirait la quantité des rations improductives d'entretien, et les déperditions moins fortes de la chaleur animale auraient moins à emprunter, pour se réparer, aux rations de production elles-mêmes, qui tourneraient davantage au bénéfice de l'accumulation de la graisse.

Quant aux vaches laitières, sur la fonction desquelles les mêmes influences se font sentir d'une façon également remarquable, sous le rapport de la quantité du lait qu'elles produisent, c'est sur la qualité de ce lait que la pureté de l'air qu'elles respirent agit surtout. Nous y insisterons davantage tout à l'heure, en nous occupant de la salubrité proprement dite des étables ; car c'est à leur sujet que la question a principalement de l'intérêt, en ce qui concerne les bêtes bovines ; mais nul n'ignore que par la finesse de son goût et par la richesse de sa composition, le lait des vaches qui vivent dehors est toujours supérieur à celui des vaches séquestrées dans un espace étroit, où l'air est confiné outre mesure.

Séreux à l'excès et dépourvu d'arôme, celui-ci est généralement médiocre, sinon mauvais, et d'autant plus que la stabulation est poussée plus loin, qu'elle comporte une atmosphère plus viciée et une moindre exposition à la lumière. Il n'en est pas ici comme pour la viande : la quantité ne compense point l'infériorité de la qualité. Les vacheries de laitières ne sauraient donc être trop vastes et trop bien éclairées ; la salubrité de leur atmosphère est la première des conditions à remplir ; on les maintient ensuite à une douce température, si l'on peut.

Salubrité des étables.—— Comme pour les écuries, mais certainement encore plus, le problème hygiénique de la salubrité des étables se complique de considérations d'économie rurale qu'il n'est pas possible de négliger. Les bêtes bovines ne doivent être et ne sont plus en réalité entretenues que dans les exploitations agricoles, où elles ont pour principale fonction de fournir des engrais. Toute leur zootechnie aboutit à les mettre en état de donner ceux-ci au plus bas prix de revient possible, et même comme surcroît de bénéfice, dans le solde de leur compte. En aucun cas, par conséquent, leurs déjections ne peuvent être négligées et éliminées de l'étable au fur et à mesure qu'elles sont expulsées Il n'y a ni bœufs ni vaches de luxe ou d'agrément, comme il y a des chevaux qualifiés ainsi, dont les services ne se chiffrent en argent que pour les payer. Pour être utiles, il faut que les bêtes bovines fassent du fumier et en fassent le plus possible.

Posée en ces termes, la question de la salubrité des étables devient donc avant tout celle du bon aménagement des déjections, de telle sorte que les liquides, ou les urines, soient recueillies ou absorbées, les solides conservées ; de telle sorte que ni les unes ni les autres, en s'altérant ou se décomposant au contact de l'air, ne laissent échapper dans l'atmosphère de l'étable les matières ammoniacales gazeuses résultant de leur décomposition.

Ainsi que nous l'avons vu déjà, l'hygiène est ici moins intéressée que l'économie rurale, et il s'agit plus de prévenir la déperdition de ces matières utiles, comme fertilisantes, que d'éviter leur introduction dans les poumons par la respiration. On pourrait certes leur attribuer, en thèse générale, une influence malfaisante; mais les faits sont trop nombreux, qui prouvent que les bêtes bovines y sont au moins très-peu sensibles, sinon pas du tout, pour qu'il soit permis d'accorder aux émanations ammoniacales des étables aucune importance dans l'hygiène de ces bêtes. Nous constatons chaque jour, dans les campagnes, qu'elles conservent parfaitement leur santé dans une atmosphère où l'on peut à peine séjourner sans en être soi-même incommodé, tant cette atmosphère est surchargée de gaz ammoniacaux.

Mais s'il n'y a pas là de cause réelle d'insalubrité pour les habitants de l'étable, ou de cause pathologique, il n'en est plus de même pour ce qui concerne le bon exercice de leur fonction économique. Les animaux travailleurs, qui n'ont besoin que d'être bien portants pour l'accomplir, n'en sont pas troublés. Pour les bêtes à l'engrais et pour les vaches laitières, c'est différent. L'expérience des meilleurs engraisseurs a démontré que la salubrité aussi complète que possible de l'air dans lequel vivent les animaux est une condition très-utile pour stimuler leur appétit et pour les faire profiter de la nourriture qu'ils consomment. Il importe au plus haut point qu'ils ne se dégoûtent pas de leurs aliments; aussi est-il recommandé de tenir les étables d'engraissement dans le plus grand état de propreté, afin d'éviter les émanations qui pourraient en altérer l'atmosphère.

Quant aux vaches laitières, c'est en vue de la qualité du lait qu'elles fournissent, que la salubrité de l'étable a de l'importance. Si peu que ce lait y séjourne durant la traite, il s'imprègne nécessairement des matières étrangères répandues dans l'atmosphère et dont plusieurs sont pour lui des ferments d'altération. Le moins qui lui en puisse arriver, lorsqu'il a si peu que ce soit séjourné dans une atmosphère viciée, c'est d'y perdre une partie de son arôme et d'y contracter un goût plus ou moins désagréable, sensible surtout dans le beurre qui en est extrait.

Dans la pratique traditionnelle des localités où se produisent les beurres les plus fins et les plus renommés, en Normandie, par exemple, on met au rang des précautions les plus impérieusement nécessaires celle sur laquelle nous appelons l'attention en ce moment. De même en est-il pour la fabrication des fromages, en Hollande. Là, dans ses plus petits détails, la propreté des étables devient exquise. Ceux qui, n'ayant point voyagé dans les pays du Nord, ont cependant pu examiner, à l'Exposition universelle de Paris, en 1867, le spécimen de ferme hollandaise construit dans le Champ-de-Mars, n'ont certainement pas manqué de remarquer à quel point l'étable de cette ferme, disposée sans luxe cependant, réunissait des conditions capables d'assurer la plus complète salubrité.

Aussi faut-il constater qu'indépendamment de leurs autres qualités, comparativement aux nôtres de même nature à peu près, les fromages de Hollande ont l'avantage de pouvoir se conserver longtemps sans altération, de subir sans dommage de longues traversées, que ne peuvent supporter, par exemple, nos fromages du Cantal. Il n'est pas douteux que la principale raison de la différence est dans les précautions prises, d'une part, pour écarter, à tous les instants de l'opération, les causes d'insalubrité, et complétement négligées de l'autre.

Ces considérations et bien d'autres, sur lesquelles nous reviendrons à l'occasion de l'alimentation, ont fait adopter, pour la construction des étables, chez tous les agriculteurs éclairés et amis du progrès, surtout pour les vacheries, le modèle usité dans les pays du nord de l'Europe, particulièrement en Hollande et en Belgique, et que nous n'avons pas à décrire autrement ici, renvoyant, pour ce qui le concerne, aux traités spéciaux sur les constructions rurales (1).

Toutefois, nous appellerons spécialement l'attention, à notre point de vue présent, sur la nécessité de disposer le sol de l'étable de façon à faciliter l'écoulement des urines qui ne seraient pas absorbées par les litières. En raison de l'alimentation qui leur convient le mieux, les bêtes bovines font beaucoup de déjections liquides. Ces déjections, comme nous le savons, contiennent

(1) Voy. notamment, GRANDVOINET, *les Étables*. Librairie agricole.

en forte proportion des matières azotées, précieuses à titre de principes fertilisants du sol, mais qui s'altèrent facilement à l'air. Il importe donc de ne les point laisser séjourner en nappe sur le sol de l'étable, derrière les animaux. Une rigole, disposée à cet effet, doit les recevoir et les conduire, par une pente douce, dans la fosse à purin dont toute ferme bien dirigée est pourvue.

Pour le bien-être des bêtes bovines à l'étable, les litières sont moins nécessaires que pour les chevaux ; elles souffrent moins qu'eux de se coucher directement sur le sol, à cause de leur mode de décubitus dit sternal. Encore à cet égard, la pratique à suivre est commandée plutôt par l'économie rurale que par l'hygiène. Cela dépend de la forme des engrais nécessaires pour l'exploitation, forme qui dépend elle-même du système de culture adopté.

Dans la culture herbagère, où les engrais liquides sont préférables et où les litières manquent d'ailleurs, les déjections solides peuvent être enlevées chaque jour par des lavages et entraînées avec les urines dans la fosse à purin, d'où elles sont répandues en temps utile sur les prairies. Avec un sol bien pavé, ou mieux bitumé, les bêtes se passent ainsi facilement de litières. On en peut voir un très-bon exemple dans la belle vacherie de M. Albert Tachard, à Niedermorschwiller, dans le Haut-Rhin. Nous en avons vu aussi une autre moins élégante, mais peut-être plus pratique, à Montlevade, près de Guéret, chez M. Martin de Lignac.

Lorsqu'il y a lieu, au contraire, de confectionner des fumiers pour la culture arable, il convient de faire absorber le plus possible sur place les déjections liquides, au moyen de litières qui se mélangent avec les déjections solides. Pour cela, les pailles et les autres matières végétales sont nécessaires en abondance et doivent être renouvelées sous les bêtes, en raison même de l'alimentation qu'elles reçoivent, de façon à ce qu'elles soient toujours à sec. Nous avons pu constater en divers lieux voisins des forêts, où l'exploitation des bois est faite sur une grande échelle, que la sciure est un excellent absorbant et rend comme litière de très-bons services, d'une manière très-économique.

Le temps que le fumier peut séjourner sans inconvénient sous les animaux d'espèce bovine n'est déterminé que par les considérations dont il a été parlé plus haut, eu égard aux émanations qu'il produit. Tant que l'odeur ammoniacale ne se fait pas sentir, il est permis d'agir seulement en vue des nécessités du service et de l'économie du temps. L'intérêt de la production animale est en dehors. Dès que les litières ne se montrent plus suffisantes pour retenir les émanations gazeuses en les condensant, il y a urgence de nettoyer l'étable à fond, et de ne plus se contenter des balayages et des lavages du couloir qui règne derrière les animaux et qui reçoit les déjections échappées de la litière.

Jusqu'ici nous avons vu que les causes individuelles d'insalubrité, dépendant des excrétions, n'ont en réalité qu'une bien minime importance pour ce qui concerne seulement la conservation de la santé des bêtes bovines. Il nous reste à appeler d'une manière toute particulière l'attention sur un point qui pourrait être justement considéré comme appartenant à ce qu'il serait permis d'appeler leur hygiène publique.

Dans les grandes exploitations agricoles ou industrielles, dans les sucreries et les distilleries de la région du nord de la France, par exemple, où l'on entretient un nombreux bétail, les étables sont disposées et aménagées pour loger à la fois toute la population, ou du moins celle-ci est-elle peu divisée. Il n'est pas rare de rencontrer des bouveries ou des vacheries de soixante, quatre-vingts ou cent têtes. C'est là une faute grave. Aux quelques avantages que présentent, pour le service et pour la surveillance, ces grandes étables, si bien disposées et si salubres qu'elles puissent être d'ailleurs, sous les rapports que nous avons envisagés déjà, vient s'opposer un inconvénient qui, pour n'être pas encore bien déterminé quant à ses conditions étiologiques, n'en est pas moins certain. Nous voulons parler de l'agglomération des êtres vivants, qui est par elle-même une cause morbifique incontestable.

Cela est vrai pour toutes les espèces animales; mais, en ce qui concerne les animaux d'espèce bovine, une autre considération d'une plus grande gravité encore vient s'y joindre. Ces animaux sont partout sujets à plusieurs maladies contagieuses

qui déciment leur espèce, et dont, par la trop grande indiffé-
rence de nos pouvoirs publics, elle n'a pas encore été préservée
comme elle aurait pu l'être, sans aucun doute. La péripneumonie, la maladie aphtheuse ou cocotte, qui sont éminemment
contagieuses, le charbon qui l'est évidemment moins, mais qui
paraît l'être aussi, prélèvent chaque année sur la population
bovine un tribut considérable.

Il va de soi que l'apparition d'une de ces contagions dans une
étable est un fait d'autant plus grave et d'autant plus préjudiciable,
qu'est plus grand le nombre des individus qui l'habitent. Y insister serait superflu. Et nous ne parlons pas du typhus ou Peste
bovine qui, pour l'Europe occidentale, ne peut être qu'un accident, tandis que les autres maladies contagieuses dont il s'agit,
acclimatées pour ainsi dire chez nous, étendent d'autant plus
leurs ravages que les transactions commerciales, en se multipliant, provoquent des déplacements plus fréquents du bétail.

Quand on songe qu'il suffit de l'introduction d'un seul animal
dans une étable pour infecter tous les autres, non-seulement
on ne saurait se montrer trop prudent pour les nouvelles intro-
ductions, mais encore devrait-on bien sentir la nécessité de diminuer ses risques, en réduisant autant que possible la population de cette étable. Nous croyons, pour notre compte, en ne
négligeant aucune des considérations qui peuvent intervenir en
un tel sujet, que le maximum de quarante têtes ne devrait jamais
être dépassé, quand les risques, en raison des circonstances, se
trouvent réduits à leur plus simple expression, et que dans les
cas où ces risques sont au contraire considérables, comme pour
les engraisseurs du Nord, par exemple, il serait sage de descendre toujours bien au-dessous.

Il y a, évidemment, des frais plus considérables à faire pour
loger la population bovine d'une exploitation par groupes séparés, et la chose paraît moins admissible, surtout lorsqu'il s'agit
d'animaux de même âge à peu près et nourris de la même manière ; mais en considérant l'influence incontestable de l'agglomération sur la mortalité par contagion ou autrement, on
arrive à se convaincre que ces frais une fois faits sont en définitive un excellent placement de capitaux.

Désinfection des étables. — Lorsqu'un ou plusieurs animaux atteints de maladie contagieuse, de la péripneumonie principalement, qui doit surtout attirer l'attention par sa fréquence et la subtilité de sa contagion, ont séjourné dans une étable, c'est une précaution indispensable à prendre, de désinfecter cette étable, de manière à faire disparaître son insalubrité. Les limites du foyer d'infection ne sont pas encore scientifiquement déterminées. Il y a lieu de penser, toutefois, qu'il s'étend à l'étable tout entière, et non pas seulement à la place occupée par le malade ou par les malades; et c'est une raison de plus pour restreindre à des proportions moyennes l'étendue de l'étable elle-même, afin d'y pouvoir éteindre plus facilement, le cas échéant, les foyers d'infection.

Ceci n'est plus seulement une question de propreté ou de ventilation. Il y a dans le lieu d'habitation des animaux un agent spécifique qui doit être attaqué, et détruit par une substance capable de neutraliser ses propriétés malfaisantes. Le plus efficace des agents de désinfection connus, dans l'état actuel de la science, est sans contredit l'acide phénique. Aucune matière organique capable de jouer le rôle de ferment ne résiste à son action, même quand il a été étendu d'eau dans une très-forte proportion. A l'état brut, c'est-à-dire mélangé avec les matières goudronneuses qui sont comme lui des résidus de la distillation de la houille, il a l'inconvénient de colorer en noir les objets ou matériaux sur lesquels on l'applique; mais en revanche ces matières goudronneuses ont, de leur côté, la propriété de préserver le bois contre la pourriture, et elles sont fréquemment employées à cet effet. Cependant l'acide phénique épuré, qui en est débarrassé, n'est pas d'un prix assez élevé pour qu'on ne puisse s'en servir, si l'on préfère éviter le petit inconvénient qui vient d'être signalé.

Nous croyons que ce serait dans tous les cas une bonne mesure hygiénique, eu égard aux chances considérables de maladies contagieuses que présentent les bêtes bovines, d'enduire de temps à autre, à titre préventif, les parois intérieures des étables, les mangeoires et les râteliers, avec de l'eau faiblement phéniquée. Mais cela devient une nécessité, dès qu'il existe une cause connue d'infection contagieuse. Alors, comme pour les écuries où des chevaux morveux ont séjourné, après un nettoyage à fond de l'étable évacuée, pratiqué de telle sorte qu'il n'y reste plus aucune souillure apparente, il convient d'en laver soigneusement toutes les parties avec de l'eau dans laquelle on a étendu par l'agitation de l'acide phénique épuré, dans la proportion d'un centième au moins, soit 10 grammes par litre d'eau, ou un kilogramme par hectolitre.

Nul des désinfectants connus ne peut, nous le répétons, être avantageusement comparé à celui-là, pas plus pour son efficacité que pour son bas prix. La découverte de ses propriétés, bien étudiées surtout par M. Lemaire, est une pour l'hygiène véritable conquête, sur laquelle on ne saurait trop insister; car ces propriétés si éminemment antiseptiques trouvent leur application dans un grand nombre de cas, surtout pour ce qui concerne les bêtes bovines, si sujettes à la terrible affection septique appelée charbon. De nombreuses observations, consécutives à des expériences faites par nous en Auvergne, ont prouvé leur efficacité thérapeutique contre cette affection; à plus forte raison ne peut-on guère douter de leur action préventive.

Pansage. — La fonction respiratoire de la peau, comme celle du poumon d'ailleurs, étant moins intense chez le bœuf que chez le cheval, les soins de pansage lui sont moins nécessaires qu'à ce dernier; aussi les voit-on le plus ordinairement négliger.

Les inconvénients généraux de cette négligence sont peu sensibles. S'il en était autrement, nul doute que l'esprit d'observation n'eût fait adopter par les praticiens une conduite toute différente. Ce ne sont pas, en effet, les enseignements des hygiénistes qui ont provoqué l'usage de l'étrille et de la brosse pour les chevaux. Les pratiques de ce genre sont aussi vieilles que la civilisation. La science n'a pu que les perfectionner, en expliquant les raisons de leur utilité, devinée par le bon sens des masses. Les bouviers du Midi nettoient la peau de leurs animaux avec une certaine sollicitude; ceux du Centre et du Nord, ainsi que ceux de l'Ouest, s'appliqueraient plutôt à la salir (car il leur arrive souvent de réparer les brèches qui se font dans la couche épaisse d'excréments qui adhère aux poils de la cuisse de leurs bœufs, et dissimule la maigreur de la région).

A quoi tiennent ces diverses manières d'agir, si ce n'est aux différences de climat, qui rendent dans un cas la fonction plus

importante que dans l'autre ? Ce n'est assurément pas que les
Méridionaux aient plus que ceux du Nord l'instinct de la propreté ; bien au contraire.

Quoi qu'il en soit, l'observation attentive apprend que la
spontanéité des masses non éclairées ne s'étend guère au delà de
l'indispensable. Le bœuf étant, par nature, un animal lent, d'une
activité vitale médiocre, et semblant fait surtout pour être
mangé, comme la plupart des herbivores, ses besoins respiratoires ne dépassent guère ce qui est nécessaire à l'entretien de
sa vie. La course, le déploiement de la force mécanique, ne
sont véritablement point son fait, bien qu'il se prête volontiers à
l'exécution d'un travail aux allures lentes, s'il est radicalement
inhabile à courir. De là, l'inactivité relative du fonctionnement
de son enveloppe cutanée, comme émonctoire des combustions
respiratoires, et le peu d'importance qu'il y a, dans le plus grand
nombre des cas et pour l'intérêt de son hygiène, à la débarrasser artificiellement des produits de ses excrétions. La sueur est
chose excessivement rare, chez les bêtes bovines, contrairement
à ce qui s'observe pour les chevaux.

Mais de ce que les soins de pansage ne leur sont point indispensables, ce n'est pas à dire qu'ils ne puissent leur être fort
utiles. En principe, d'abord, il faut savoir que la propreté du
corps est toujours une excellente condition de bien-être et de
santé, pour tous les êtres organisés ; mais si, dans ce cas comme
dans tous les autres, nous envisageons les bêtes bovines du point
de vue relatif de leurs fonctions économiques, nous sommes
amenés à constater que la question étudiée en ce moment se
rattache directement et étroitement à celle que nous avons déjà
résolue, à propos de l'atmosphère qui les entoure et qui agit,
nous le savons bien, sur leur peau comme sur leurs poumons.

Des expériences attentivement poursuivies dans quelques
étables de notre département du Nord, ont démontré que les
bêtes auxquelles un pansage journalier était soigneusement fait,
engraissaient mieux et plus vite que celles dont la peau était
négligée. Nous verrons plus loin cela confirmé par une autre
pratique du même genre. Le fait étant établi pour l'engraissement, il n'est pas nécessaire de le rechercher pour ce qui con-

cerne la production du lait. Les deux phénomènes sont de même ordre et exactement corrélatifs.

Le pansage, quel que soit son mode direct d'action physiologique, sur lequel nous ne devons pas nous arrêter ici, a donc une influence certaine sur l'assimilation de la nourriture, cette influence que nous avons déjà attribuée à la respiration d'un air pur. C'est une raison suffisante pour faire sentir son utilité, sinon à proprement parler hygiénique, du moins économique. A ce titre, il faut ajouter que les bénéfices qu'on en retire sont bien plus que compensateurs des frais de main-d'œuvre qu'il occasionne.

Dans le Nord, on se sert, pour effectuer le pansage des bêtes bovines, de cardes fabriquées spécialement pour cet usage. Au début de la pratique, ou plutôt dans les premiers essais tentés, on avait eu recours à des cardes hors de service, provenant des filatures de laine. Les résultats s'étant montrés satisfaisants, cette pratique s'est généralisée, et désormais il est devenu nécessaire de se procurer des instruments neufs, confectionnés dans les mêmes conditions, c'est-à-dire moins puissants que ceux employés pour carder la laine. Du reste, carde, étrille ou brosse, peu importe l'instrument, pourvu que la peau soit nettoyée et que la mue des poils soit favorisée. Nous sommes donc autorisés, par l'expérience, à recommander comme une bonne opération le pansage des bêtes bovines quelconques, toutes, quelle que soit d'ailleurs leur fonction, se montrant d'autant plus avantageuses à exploiter qu'elles assimilent mieux et en plus grande abondance la nourriture qu'on leur donne à consommer.

Ce côté essentiel étant satisfait, il ne sera sans doute pas considéré comme superflu d'ajouter que des animaux propres, au poil vif et luisant, sont toujours plus agréables à voir et à manier que s'ils étaient souillés d'excréments et d'autres impuretés, comme ils se montrent trop souvent.

Il va sans dire que nous n'avons pas ici à nous préoccuper d'autre chose que du simple nettoyage de la peau. Les massages et les détails de toilette, qui entrent pour une si forte part dans le pansage du cheval, n'ont pour la bête bovine ni utilité ni objet. Il n'y a point à reposer, à délasser les muscles, ni à les affermir. Répétons, en outre, que la bête bovine n'est jamais un animal de luxe. On lui fait une sorte de toilette, lorsqu'il s'agit de la présenter dans les concours; mais le but en est ordinairement de tromper ses juges inattentifs. Celle-là ne nous concerne pas. Le pansage est donc, en ce cas, une chose des plus simples, et il suffit d'en avoir fait comprendre tout ensemble l'importance et le mode d'efficacité, relatifs à la meilleure exécution des fonctions économiques principales des animaux dont nous nous occupons.

Tondage. — Ce mode d'efficacité du pansage, on ne peut que l'invoquer de même, pour expliquer les bons effets obtenus, en cas pareils, du tondage des bêtes bovines. Ici nous avons des données précises, empruntées à l'expérience d'un engraisseur du Nord, M. B. Cheval.

De douze bœufs mis à l'engraissement à la fin de 1852 et choisis, dans le département de la Meuse, à peu près semblables, on en tondit six qui pesèrent ensemble 2,760 kilog. Le poids des six autres non tondus fut de 2,808 kilog. Placés dans la même étable, ces douze bœufs furent traités absolument de la même façon. La ration de chacun se composa de 9 kilog. 300 de pulpes de betteraves, 4 kilog. de coupage formé par un tiers trèfle de deuxième coupe, un tiers paille de féveroles et un tiers paille de blé, 5 kilog. tourteaux de lin concassés et 100 grammes sel blanc du Midi.

Soixante jours après le début de l'opération, les six bœufs tondus pesaient ensemble 3,258 kilog. L'augmentation par tête avait donc été de 83 kilog. Le poids des six bœufs non tondus était de 3,468 kilog.; ils n'avaient par conséquent gagné que 60 kilog. par tête, soit 23 kilog. de moins que les premiers. Ceux-ci mangeaient leur ration avec beaucoup plus d'avidité que les autres, leur appétit ne semblait point satisfait. On augmenta pour tous la ration de tourteau de 1 kilog. par jour.

Après une nouvelle période de soixante jours, les six bœufs tondus pesèrent 3,714 kilog.; les six non tondus, 3,540 kilog. Les premiers avaient donc gagné 456 kilog., ou 76 kilog. par tête; les seconds 372 kilog. ou 62 kilog. par tête seulement; soit une différence de 14 kilog. par tête, en faveur des bœufs tondus.

Enfin, un mois plus tard, un dernier pesage donna, pour les bœufs tondus, 4,960 kilog., et pour les non tondus, 3,840; soit une augmentation de 41 kilog. par tête pour les premiers et de 36 kilog. pour les seconds; différence, 5 kilog. seulement.

Les conclusions de cette expérience intéressante sont faciles à tirer. Elle montre d'abord l'influence évidente du tondage sur l'assimilation de la nourriture consommée, puisque, pour une ration égale et des conditions d'ailleurs identiques sous tous les autres rapports hygiéniques, les bœufs tondus ont gagné en cinq mois 42 kilog. par tête de plus que ceux laissés dans leur état naturel.

Cette influence devient encore plus certaine, lorsqu'on la voit s'affaiblir à mesure que le temps avance, c'est-à-dire à mesure que les poils s'allongent par leur pousse naturelle. En effet, à la fin du deuxième mois, elle se traduit par une différence de 23 kilog. par tête; à la fin du quatrième, cette différence n'est plus que de 14 kilog.; enfin, elle se réduit à 5 kilog. après le cinquième mois écoulé. D'où il suit qu'on l'eût certainement maintenue à son premier chiffre, si l'opération avait été renouvelée pendant l'engraissement.

L'auteur fait remarquer avec raison que ce n'est pas seulement au tondage qu'il faut attribuer les résultats avantageux ainsi constatés; c'est aussi à la facilité que donne l'opération pour nettoyer complétement la peau, au moyen de lavages pratiqués d'abord avec de l'eau de savon, puis avec de l'eau pure et un peu tiède. En favorisant l'exercice de la fonction respiratoire de la peau, ces lavages font disparaître les démangeaisons dont les animaux sont tourmentés et qui les empêchent de se livrer au repos si nécessaire aux ruminants pour profiter de leur nourriture. Ces démangeaisons se montrent surtout au début de l'engraissement.

En définitive, notre auteur conclut de son expérience personnelle que l'on peut, en cinq mois, obtenir d'un bœuf tondu et entretenu dans un état de propreté convenable, un poids de viande que l'on n'obtiendrait pas en six mois d'un bœuf non tondu. C'est donc pour le moins une économie d'un mois de rations, d'entretien, sans compter les risques, économie qui se chiffre autrement par un bénéfice de 63 francs par tête, au cours moyen actuel du marché, et dont il convient seulement de défalquer le prix de la main-d'œuvre nécessaire pour effectuer le tondage, soit au plus la valeur d'une journée d'homme.

« Pour ce qui concerne les bœufs de travail, dit M. Cheval, les tondus sont plus gais, plus agiles, et mangent avec plus de promptitude et d'appétit. Lorsque, l'hiver, j'employais des bœufs à faire mouvoir mon battoir mécanique et mes hache-paille, j'ai pu me convaincre que les bœufs tondus supportaient le travail avec moins de fatigue et ne transpiraient qu'imperceptiblement, tandis que les non tondus étaient couverts de sueur au bout d'un certain temps, ce qui obligeait de leur faire subir des temps d'arrêt. »

Ces résultats, constatés par un homme de la pratique et devenus usuels dans son exploitation, sont acquis depuis longtemps à l'expérience, en ce qui regarde les chevaux. Il est à désirer qu'ils soient jugés suffisamment convaincants pour déterminer les agriculteurs éclairés à adopter l'usage de soumettre la peau des bêtes bovines aux soins journaliers de propreté, qui, sans être indispensables au maintien de leur santé générale, ainsi que nous l'avons fait voir, ont cependant des avantages économiques aussi considérables qu'incontestables. De telles considérations sont plus du ressort de la zootechnie que de celui de l'hygiène ; mais il nous eût été bien difficile de nous dispenser de les faire valoir ici. Du reste, l'hygiène pure des bêtes bovines existe-t-elle réellement ?

CHAPITRE II

DIGESTION

Aliments. — Nous ne reviendrons pas, à propos des espèces bovines, sur la théorie des aliments et de leurs prétendues équivalences nutritives tirées de la composition chimique élémentaire. Si nous y revenions, ce serait pour montrer que le mode de digestion des ruminants dont il s'agit, et leur aptitude constatée à s'assimiler des principes immédiats dont les solipèdes, par exemple, ne peuvent tirer aucun parti, fournissent précisément les preuves les plus saisissantes de la vanité de cette théorie. Mais ces preuves, elles ressortiront de l'étude que nous ferons, au point de vue des espèces qui nous occupent en ce moment, de chacune des matières alimentaires en particulier.

Les considérations générales relatives à la division, d'après Liebig, des aliments en plastiques et en respiratoires, et à leur classification chimique, ainsi que ce qui concerne la théorie des équivalents, nous avons exposé tout cela dans le livre consacré aux espèces équines. Il convient d'y renvoyer, non de le répéter. Remarquons seulement que l'étude hygiénique de la fonction digestive des ruminants est de toutes la plus importante, par le but final de leur exploitation, qui est de fournir eux-mêmes des matières alimentaires pour la subsistance de l'homme, soit durant leur vie, soit après leur mort surtout. Le reste est accessoire et ne doit avoir pour objet que de réduire les frais de leur entretien. Il ne faut pas oublier, toutefois, qu'ils ont dans l'harmonie de la production agricole un rôle de première importance à remplir : c'est celui de fournir des matières fertilisantes, résidus précisément des aliments qu'ils consomment, et qui se rattachent par là-même à la fonction qui va nous occuper.

Quel que soit l'aspect sous lequel on les envisage, les bêtes bovines se présentent donc toujours à nous, placés que nous sommes au point de vue de leur hygiène considérée en son sens pratique, comme devant aboutir au meilleur fonctionnement possible de leur aptitude digestive, non pas seulement pour assurer la conservation de leur santé, qui est à leur égard une chose essentiellement relative, mais surtout pour les conduire au but final auquel il s'agit d'arriver. Ce but étant de développer le plus possible chez elles les organes qui fournissent de la viande, le moyen d'y atteindre promptement, c'est-à-dire économiquement, est de leur faire absorber et assimiler, en un temps donné, la plus forte somme d'aliments propres à procurer le développement de ces organes.

Nous disons que c'est là le moyen le plus économique d'arriver au but, et il est facile d'en rendre la démonstration évidente.

Nous savons, en effet, que, sur la quantité des aliments absorbés et assimilés, il y en a toujours une partie, quels que soient l'âge et la fonction économique de l'être vivant considéré, qui est employée à la réparation des pertes causées par le jeu normal de ses organes, nécessaire pour le maintien de sa propre existence. L'animal qui ne produit rien, ni travail mécanique utile, ni sécrétion laiteuse, ni accumulation de chair ou de graisse accusée par une augmentation de poids, a besoin, pour conserver son poids normal, de consommer une certaine somme d'aliments, variable suivant l'aptitude individuelle, sans laquelle il périrait infailliblement d'inanition, en un temps plus ou moins long, mais en rapport direct avec la réduction subie par cette somme. Les effets de l'insuffisance nutritive s'accusent, en ce cas, par une diminution plus ou moins rapide de la chaleur animale, qui est le criterium de la vie et dont le degré ne varie guère chez les sujets bien portants.

Eh bien, c'est cette somme normale d'aliments nécessaires à la conservation de la vie propre à chaque individu, que l'on appelle théoriquement sa ration d'entretien. On voit clairement, d'après ce que nous venons de dire, qu'il n'est pas possible de songer à la réduire, en considérant un individu donné. Tant qu'il doit subsister, elle lui est absolument indispensable. Mais c'est sur la durée de son existence que nous pouvons agir, et la zootechnie nous enseigne des procédés certains pour obtenir un tel résultat.

Supposons qu'il s'agisse de faire, développer un bœuf devant arriver, à l'âge adulte ou en pleine croissance achevée, au poids de 500 kilog. A chaque instant de sa durée, la période de temps nécessaire pour réaliser ce résultat représente par journée d'existence une ration quelconque d'entretien, indépendamment de celle qui procure soit l'accroissement de l'individu, soit le travail produit par lui, soit son engraissement. Si ce bœuf qui, abandonné à ses seuls instincts, eût atteint en cinq années son poids de 500 kilog., s'y trouve conduit au bout de quatre ans par les procédés zootechniques auxquels nous venons de faire allusion, il devient évident que, de ce seul chef, on aura économisé 365 fois cette ration quelconque d'entretien, et que le prix de revient de l'animal sera diminué de la valeur représentée par le produit de la multiplication.

Mais ce n'est pas tout. La quotité de la ration d'entretien est sensiblement proportionnelle au poids des individus. Elle se répartit, dans l'économie vivante, suivant les besoins des divers organes, qui sont eux-mêmes proportionnels au propre poids de chacun de ces derniers. Or, il ne peut être indifférent de dépenser la même somme pour entretenir des poids égaux de substances dont la valeur, lors de la liquidation finale de l'opération, est très-différente.

A la boucherie, par exemple, 100 kilog. d'os, de viscères et de peau, ne valent pas 100 kilog. de chair ou de viande. Si donc, comme c'est le cas pour les sujets précoces, la proportion représentée par le squelette, par les viscères, par ce que l'on appelle les abats, en général, se trouve réduite dans le poids total d'une manière considérable, les frais d'entretien proprement dits auront été par là réduits encore d'autant, et, par conséquent, le prix de revient des 500 kilog. de matière produite, puisque ces frais auront à se répartir sur un rendement net plus élevé.

D'où il suit que la ration d'entretien est inversement proportionnelle au rendement.

Ce qui précède fera bien sentir, nous l'espérons, l'attention que mérite l'étude hygiénique de l'alimentation des animaux d'espèce bovine. La fonction digestive est chez eux, ainsi que nous l'avons déjà dit, la principale, celle qui, eu égard à leur rôle social, s'exerce le plus à notre profit. Elle s'exerce dans des conditions qui diffèrent assez de ce qu'elles sont chez toutes les autres espèces domestiques, pour qu'il ne soit point possible de songer utilement à l'englober avec elles dans des généralités, pas plus en ce qui concerne l'examen des aliments que pour ce qui se rapporte à leurs modes de préparation et de distribution.

A ces divers titres, une étude spéciale est donc pleinement justifiée.

Foin de pré. — Le bœuf est naturellement un animal des terres basses et humides. Quand on étudie l'histoire des races bovines, on s'aperçoit que l'aire géographique de chacune d'elles a eu pour centre d'irradiation un littoral marécageux ou les bords d'un grand cours d'eau. On ne peut plus être surpris, après cela, de les voir s'accommoder parfaitement de fourrages grossiers et peu aromatiques, et tirer parti, pour leur alimentation, d'espèces végétales qui seraient rejetées par les chevaux, notamment, ou ne leur fourniraient qu'une nourriture insuffisante.

Les herbes fines, succulentes et substantielles, qui forment les prairies hautes et sèches, ne sont pas le fait des bêtes bovines. Celles qui poussent dans les prés irrigués, dans les prés de raygrass, notamment, sur les gras pâturages, selon l'expression consacrée, conviennent mieux à leur tempérament, n'ayant pas besoin d'être excité.

Pour que la digestion de ces bêtes s'accomplisse dans ses conditions normales, il faut qu'elles puissent, au pâturage, remplir rapidement leur panse, sans parcourir un grand espace, sans avoir besoin de tondre de trop près le gazon, à quoi elles ne sont guère propres à cause de l'absence de dents incisives à leur mâchoire supérieure. Après cela, elles doivent se coucher pour ruminer tranquillement leurs aliments, en les faisant revenir par portions dans la bouche, afin de les mâcher et de les insaliver, et de les ingurgiter ensuite de nouveau, pour les faire passer directement dans le deuxième compartiment de leur estomac, où les sucs en sont exprimés, puis conduits finalement dans le quatrième et dernier, où la digestion se termine.

Dans ces diverses opérations, en apparence si compliquées, aucun principe immédiat des végétaux consommés, si peu assimilable qu'il soit, n'échappe à l'action digestive. Partout où il séjourne, il subit une sorte de préparation qui le dispose pour son absorption finale et son assimilation. Voilà pourquoi, sans aucun doute, les graminées les plus grossières des prairies, les cypéracées des fonds humides et marécageux, sont des aliments encore acceptables pour les grands ruminants.

Cela ne veut pas dire que les espèces réputées généralement bonnes et nutritives ne soient préférables, pourvu qu'elles aient végété sur un terrain frais; mais il est bon que l'on sache que ces ruminants peuvent encore tirer bon parti des herbes plates et grossières dont les chevaux ne voudraient point, et que, s'ils n'en profitent pas autant que de celles-là, ils en vivent du moins sans que leur santé ait à souffrir.

Dans l'appréciation des qualités hygiéniques du foin desséché, il n'y a donc pas lieu, quand il s'agit de l'alimentation des bêtes bovines, d'accorder la même importance à la présence des laiches et autres plantes des prés humides, que si ce foin devait servir à la nourriture des chevaux. Celui qui, à cause de sa composition botanique, devrait être rejeté pour ces derniers, peut être sans inconvénient accepté dans le cas présent et parfaitement utilisé. Ces bêtes sont beaucoup moins difficiles pour leurs aliments; leur manière de les prendre, que nous avons indiquée tout à l'heure, les empêche d'en apprécier autant le goût et de les savourer.

C'est pour cela qu'est si arbitraire la notion du foin dit normal, sur laquelle les chimistes et les agronomes qui n'étaient point physiologistes se sont tant exercés et à laquelle ils ont tenté de ramener, comme à un aliment type, tous les autres aliments, sous le rapport de la valeur nutritive; c'est pour cela que cette notion résulte d'une conception purement spéculative et non confirmée par l'expérience.

Ce qui nourrit convenablement le bœuf ne peut point nourrir le cheval; ce qui, donné seul, n'a aucune valeur nutritive, en acquiert tout de suite une plus ou moins forte, ainsi que nous le verrons plus loin, dès qu'on y joint autre chose ayant des propriétés physiques différentes, qui, par leur réaction, modifient celles de la première substance.

La valeur nutritive du foin tirée de sa composition botanique est donc une chose essentiellement relative, qu'il faut considérer toujours dans ses rapports avec l'espèce animale qui doit la consommer.

Le foin médiocre ou mauvais pour le cheval est bon ou passable pour le bœuf, parce qu'en réalité il le nourrit aussi bien, eu égard à l'aptitude digestive de l'animal ruminant. Conséquemment, en admettant que le foin fût l'aliment type, comme il est en vérité l'aliment naturel des grands herbivores vivant en liberté, il y aurait donc un type de foin pour chacune des espèces que nous considérons, auquel il faudrait ramener toutes les autres matières alimentaires, si nous avions réellement des moyens théoriques d'en apprécier la valeur nutritive absolue.

La vérité est que nous ne possédons encore aucun de ces moyens, et que tous les calculs faits à cet égard, tels qu'on les trouve dans les ouvrages des agronomes, où ils ont été acceptés de confiance, sur la foi des autorités chimiques, auraient des conséquences très-fâcheuses, si le sens pratique des observateurs ne les corrigeait à chaque instant par l'expérience directe.

Comment, d'ailleurs, déterminer même approximativement et en moyenne la valeur nutritive d'une chose de composition si complexe et si variée que celle du foin, même au point de vue d'une seule espèce animale? Plus on réfléchit sur une telle prétention, moins on la trouve scientifique et acceptable; et alors on est surtout frappé du grave inconvénient de donner, par voie d'autorité, à des théories nécessairement fautives les apparences de l'exactitude. Cela retarde la science, au lieu de la faire avancer, et obscurcit la pratique, au lieu de l'éclairer en lui fournissant des bases solides.

Si le foin propre à l'alimentation des bêtes bovines ne tire pas précisément sa valeur relative des propriétés botaniques et physiques caractéristiques de celui qui convient aux chevaux, telles que la présence des graminées à tige cylindrique et fine, poussant sur les terrains calcaires et secs, avec une faible proportion d'espèces aromatiques, une odeur indéfinissable, mais bien connue, une saveur douce et légèrement sucrée ; si ce foin peut être, sans inconvénient, peu sapide, dépourvu d'odeur aromatique, d'une couleur pâle, et formé d'espèces végétales plugrossières, où les tiges aplaties dominent, il n'en est pas moins nécessaire qu'il ait été bien desséché, bien fané, et qu'il n'ait subi aucune altération.

La présence des moisissures accusées, quand elles ne sont pas visibles à l'œil nu, par l'odeur spéciale et caractéristique de la fermentation putride, à la suite de laquelle ces moisissures se montrent, rend le foin dangereux pour tous les animaux ; elle provoque, au bout d'un certain temps, l'apparition des maladies septiques, principalement de celles dont les lésions ont leur siége dans les intestins.

Le foin qui a été lavé par la pluie, après sa coupe, ou celui qui provient des prairies inondées, et qui retient encore une partie du limon déposé par les eaux, peuvent être consommés sans danger bien notoire par les bêtes bovines, à la condition qu'elles n'en soient point exclusivement nourries. C'est en ce cas une bonne pratique d'y ajouter du sel, dont ces bêtes sont très-friandes.

En somme, il y a peu de foins qui, en raison seulement de leur faible valeur nutritive, ne puissent être utilisés avantageusement pour l'alimentation des bêtes bovines, pourvu qu'ils soient bien administrés, qu'ils n'entrent que pour une part dans la ration journalière, que leurs propriétés soient corrigées par des mélanges alimentaires dont nous aurons à nous occuper plus loin. Et c'est une des raisons qui font de l'entretien des espèces dont il s'agit une des meilleures spéculations, dans la plupart des exploitations agricoles. Elles utilisent, en les transformant en viande, des matières fourragères qu'aucune autre ne pourrait consommer, du moins aussi avantageusement.

C'est là un point d'hygiène que les agronomes et les zootechnistes ne doivent pas perdre de vue, et qu'ils méconnaissent cependant le plus ordinairement, lorsqu'ils traitent en thèse générale des spéculations animales, sans tenir compte de l'aptitude fourragère des terres de l'exploitation dans laquelle ces spéculations seront introduites. De là, bon nombre des mécomptes qui ont été si souvent constatés, et qui dépendaient, sans nul doute, de préférences inconsidérées et purement arbitraires dans le choix du bétail, de l'introduction de chevaux ou de moutons, où les bêtes bovines, en raison de la considération sur laquelle nous appelons l'attention, eussent seules été de bons consommateurs, où ces bêtes se seraient parfaitement entretenues, tandis que les autres n'ont donné que de mauvais produits, ou bien ont succombé à la cachexie.

Regain. — Consommée sur pied, au pâturage, la seconde pousse des herbes de prairie naturelle est une excellente alimentation, surtout pour les jeunes élèves et pour les vaches laitières, dont elle augmente le lait, en lui communiquant un bon goût. Lorsque les prés sont voisins de la ferme, il vaut donc mieux en faire pâturer le regain que de le couper; d'autant mieux qu'en se desséchant, ce regain perd une partie de ses propriétés, et qu'il est difficile à conserver au fenil sans altération. Il s'y échauffe et devient dangereux, surtout pour les bêtes bovines, auxquelles il cause de fréquentes météorisations.

Il importe donc de ne point l'y conserver longtemps et de le faire manger de préférence par les jeunes bêtes, en raison de ce qu'il est plus tendre que le foin. Plus riche que ce dernier en principes sucrés et azotés, il convient aussi pour les vaches laitières, dont il augmente le lait en quantité et en qualité; mais en aucun cas il n'est bon d'en composer exclusivement la nourriture, car il ne contient qu'une partie des matières nécessaires à l'entretien de l'économie animale. Ce n'est pas, comme le foin, un aliment complet.

Luzerne. — Les légumineuses composant ce que l'on appelle les prairies artificielles, et la luzerne en particulier, seraient d'excellents fourrages pour les bêtes bovines, au point de vue de leurs qualités nutritives, s'il ne leur arrivait pas si fréquemment, lorsqu'elles sont consommées en vert, sur pied ou après avoir été coupées, de déterminer le météorisme.

Voici, en cet état, la composition de la luzerne en floraison :

Eau...................................... 74,0 p. 100
Éléments nutritifs azotés................ 4,5
     —   non azotés........ 7,0
Ligneux.................................. 12,5
Matières grasses......................... 0,7
Acide phosphorique....................... 0,15
Calcaire................................. 0,70

(E. Wolff.)

Très-riche en eau et en matières sucrées fermentescibles, et d'autant plus que la plante est plus jeune, quand elle est accumulée dans la panse, elle y entre en fermentation avec la plus grande facilité, pour peu que la rumination soit retardée par une circonstance quelconque. Les gaz qui en résultent, ne pouvant pas s'échapper, distendent le rumen outre mesure, arrêtent la digestion, et bientôt l'animal succombe asphyxié par le refoulement du diaphragme et a compression du poumon, si l'on n'a pas donné issue à ces gaz par la ponction ou s'ils n'ont pas été condensés par l'administration d'un remède approprié.

La consommation de la luzerne verte par les ruminants exige donc des précautions particulières, afin d'éviter le grave accident dont il s'agit. D'abord on ne doit jamais les envoyer à jeûn paître dans une luzernière. Pressés par la faim, ils se rempliraient la panse promptement, et l'accident aurait beaucoup de chances de se produire, surtout si l'herbe, ayant déjà subi l'action du soleil, s'était un peu échauffée, ce qui la dispose à fermenter plus facilement. Quand, au contraire, avant de sortir de l'étable, ils ont déjà fait un petit repas, ils peuvent avec beaucoup moins de danger aller le terminer dans la luzernière; mais le mieux est encore de ne les y point envoyer du tout, lorsqu'on peut faire autrement.

A l'étable, la consommation de la luzerne verte se règle comme on veut et cela est préférable, malgré les frais de main-d'œuvre que la coupe et le transport du fourrage occasionnent. Il y a toujours, dans une ferme, du temps perdu que l'on peut utiliser ainsi. Ce fourrage, étendu dans un lieu frais, à l'abri du soleil et en couches peu épaisses, est donné aux bêtes bovines par petites quantités à la fois et mélangé avec des aliments secs dont il augmente la valeur. De cette façon il devient sans danger, et les animaux bénéficient de toutes ses excellentes propriétés nutritives ; car il ne faut pas oublier qu'une des premières conditions de la bonne hygiène des bêtes bovines, c'est qu'elles reçoivent en toute saison de la nourriture non desséchée. Dans la succession des plantes qui peuvent en fournir, la luzerne est une des plus précieuses, à cause de sa propriété de repousser et de donner plusieurs coupes. Dans les exploitations qui possèdent des terres propres à sa culture, elle est donc une ressource à ne point négliger.

C'est un préjugé de croire, ainsi que la plupart des personnes étrangères à la scince, que la luzerne météorise, surtout lorsqu'elle est encore couverte de rosée. Avant d'avoir reçu l'influence de la chaleur solaire, elle est au contraire inoffensive ; et lorsque, coupée, elle est restée sur le sol exposée au soleil et s'est échauffée, ce qui la rend presque infailliblement dangereuse, comme nous l'avons déjà dit, le meilleur moyen d'atténuer et de détruire ses propriétés malfaisantes, dans ce cas, est de l'arroser avec de l'eau fraîche. La connaissance du mode de production du météorisme rend parfaitement raison du résultat, que l'expérience a d'ailleurs bien des fois confirmé.

A l'état sec, le fourrage de luzerne n'a pas les mêmes inconvénients et il est de même très-bon ; mais on en peut tirer meilleur parti que de le donner aux bêtes bovines, à moins qu'il ne laisse à désirer sous le rapport de sa préparation. S'il a reçu la pluie durant le fanage, par exemple, ce qui en diminue considérablement la valeur pour les chevaux, il peut encore être utilisé avec avantage dans la ration de ces bêtes, beaucoup moins difficiles à nourrir. Dans le cas où il jouit de toutes ses bonnes qualités, ce serait une faute économique de le faire consommer par les bœufs ou les vaches. Tout au plus convient-il de le donner aux taureaux d'élite, dont la fonction exige une nourriture fortement alibile.

Ce qui est bon pour les bêtes bovines, qui seules d'ailleurs sont en état véritablement de le mettre en valeur, ce sont les tiges de la luzerne qui a produit de la graine, ce que l'on appelle parfois de la paille de luzerne. Le fourrage un peu coriace qui en résulte produirait peu d'effet s'il était consommé seul ;

mais comme élément des mélanges dont nous aurons à parler plus loin, il est capable de rendre de réels services.

Sainfoin. — Ce qui vient d'être dit de la luzerne s'applique également, du moins pour la plus grande partie, au sainfoin ou esparcette. Au lieu de répéter ce qui est commun aux deux légumineuses, dans leurs propriétés alimentaires et dans les inconvénients qu'elles présentent, nous allons seulement signaler les différences propres au sainfoin qui, au point de vue agricole, n'exige pas pour sa culture un sol aussi profond et aussi fertile que celui qui est nécessaire pour la luzerne.

A l'état vert, le sainfoin (appelé, on ne sait trop pourquoi, grande luzerne dans le midi de la France) produit moins facilement le météorisme.

Il contient :

Eau	80,0 p. 100
Éléments nutritifs azotés	3,2
— non azotés	8,8
Ligneux	6,5
Matières grasses	0,6
Acide phosphorique	0,14
Calcaire	0,45

(E. Wolff.)

D'une saveur plus sucrée, qu'il doit évidemment à l'abondance du miel que contiennent ses fleurs volumineuses, il est un vrai régal pour les bêtes bovines et il convient surtout aux vaches laitières qui donnent, quand elles en mangent, un lait meilleur et en plus forte quantité. Toutefois, lorsqu'on le fait consommer à l'étable, ce qui est la seule bonne manière, attendu qu'il ne repousse pas comme la luzerne, il importe de prendre les mêmes précautions pour l'empêcher de s'échauffer. S'il avait commencé à fermenter quand les animaux le mangent, ils en seraient de même météorisés.

Contrairement à la luzerne, le sainfoin fané et desséché ne donne qu'un fourrage grossier, beaucoup moins appétissant, et qui convient mieux aux bêtes bovines qu'aux chevaux. Il est plus difficile à bien préparer pour la conservation que celui de luzerne. Un fanage prolongé le rend dur, cassant et coriace, en le privant du plus grand nombre de ses feuilles, qui restent sur

le pré ; s'il est rentré au fenil insuffisamment sec, il s'altère
bientôt et moisit, en acquérant une odeur désagréable. Lorsque
l'altération n'est pas trop prononcée, ses effets nuisibles peuvent
être atténués par l'addition du sel aux rations composées dans
lesquelles on le fait entrer pour l'alimentation des bœufs et des
vaches. Même en parfait état de dessiccation, en raison de sa
grossièreté, c'est encore aux grands ruminants qu'il est préférable de l'administrer, parce qu'ils en tirent le meilleur parti,
quand on dispose à la fois des divers fourrages dont nous avons
déjà parlé et qu'on entretient en même temps des chevaux et
des bêtes bovines.

Trèfles. — C'est surtout le trèfle incarnat, ou *farouche*, qui
fournit un fourrage vert très-utile, à cause du moment auquel
on peut se le procurer et de l'abondance de son produit. Il a
aussi sur le trèfle ordinaire l'avantage de produire moins facilement le météorisme. Ce dernier est de toutes les légumineuses
celle qui fermente le plus souvent dans la panse des ruminants.
Il importe donc de ne négliger, quand on le fait consommer
sur pied ou à l'étable, aucune des précautions indiquées plus
haut, à propos de la luzerne. Voici la composition, en vert, des
diverses espèces de trèfles.

Trèfle rouge en pleine floraison.

Eau...............................	78,0 p. 100
Eléments nutritifs azotés...............	3,7
— non azotés..........	8,6
Ligneux...........................	8,0
Matières grasses....................	0,8
Acide phosphorique..................	0,11
Calcaire...........................	0,53

Trèfle incarnat en fleur.

Eau...............................	81,5 p. 100
Eléments nutritifs azotés.............	2,7
— non azotés.........	6,7
Ligneux...........................	7,5
Matières grasses....................	0,6
Acide phosphorique..................	0,12
Calcaire...........................	0,56

Lupuline ou minette en fleur.

Eau... 80,0 p. 100
Éléments nutritifs azotés.............   3,5
  —   non azotés........   9,0
Ligneux...   6,0
Matières grasses.............................   0,8
Acide phosphorique......................   0,12
Calcaire..   0,15

(E. Wolff.)

Les fourrages des trèfles, surtout celui du farouche, sont très-difficiles à bien dessécher et s'altèrent promptement lorsqu'ils n'ont pas été suffisamment fanés. Secs, ils ont un aspect noirâtre qui les rend peu appétissants pour les animaux, mais cependant les bêtes bovines en sont bien nourries et les mangent volontiers.

Lorsqu'ils ont été gardés à graine et battus, ils n'ont plus, comme la paille de luzerne, qu'une valeur nutritive inférieure, et ne peuvent qu'entrer pour une part dans la ration, avec les résidus humides dont nous parlerons plus loin.

Autres légumineuses. — Les vesces, les gesses, dont le mélange est appelé *coupage* ou *hivernage* et cultivé principalement pour la nourriture des chevaux, fournissent aussi aux bêtes bovines de bons aliments verts. Dans les landes de Bretagne, elles consomment, en outre, des ajoncs broyés et hachés.

Maïs. — Le maïs-fourrage, c'est-à-dire le maïs semé dru, dont les tiges rapprochées ne se développent qu'imparfaitement, fournit vers la fin de l'été, au moment où il n'y en a plus guère d'autres, un aliment vert très-précieux. En raison de sa fraîcheur succulente et de son goût fortement sucré, les bêtes bovines le mangent avec avidité et s'en trouvent très-bien. C'est un fourrage excellent, qui peut à lui tout seul entretenir les animaux. Dans les régions méridionales, il suffit pour la nourriture des bœufs de travail qui, pendant qu'ils en vivent, ont le poil luisant, les chairs fermes, et se montrent vigoureux. Il nourrit aussi parfaitement les vaches laitières et communique à leur lait un très-bon goût. On ne saurait donc en trop recommander l'usage, car, indépendamment de ses qualités alimentaires, il est un des fourrages les plus productifs sous le rapport

de la quantité. Occupant durant peu de temps le sol, sans
l'épuiser d'ailleurs, il peut être semé dans les champs qui ont
porté du blé, aussitôt après la récolte, et les laisser libres pour
les labours d'automne.

Composition.

Eau..	84,5 p. 100
Éléments nutritifs azotés...............	0,9
— non azotés..	8,7
Ligneux.....................................	5,0
Matières grasses.........................	0,5
Acide phosphorique.....................	0,08
Calcaire....................................	0,07

(E. Wolff.)

Aussi bien au point de vue de l'économie rurale qu'à celui de
l'hygiène des animaux qui nous occupent, le maïs-fourrage mérite donc la plus sérieuse attention. Son introduction dans les
cultures, en fournissant une bonne nourriture verte pour l'ar-
rière-saison, permet d'entretenir un plus nombreux bétail, d'augmenter la masse des engrais, en obtenant de ce bétail plus et de
meilleurs produits.

Sorgho. — Le sorgho sucré a les mêmes propriétés alimentaires que celles du maïs-fourrage, bien que sa richesse nutritive
paraisse différer. Il contient :

Eau..	77,3 p. 100
Éléments nutritifs azotés...............	2,9
— non azotés.........	11,9
Ligneux.....................................	6,7
Matières grasses.........................	?
Acide phosphorique.....................	0,09
Calcaire....................................	0,08

(E. Wolff.)

Quelques accidents d'empoisonnement, qui ont été accidentellement observés, paraissent dus à des tiges imparfaitement développées sous l'influence de la sécheresse.

Choux. — C'est encore une précieuse ressource alimentaire,
pour la mauvaise saison, que celle fournie par les diverses espèces de choux-fourrages, particulièrement cultivées dans
l'ouest de la France, et qui devraient l'être partout. Nous vou-

lons parler du chou branchu du Poitou, du chou moellier ou de Cholet, du chou cavalier.

Au lieu d'invoquer à leur sujet nos observations personnelles, recueillies dans la pratique des éleveurs et des engraisseurs de la Vendée, mieux vaudra sans doute citer ce qu'en a dit M. P. Joigneaux dans un de ses excellents écrits (1), après avoir décrit le chou cavalier :

« Les personnes qui ont visité, par exemple, les départements de Maine-et-Loire et de la Loire-Inférieure, où le chou cavalier abonde dans les champs et les jardins, n'auront pas de peine à le reconnaître dans la description qu'on vient de lire. Nos populations de l'Ouest ont cette plante en grande estime, pour les raisons que voici : elle donne un fourrage vert considérable, très-recherché du bétail ; elle fournit, en outre, au cultivateur, des feuilles qu'il ne dédaigne point pour sa nourriture, bien qu'elles ne soient pas délicates ; enfin, elle prospère dans ces contrées et résiste bravement à l'hiver. La considération dont jouit le chou cavalier est certainement méritée, et nous remarquons avec plaisir que sa culture tend chaque année à gagner du terrain. Mieux vaut tard que jamais. Il y a plus d'un demi-siècle que Parmentier la conseillait vivement ; il écrivait alors les lignes qu'on va lire : — « Un cultivateur anglais, « M. Bolders, a prouvé, par l'expérience, que les choux sont de « beaucoup préférables aux turneps pour engraisser le bétail. Il y « a, selon lui, soixante-quinze pour cent à gagner, relativement « à la quantité, et il faut trois fois moins de temps. L'effet des « choux est de distribuer la graisse plus également. Les animaux « de la ferme de M. Scroop ont extraordinairement prospéré de- « puis qu'il leur donne des choux. Aujourd'hui il n'engraisse « plus ses bœufs et ses moutons que par leur moyen. Les avan- « tages qu'il a retirés de leur culture dans les années de séche- « resse sont incalculables. Il leur doit la plus grande partie de « sa fortune ; aussi les soigne-t-il avec une attention toute parti- « culière. »

— « Il n'y avait dans ces assertions, poursuit M. Joigneaux, rien d'exagéré, et, en ce temps-ci, vous ne seriez pas en peine

(1) P. Joigneaux, *les Choux, culture et emploi*, p. 9 (*Bibliothèque du culti-vateur*).

de trouver des fermiers qui mettent les choux cavaliers au-dessus de tous les fourrages verts, pour la nourriture des bœufs et des moutons. Ces choux, cultivés dans de très-bonnes conditions, peuvent fournir un rendement d'environ 80,000 kilogrammes par hectare, c'est-à-dire deux fois plus que le maïs-fourrage, et quatre fois plus que le trèfle incarnat ou *farouche*. Mais gardons-nous bien de nous laisser étourdir par ces promesses splendides ; tous les climats et tous les terrains ne réalisent pas indistinctement les conditions voulues pour atteindre un pareil rendement.... »

De son côté, M. Jamet a écrit quelque part (1), sur le même sujet, ceci :

« Vous ne vous faites pas une idée du rendement d'un journal (152 ares) de choux cultivés avec soin ; on ne saurait dire combien il donne de fourrage. A peine a-t-on fini d'enlever les feuilles à un bout, qu'il faut recommencer à l'autre. Cela dure quelque fois trois mois, lorsque l'hiver n'est pas trop précoce. J'ai vu une ferme où l'on nourrissait quarante bêtes à cornes ; le métayer avait quatre journaux (2 hectares) de choux magnifiques ; il commença l'effeuillage au 1ᵉʳ septembre, et il ne le termina qu'un mois après la Toussaint. Pendant ce temps les animaux ne mangèrent presque pas autre chose, car les prés et les pâtures ne fournissaient guère ; on estima que le bétail avait gagné 1,000 francs de valeur en ces trois mois. Ce n'est pas tout, le même champ lui donna une nourriture abondante pour tous ses bestiaux pendant les mois de mars et d'avril. Vous savez que les choux sont consommés à cette époque, lorsqu'ils montent en fleur ; on les coupe rez terre avec une serpe, et on les tranche ensuite avec le même instrument, pour les donner à la crèche. Les animaux aiment beaucoup la moelle, il faut que les troncs soient bien durs pour qu'ils les rebutent.

« L'effeuillage demande beaucoup de temps, il est coûteux ; mais le chou se récoltant par partie ou en entier pendant les deux saisons où le fourrage vert fait défaut, l'amélioration du bétail paye bien la dépense. Avec un peu de paille et une forte ration de choux, on tient les bêtes en meilleur état qu'avec une

---

(1) E. Jamet, *Cours d'agriculture à l'usage des écoles primaires.*

grande quantité de foin. Du reste, c'est avec les choux et les navets que les Poitevins font ces beaux bœufs gras, si estimés de la
boucherie. »

Avec M. P. Joigneaux, nous ajouterons les remarques suivantes :

« Pour ce qui est de l'engraissement des bœufs et des moutons avec les feuilles de choux, le fait est hors de doute ; mais
en ce qui regarde la production du lait, les feuilles en question
ont l'inconvénient de lui communiquer une saveur particulière
qui le déprécie. On fera donc bien de ne pas soumettre les vaches laitières à ce régime exclusif, et d'alterner avec d'autres
fourrages. »

Composition des choux.

	Eau p. 100.	Éléments nutritifs.		Ligneux p. 100.	Matières grasses p. 100.	Acide phosphorique p. 100.	Calcaire p. 100.
		azotés p. 100.	non azotés p. 100.				
Feuilles...	89	1,5	6,3	2,0	0,4	0,12	0,21
Trognons..	82	1,1	12,2	2,8	0,3	0,12	0,30

(E. Wolff.)

Pailles. — Les expériences de Haubner et de Henneberg, en
Allemagne, ont prouvé que les ruminants pouvaient digérer et
assimiler 40, 60 et même parfois jusqu'à 80 pour 100 de la cellulose contenue dans les aliments qu'ils consomment. Les diverses sortes de pailles, qui sont formées, comme on sait, par
les tiges et autres débris desséchés de plantes épuisées de leurs
sucs pour l'élaboration de la graine, but ultime de leur végétation, restent surtout riches en ligneux ou cellulose.

Avant qu'on connût les résultats des expériences dont nous venons de parler, elles étaient considérées, d'une manière absolue,
comme peu ou point nutritives. Un rôle purement physique leur
était attribué dans la digestion. Elles fournissaient, pensait-on,
une sorte de lest nécessaire au fonctionnement de l'estomac,
pour qu'il pût agir sur les substances très-riches sous un petit
volume, telles que l'avoine et les autres grains.

Maintenant il n'est plus permis de penser ainsi, en théorie, et
l'observation a d'ailleurs prouvé qu'indépendamment de leur valeur nutritive propre pour les animaux ruminants, en raison du
carbure d'hydrogène qu'elles fournissent pour la constitution de

leurs tissus, les pailles qui entrent dans la composition des rations alimentaires à base de matières liquides ou pâteuses fermentescibles exercent sur les propriétés nutritives de celles-ci une influence très-heureuse, en les rendant plus assimilables par un effet de division.

Nous reviendrons sur cet effet en nous occupant de la composition et de la préparation des rations alimentaires ; pour l'instant, après l'avoir signalé, il nous faut seulement indiquer les diverses sortes de pailles qui peuvent être utilisées avantageusement pour la nourriture des bêtes bovines.

Les pailles entières de céréales, de blé, d'avoine, d'orge et de seigle, trouvent en général des emplois plus profitables dans l'industrie ou dans l'hygiène des chevaux. Lorsqu'elles sont de bonne qualité, il y a le plus ordinairement bénéfice à leur donner cet emploi ou à les vendre, plutôt que de les faire consommer par les bœufs ou les vaches, à moins qu'elles ne puissent être remplacées, au point de vue de la production des fumiers. Ceci est la nécessité impérieuse. Ce qui est logiquement dévolu au bétail dont il s'agit ici, ce sont les menues pailles de toute sorte ; et les plus brisées sont les meilleures, parce qu'il n'est pas besoin de les hacher.

Les *balles de blé*, les *siliques de colza*, et autres débris du même genre, ont les mêmes propriétés digestives et nutritives que les pailles, dont elles ont sensiblement la composition. Il convient donc de les utiliser au même usage alimentaire. Voici d'ailleurs leur composition :

| | Eau p. 100. | Éléments nutritifs | | Ligneux p. 100. | Matières grasses p. 100. | Acide phosphorique p. 100. | Calcaire p. 100. |
		azotés p. 100.	non azotés p. 100.				
Balles de froment...........	14,3	4,5	53,2	36	1,4	0,39	0,80
— d'avoine............	14,8	4,0	29,7	34	1,5	0,28	0,72
Cosses de vesces............	15,0	8,5	32,5	36	2,0	0,56	2,40
— de fèves............	15,0	10,5	29,5	37	2,0	0,50	2,00
Siliques de colza............	14,0	3,5	40,0	34	1,6	0,42	2,45

Il va sans dire que toutes ces substances ne peuvent être salutaires qu'à la condition de n'avoir subi aucune altération, et que par conséquent elles doivent être conservées en un lieu sec, bien aéré, qui les mette à l'abri des conditions de la fermentation putride. Utilisées ainsi, elles sont bien plus profitables qu'employées directement à la confection des engrais, comme on le fait souvent.

Racines. — Les matières alimentaires fournies par les racines cultivées sont une conquête relativement récente de l'hygiène. Elles ont, on peut le dire, rempli le principal rôle dans les progrès réalisés en économie du bétail. C'est à elles qu'est dû, en particulier, le développement de l'aptitude à produire une plus grande quantité de viande, chez les races bovines. En fournissant, durant la saison d'hiver, des aliments frais en abondance, au lieu de la disette relative que les jeunes animaux étaient obligés de subir, faute de provisions suffisantes empruntées aux prairies permanentes dont l'étendue est nécessairement limitée par la répartition de l'eau à la surface du sol, les racines charnues, riches en principes sucrés et en phosphates, eu égard à leur forte proportion d'eau, qui est d'environ 80 p. 100, contribuent beaucoup à favoriser la précocité.

Les racines propres à la nourriture du gros bétail sont nombreuses. Nous allons les passer successivement en revue.

La plus importante de toutes, en France, est la *betterave*, dont la culture, en vue de la fabrication du sucre ou de l'alcool, a pris une grande extension. Mais la variété cultivée pour cet usage n'est pas celle dont nous devons nous occuper en ce moment ; nous la retrouverons à propos des résidus industriels. Les seules qui soient exclusivement alimentaires sont celles appelées *disette* et *globe jaune*, sur lesquelles il y a lieu de donner des indications hygiéniques.

Le choix entre les deux variétés n'est pas une question d'hygiène ; il dépend de considérations purement agricoles. On donne la préférence à celle qui, dans un sol déterminé, fournit les récoltes les plus abondantes. Quant à leur valeur nutritive, pour un même poids elle ne diffère point sensiblement. Il nous suffira donc de les examiner d'une manière absolue, au point de vue de leurs propriétés alimentaires, des procédés de conservation qui leur conviennent et de leur mode d'administration.

Quel que soit leur volume individuel, les racines de betterave ont d'autant plus de valeur alimentaire qu'elles sont plus fermes et plus lourdes. Cela indique que leur intérieur est homogène et plein, par conséquent riche en matière nutritive. Il est nécessaire qu'elles soient saines extérieurement, exemptes de blessures faites par l'instrument à l'aide duquel elles ont été arrachées du sol. Sans cela, il ne serait point possible de les conserver. Il importe de trier avec soin celles qui présentent de ces blessures, afin de les faire consommer les premières.

La betterave est surtout précieuse, ainsi que nous l'avons déjà dit pour les racines en général, comme nourriture d'hiver. Après sa récolte, il convient, à cet effet, de l'aménager convenablement pour que sa conservation soit assurée jusqu'à la venue des premiers fourrages verts. Étant très-aqueuse et riche en matières sucrées fermentescibles, elle s'altère avec la plus grande facilité sous l'influence de la moindre élévation de température. Le moins qui en résulte alors, c'est la perte d'une partie de sa valeur nutritive, et souvent il arrive que, subissant la fermentation putride, elle devient tout à fait impropre à l'alimentation.

Deux procédés sont employés pour mettre obstacle aux altérations dont il s'agit. Ils ont l'un et l'autre pour but d'éviter l'échauffement de la masse. Le premier consiste à conserver les racines de betterave en silos ; le second à les étendre en couches peu épaisses sur le sol d'un local bien aéré, sec et frais, cave, cellier, hangar, etc.

Ce dernier ne convient que pour des provisions peu considérables, car autrement il nécessiterait de trop vastes espaces ; aussi l'usage des silos est-il le plus répandu. Un fossé étant creusé en terre, on y dépose les betteraves par couches séparées avec un mince lit de paille, puis, lorsqu'il en est rempli et comble, on les recouvre soigneusement avec la terre retirée du fossé. On doit multiplier le plus possible le nombre des silos, afin que la provision de chacun, une fois entamée, soit promptement épuisée. On comprend facilement qu'un silo ne puisse pas rester longtemps ouvert sans que les betteraves s'y altèrent. Si la température extérieure est basse, elles sont exposées à la gelée ; si elle est élevée, leurs matières sucrées entrent en fermentation.

Dans des silos bien faits, la betterave passe facilement l'hiver sans subir aucune altération. Il convient donc de donner tous ses soins à leur confection et de ne les ouvrir, à mesure des besoins, que par une de leurs extrémités. Du reste, l'étendue à donner à chacun dépend du nombre de têtes de bétail à nourrir. Elle sera mesurée de façon à ce qu'il ne puisse rester en vidange au delà de quelques jours seulement.

La betterave ne peut pas suffire toute seule pour l'alimentation des animaux. Ce n'est point ce que l'on appelle en hygiène un aliment complet. Elle forme avantageusement, en automne et en hiver, la base de la ration, et ses effets alimentaires propres sont considérablement augmentés par la petite proportion de fourrages secs qu'on y ajoute. L'analyse chimique n'est pas encore en mesure de rendre compte de ce phénomène acquis à l'expérience de tous les praticiens observateurs.

En faisant l'addition des chiffres d'azote, de matières hydrocarbonées et d'acide phosphorique contenus dans une ration ainsi composée, on est bien loin d'atteindre la somme des mêmes substances que contiendrait une ration pratiquement équivalente de foin. C'est que les tables de prétendus équivalents dressées par des chimistes purs et adoptées par les auteurs qui se sont inclinés sans examen devant leur autorité, n'ont pas tenu compte du rôle physiologique de la cellulose, dans l'économie des ruminants qui ne dépensent que très-peu de force. Aussi trouve-t-on, d'après ces tables, qu'il faudrait, pour remplacer 100 de foin, 410 de betterave sous le rapport de l'azote, 3,800 sous le rapport des matières grasses, et 800 sous le rapport de l'acide phosphorique, soit en moyenne un équivalent que Thaër porte à 460 et que d'autres ont ramené à 280 seulement, ou un rapport, comme valeur nutritive, de 35 : 100.

De tels calculs n'ont aucune base sérieuse. L'expérience directe en démontre aussitôt l'erreur fondamentale. En faisant voir, dans le cas présent, par exemple, qu'il suffit d'ajouter à la betterave une faible proportion d'un autre fourrage bien choisi, pour en obtenir des effets nutritifs comparables à ceux du foin, tandis qu'on n'y arriverait point avec une nourriture exclusivement composée de betteraves, à quelque poids qu'on portât la ration, l'expérience met en évidence une vérité bien autrement féconde : c'est celle qui concerne la notion des aliments complémentaires, si bien étudiée par M. Chevreul au sujet de la nutrition des plantes et de la théorie des engrais. Et il est certain que, si la chimie veut arriver à quelque chose d'utile dans l'étude physiologique de l'alimentation, c'est en ce sens qu'elle doit diriger ses efforts. Elle a erré jusqu'à présent dans la recherche des équivalents nutritifs. Il lui faut se mettre à la recherche des compléments nutritifs, dans la voie où la pratique l'a déjà devancée, ainsi que le font déjà les expérimentateurs allemands.

Les betteraves fourragères contiennent :

Eau.........................	88,0 p. 190
Éléments nutritifs azotés.............	1,1
— non azotés..........	9,1
Ligneux	0,09
Matières grasses................	0,1
Acide phosphorique.............	0,09
Calcaire	0,03

(E. Wolff.)

La betterave ne convient qu'aux ruminants, qui la mangent du reste toujours avec plaisir. Elle ne doit leur être administrée que bien nettoyée et divisée. Souillée de terre, elle les dégoûterait et ne serait pas sans inconvénient, par l'accumulation, dans les organes digestifs, de matières inattaquables par les sucs gastriques. Entière ou en trop gros fragments, elle risque de s'arrêter dans l'œsophage et de produire ainsi un accident redoutable et bien connu, auquel il n'est pas toujours facile de remédier et qui entraîne souvent la mort. Le mieux est de la réduire en tranches minces, à l'aide du coupe-racines. Il n'y aurait aucun avantage à la faire cuire. La cuisson n'y ajoute aucune qualité et occasionnerait par conséquent des frais inutiles de combustible et de main-d'œuvre.

La quantité journalière qu'un animal d'espèce bovine en peut consommer utilement est difficile à déterminer en théorie. C'est en observant ses effets sur chaque individu, qu'on arrive à fixer assez exactement la proportion d'après laquelle elle peut, sans inconvénient, entrer dans la ration. Tant que les excréments ne sont pas ramollis au point d'accuser une véritable diarrhée, cette proportion n'est pas trop forte. Quand on commence à donner de la betterave aux animaux, il est bon de débuter par une faible dose, que l'on augmente ensuite progressivement. En hygiène alimentaire, il faut toujours ménager les transitions. Lorsque nous en serons d'ailleurs à la composition des rations, nous donnerons des exemples pratiques, qui pourront servir de base pour l'aliment dont il s'agit, ainsi que pour tous les autres.

La *carotte* est surtout réservée pour l'alimentation des chevaux et pour celle des moutons, du moins la carotte champêtre ou à collet vert, moins excitante que l'autre et moins estimée pour les chevaux. Les bêtes bovines n'en consomment que peu ou point du tout. Nous nous bornerons donc à la signaler en passant, parmi les racines alimentaires, en faisant remarquer que ses propriétés diffèrent peu de celles de la betterave.

La variété champêtre contient :

Eau...............................	87,0 p. 100
Éléments nutritifs azotés............	1,2
— non azotés...........	9,8
Ligneux............................	1,22
Matières grasses....................	0,2
Acide phosphorique.................	0,07
Calcaire............................	0,07

(E. Wolff.)

Les *navets*, *turneps*, *navet de Suède*, *rutabaga*, et les *raves*, *rabiole* ou *chou-rave*, ont plus d'importance, à notre point de vue actuel. Ils ont joué et ils jouent encore dans l'hygiène du gros bétail, en Angleterre, en Allemagne, et en France, un rôle considérable, égal ou à peu près, en général, à celui de la betterave, et supérieur dans certaines contrées. Nul n'ignore, par exemple, la part des turneps dans les opérations de Backewell, et l'on sait bien chez nous que l'amélioration si grande du bétail, dans notre Limousin, est due entièrement à la culture de la rabiole.

Composition du turneps.

Eau...............................	92,0 p. 100
Éléments nutritifs azotés............	1,1
— non azotés.........	5,1
Ligneux............................	1,0
Matières grasses....................	0,1
Acide phosphorique.................	0,08
Calcaire............................	0,06

(E. Wolff.)

La valeur nutritive des navets et des raves est inférieure, poids pour poids, à celle de la betterave. La proportion d'eau que contiennent ces racines est en général plus forte. A un point de vue relatif, on peut accepter comme exactes les appréciations théoriques qui ont été données de leurs divers titres alimentaires. Celui de la betterave étant 35, ils sont de 33 pour les navets, de 31 pour le rutabaga, de 22 pour le chou-rave, et de 20 pour les raves.

Ces chiffres représentent assez bien l'ordre décroissant des valeurs comparatives des diverses racines dont il s'agit, cultivées dans le même sol; mais il ne faudrait point les conserver, s'il s'agissait de comparer les raves du Limousin et de l'Auvergne, venues en terre granitique, avec les navets de nos pays du Nord. Et c'est ce dont, encore une fois, les calculateurs d'équivalents nutritifs n'ont tenu aucun compte, ce qui fait que la pratique met toujours leurs solutions en défaut.

Les considérations exposées au sujet de la betterave, quant à ses propriétés alimentaires, à ses procédés de conservation et à son mode d'administration, sont de tout point applicables aux racines dont il s'agit en ce moment. Le navet est beaucoup cultivé dans le Palatinat rhénan. Après la récolte, il est difficile de passer au bout d'un champ qui en a porté, sans y rencontrer un ou plusieurs silos, suivant son étendue, où sont conservées les racines récoltées. On les y vient chercher ensuite, au moment opportun et à mesure des besoins de la nourriture du bétail.

En Bretagne, c'est le *panais* qui a la préférence. Il passe pour communiquer au lait et au beurre des vaches un goût agréable. Quant à sa valeur nutritive, elle est un peu plus forte que celle du navet, ainsi que l'indiquent les résultats de son analyse :

Eau..	88,3 p. 100
Éléments nutritifs azotés.................	1,6
— non azotés...........	8,4
Ligneux...................................	1,0
Matières grasses..........................	0,2
Acide phosphorique.......................	0,07
Calcaire..................................	0,06

(E. Wolff.)

Du reste, il ne s'agit pas de se prononcer, au point de vue hygiénique, entre les diverses racines qui viennent d'être indiquées. L'important est d'en avoir une quelconque, sinon plusieurs, pour nourrir le bétail en hiver. C'est au cultivateur de choisir celles qui, dans les conditions agricoles où il se trouve, donnent les plus belles récoltes. Nous devons nous borner à bien établir, en terminant sur ce point, que sans racines pour la nourriture d'hiver il n'y a point de bonne hygiène alimentaire des bêtes bovines.

Tubercules. — La *pomme de terre* et le *topinambour* sont les seuls tubercules alimentaires pour le bétail. Ils sont l'un et l'autre considérés comme plus riches en matières nutritives que les racines précédemment examinées, mais il ne serait pas exact de dire que pour le gros bétail ils aient une valeur nutritive supérieure, parce que les animaux n'y prennent point le même goût. La saveur sucrée des racines, tandis que celle de la pomme de terre crue est âcre, et celle du topinambour un peu fade, l'explique parfaitement.

Composition de la pomme de terre.

Eau.........................	75,0 p. 100
Éléments nutritifs azotés...............	2,0
— non azotés........	21,0
Ligneux......................	1,1
Matières grasses.................	0,3
Acide phosphorique..............	0,15
Calcaire.....................	0,03

(E. Wolff.)

En général, on ne fait point consommer les pommes de terre par les bêtes bovines; elles sont réservées pour les porcs, qu'elles engraissent très-bien, lorsque la cuisson les a modifiées. A ce même état de cuisson, elles peuvent entrer avantageusement aussi dans la ration des bœufs ou des vaches à l'engrais; mais c'est une complication de main-d'œuvre et de frais de combustible, qu'il vaut mieux éviter.

Le topinambour, au contraire, fournit, dans certaines situations, une ressource précieuse. Il est l'aliment frais des pays de mauvaises terres, qui n'en peuvent guère produire d'autres pour l'hiver. Il est capable de rendre, à ce titre, de très-grands services. M. F. Villeroy racontait naguère qu'ayant planté en topinambours, il y avait alors environ quarante ans, une mau-

vaise pièce de terre d'environ 20 ares, il en avait obtenu assez
régulièrement chaque année depuis lors un produit de 20 quintaux métriques, sans avoir replanté jamais. « Les topinambours,
dit-il, pourrissent facilement dans les caves et dans les silos, et
comme ils ne gèlent pas en terre, même par les froids les plus
rigoureux, on ne les arrache qu'au printemps. Mais ici la terre
est souvent encore gelée, ou couverte de neige jusqu'au mois de
mars, et on ne peut pas compter sur les topinambours pour la
nourriture du bétail pendant plus d'un mois. Si on pouvait les
arracher tous les jours à mesure des besoins, de novembre
à mars, alors ils seraient une plante précieuse, et je n'en vou-
drais pas d'autre pour la nourriture d'hiver de mon troupeau.
Ces résultats de ma vieille expérience pourront être utiles à
d'autres cultivateurs qui ont des terres convenant aux topinambours et un climat plus doux que celui du Rittershof. »

D'après M. Boitel, qui en a fait l'expérience, les topinambours
se conservent très-bien, même arrachés, pourvu qu'on ait le
soin d'y laisser la terre adhérente aux tubercules. Quoi qu'il en
soit, notre but doit être ici seulement d'insister sur la valeur
hygiénique de ces tubercules, dans les exploitations où la culture des racines alimentaires est impossible ou peu productive,
et où par conséquent la nourriture aqueuse manque durant
l'hiver, pour le bétail.

Composition du topinambour.

Eau...	80,0 p. 100
Éléments nutritifs azotés...............	2,0
— non azotés..........	15,6
Ligneux...................................	1,3
Matières grasses.........................	0,5
Acide phosphorique......................	0,14
Calcaire..................................	0,04

(E. WOLFF.)

Les topinambours se consomment, comme les racines, après
avoir été nettoyés et coupés en tranches. Il faut se garder de les
donner entiers non plus que les pommes de terre. En cet état,
il leur arriverait souvent de s'arrêter dans l'œsophage et d'y
produire l'accident de suffocation sur lequel nous avons déjà
appelé l'attention.

Farines. — Les grains et les graines alimentaires ne peuvent
guère être consommés entiers par les ruminants. Leur mode
de mastication ne se prête pas à ce qu'ils puissent, sous cette
forme, produire de bons effets. Aussi ne les leur donne-t-on
qu'après les avoir moulus ou concassés, tout au moins, pour
quelques-uns, faisant partie des céréales, comme l'orge et le
seigle, après qu'ils ont subi un commencement de fermentation
ou de germination. Nous nous en occuperons tout à l'heure
spécialement.

La plupart des autres, particulièrement les graines oléagineuses, n'entrent dans la nourriture du bétail qu'après avoir
fourni à l'industrie leur principe dominant, et sous forme de
résidu. De même des amylacées qui donnent d'abord de l'a-
midon ou de l'alcool. Nous les retrouverons plus loin. En attendant, il convient toutefois de signaler comme de précieux aliments pour les élèves qu'il s'agit de pousser à la précocité, — ce
qui doit être l'objet essentiel de l'hygiène alimentaire des bêtes
bovines, en raison du but final de leur exploitation, — les farines de céréales, de légumineuses, de crucifères, etc., orge,
seigle, baillarge, pois, fèves, gesses, vesces, colza, navettes, lin,
sarrasin, etc., qui forment pour la ration de ces bêtes un excellent complément.

Tous très-riches en phosphates, aussi bien qu'en matières
azotées et grasses, ces aliments complémentaires exercent sur
le développement du système osseux des jeunes animaux en voie
de croissance une influence remarquable, sur laquelle nous
avons été le premier, croyons-nous, à appeler l'attention des
physiologistes et des praticiens de l'élevage, en établissant la
théorie jusqu'alors inconnue du phénomène de la précocité,
empiriquement réalisé par Backewell. En fournissant en abondance à la nutrition les matières nécessaires pour la constitution du système osseux, ils ont pour effet de hâter l'achèvement
du squelette, achèvement qui se caractérise par la soudure des
épiphyses des os longs à leur diaphyse, c'est-à-dire des extrémités articulaires et des éminences d'insertion des muscles au
corps de l'os.

C'est par les points de jonction de l'épiphyse à la diaphyse,
restant cartilagineux tant que le squelette n'est pas achevé, que

l'os s'accroît en longueur, à mesure que son volume augmente proportionnellement; dès que, par un apport plus considérable de phosphate calcaire, le cartilage épiphysaire s'organise en tissu osseux et sonde ensemble les parties d'abord séparées de l'os, celui-ci ne peut plus s'accroître et conserve le volume qu'il avait au moment où la soudure l'a en quelque sorte surpris. Le même phénomène se produit, sous une autre forme, dans la trame de tous les autres os, courts, plats, allongés, qui ne sont désormais non plus le siége que du double mouvement d'usure et de réparation, si bien mis en évidence par les expériences de Flourens.

C'est ainsi qu'on explique, de la manière la plus nette, que le squelette des animaux abondamment nourris en stabulation, avec les aliments dont il s'agit, reste relativement peu développé, et que l'évolution de leur appareil dentaire soit hâtée dans la mesure même de leur précocité.

En vertu du même principe, on a cru pouvoir arriver à des résultats analogues, c'est-à-dire favoriser la formation du tissu osseux, à la suite d'opérations chirurgicales ou dans le cas de rachitisme, en administrant des préparations pharmaceutiques dont les sels alcalins du phosphore étaient la base. Il y a là une erreur physiologique, consistant à méconnaître que les substances minérales ne se suppléent point en pareil cas, et ne sont assimilables ou ne deviennent des nutriments pour les animaux, qu'à la condition d'avoir été d'abord assimilées par les végétaux. Et c'est ce que l'hygiéniste ne doit jamais perdre de vue.

Ce qui précède suffira, pensons-nous, pour faire apprécier l'importance hygiénique des grains et des graines dans l'alimentation des jeunes animaux d'espèce bovine, indépendamment du rôle qu'ils peuvent jouer dans leur engraissement ultérieur, en fournissant un complément de matières amylacées et grasses à leur ration. A ce double titre, ce serait faire un bien mauvais calcul de s'en abstenir à cause de leur prix élevé. La quantité de matière animale que, bien administrés, ils produisent, a toujours une valeur supérieure à la leur propre. En outre, en hâtant dans tous les cas la venue du résultat cherché, développement des individus ou engraissement, ils ont pour conséquence nécessaire d'économiser les rations d'entretien, qui sont par elles-mêmes, nous le savons bien, improductives.

Malt. — D'expériences exécutées dans plusieurs des stations agricoles de recherches de l'Allemagne, il résulte que le malt, ou orge germée préparée pour la fabrication de la bière, constitue, pour les veaux sevrés, une nourriture excellente, à peu près équivalente au lait doux. Donné aux vaches laitières, en mélange avec un peu de son et de la paille hachée, il agit aussi très-favorablement, d'après ces mêmes expériences, sur la sécrétion laiteuse.

On n'a pas de peine à admettre l'exactitude de tels résultats, constatés d'ailleurs expérimentalement avec toutes les précautions que savent si bien prendre les savants allemands qui dirigent les établissements où ces résultats ont été recueillis. Si la germination prive le grain de l'orge d'une partie de ses matières azotées, ainsi que nous allons le dire tout à l'heure, elle transforme son amidon en dextrine et en sucre, et le rend par là plus directement assimilable par une digestion plus facile. Il serait donc superflu d'insister.

Touraillons. — Dans la préparation du malt, lorsque le grain est arrivé à un certain degré de germination, on arrête celle-ci en faisant subir à ce grain une dessiccation sur la touraille, qui est une sorte d'étuve à l'air libre. Les radicelles de l'embryon, qui sortent par une des extrémités du grain et qui sont très-fragiles, se détachent et tombent avec les grains imparfaits, lorsqu'on soumet le malt touraillé au criblage qui précède sa mouture.

Ces débris, appelés *touraillons*, sont employés avec succès, dans le Pas-de-Calais, à la nourriture des animaux (Ch. Lenglen).

En France, on les faisait en général pourrir avec les engrais, conformément à l'avis formulé par M. Payen qui, dans son *Traité complet de la distillation* (p. 105), dit que « les matières azotées et minérales qu'ils recèlent peuvent être utilisées en les employant comme engrais, soit directement, soit après les avoir fait servir de litière ou d'excipient des urines dans les écuries ou les étables. »

En voici la composition :

Eau	8,0 p. 100
Éléments nutritifs azotés	23,0
— non azotés	44,0
Ligneux	17,5
Matières grasses	2,5
Acide phosphorique	1,4?
Calcaire	0,09

(E. WOLFF.)

Le grain d'orge lui-même ne contient que 9 p. 100 d'éléments nutritifs azotés; mais on y en trouve 65,09 de non azotés.

En nous fondant sur ce principe général, que toute matière végétale assimilable produit toujours une valeur économique plus considérable, consommée par les animaux qu'enfouie dans le sol directement ou après avoir servi de litière, nous serions autorisés à admettre, quand même l'expérience ne l'aurait pas déjà prouvé, que la meilleure manière d'utiliser les touraillons est de les faire entrer pour une part dans la ration alimentaire des bêtes bovines, mélangés avec les pailles et les racines ou les tubercules, en un mot avec les aliments frais et aqueux. Ils offrent les conditions d'un bon aliment complémentaire, et nous osons garantir qu'on se trouvera bien de les utiliser ainsi.

Résidus. — On a donné le nom de résidus alimentaires aux parties restantes des végétaux soumis à un procédé industriel d'extraction d'un des principes immédiats qu'ils contiennent. Ils représentent donc, matériellement, la composition de ces végétaux, moins la totalité ou la plus forte partie du principe immédiat extrait; mais il arrive que les manipulations auxquelles ils ont été soumis ont modifié leurs propriétés de telle sorte qu'ils ont conservé une valeur nutritive égale, et quelquefois en ont acquis une supérieure à celle du produit végétal entier.

Quelques-uns de ces résidus, ceux, par exemple, des graines ou des fruits oléagineux, sont appelés tourteaux. Nous les examinerons à part. Dans le présent article, il ne s'agira que de ceux des racines, des tubercules et des grains traités dans les fabriques de sucre, d'alcool, de fécule, d'amidon, dans les brasseries, etc. La plupart de ces fabriques sont aujourd'hui considérées comme des annexes de l'exploitation agricole; elles ont par là exercé sur l'économie du bétail une très-heureuse influence, en mettant à sa disposition des quantités considérables d'aliments nouveaux, dont l'emploi plus ou moins convenable réagit d'une manière très-sensible sur l'entreprise industrielle elle-même, en déterminant la valeur de ses résidus.

Le premier qui doive nous occuper est celui de la betterave traitée pour l'extraction du sucre, ou mise en fermentation pour celle de l'alcool par distillation. Ses propriétés alimentaires diffèrent, dans les deux cas, et aussi suivant les procédés d'après lesquels les traitements ont été opérés. Et cela est d'une telle importance pratique, qu'on ne saurait négliger de tenir compte de la valeur comparative des résidus, dans l'appréciation de ces procédés. Il reste encore à cet égard bien des questions à résoudre, mais les faits acquis sont suffisants pour que, dans l'état actuel de la pratique, on puisse donner des indications utiles.

Les *résidus de betterave*, connus sous le nom de *pulpes*, sont de deux sortes. Les pulpes ont été pressées, pour en faire sortir tout le jus, ou à peu près, ou bien elles n'ont pas été pressées et elles ont subi la fermentation. Les premières sont dites pulpes de sucrerie, et les secondes, pulpes de distillerie.

La *pulpe de sucrerie*, qui se présente sous forme de petites agglomérations noirâtres et aplaties, résultant de la pression qu'elle a subie, est réduite au parenchyme de la betterave déchiré par l'action de la râpe. Non-seulement elle a perdu la plus forte partie de la matière sucrée, mais encore beaucoup des matières minérales solubles et des matières azotées dont la présence dans les jus nécessite la défécation par la chaux ou tout autre agent. Cette sorte de pulpe ne conserve donc qu'une faible partie des éléments et par conséquent de la valeur nutritive de la betterave entière. Cette valeur serait presque nulle, n'était le fait connu de l'aptitude des ruminants à l'assimilation de la cellulose, dont elle est presque entièrement composée, et à laquelle l'action de la râpe a sans doute communiqué des propriétés nouvelles, qui la rendent encore plus facilement assimilable. C'est cette aptitude qui permet de comprendre les effets obtenus, dans les sucreries, à l'aide de la pulpe employée à l'engraisement des bœufs et des vaches.

Composition.

Eau..	70,0 p. 100.
Éléments nutritifs azotés...............	1,8
— non azotés.........	18,5
Ligneux.....................................	6,3
Matières grasses..........................	0,2
Acide phosphorique......................	0,20
Calcaire....................................	0,18

(E. WOLFF.)

La pulpe pressée se conserve assez bien en la faisant sécher et en la déposant dans des silos ; mais les sucriers préfèrent en général la faire consommer à mesure de la production, en multipliant le nombre de leurs animaux à l'engrais. Les cultivateurs qui les fournissent de betteraves et reçoivent d'eux les pulpes qui en restent font de même.

Il n'est pas nécessaire d'ajouter que ces pulpes ne peuvent utilement à elles seules constituer la ration, pas plus que la betterave dont elles sont le résidu. Elles n'y doivent entrer que pour une part, déterminée par l'observation attentive de leurs effets sur la fonction digestive des individus. On les a accusées de provoquer le développement de la péripneumonie contagieuse des bêtes bovines, dans les étables des sucreries du Nord. Une telle opinion ne s'appuie sur rien de fondé et ne supporte même pas l'examen. La maladie dont il s'agit sévissait sur le bétail bien avant qu'il fût question d'extraire le sucre de la betterave, et l'on sait très-bien maintenant qu'elle est introduite dans les étables du Nord par la contagion.

La *pulpe de distillerie* diffère essentiellement de celle de sucrerie, dont nous venons de parler, du moins la pulpe des distilleries conduites d'après le procédé Champonnois, comportant la macération à la vinasse. Elle est trois fois plus riche en matières azotées. De nombreuses observations permettent de considérer qu'elle ne diffère pas sensiblement, quant à sa valeur nutritive, de la betterave de Silésie qui la fournit. La macération à chaud et la fermentation qu'elle a subies, rendent apparemment ses principes immédiats plus assimilables. En somme, cette pulpe contient toutes les matières constituantes de la betterave, moins le sucre transformé en alcool par la fermentation, puisque les

résidus des jus lui sont rendus sous forme de vinasse, à la sortie
de l'alambic. Il faut tenir compte, dans l'appréciation de sa richesse comparative, de la forte proportion d'eau qu'elle contient.

En voici la composition :

Eau.................................	92,6 p. 100.
Éléments nutritifs azotés............	0,8
— non azotés.........	4,4
Ligneux.............................	1,4
Matières grasses....................	0,1
Acide phosphorique..................	0,07
Calcaire............................	0,04

(E. Wolff.)

La pratique en a, sur une très-grande échelle, confirmé les
bons résultats. Mélangée avec des aliments complémentaires
secs, elle forme, pour les bêtes bovines à l'engrais surtout, une
nourriture très-avantageuse. La dose en a été parfois portée, dans
ce cas, jusqu'à 60 et 65 kilog. par jour ; mais il vaut mieux se tenir
en deçà de ces chiffres. Ici, du reste, comme pour les racines
crues, c'est l'état des excréments qui doit servir de règle. Tant
que ces excréments restent fermes, la pulpe est bien digérée et
produit tous ses effets nutritifs. C'est une affaire de tâtonnement,
qui dépend des dispositions individuelles, et aussi des fourrages
dont on dispose pour les mélanger avec la pulpe dans la ration.

Toutefois, quand il s'agit de jeunes animaux ou de vaches
laitières, il y a toujours avantage à modérer la dose de pulpe. Ses
effets sont alors meilleurs. Elle ne doit être portée à son maximum possible que pour les bêtes à l'engrais, dont il importe de
hâter la liquidation, tout en soignant leur hygiène. Dans tous
les cas, à faible ou à forte dose, son goût un peu acide excite
l'appétit, et son action sur les fourrages secs qu'on y mêle augmente la valeur nutritive de ceux-ci, surtout quand on a eu le
soin de préparer un jour à l'avance le mélange alimentaire dans
lequel la pulpe de distillerie entre pour une part quelconque.

Cette pulpe se conserve très-facilement, elle aussi, dans des
silos ou dans des cuves couvertes. L'important est qu'elle soit
soustraite au contact de l'air, qui pourrait y provoquer le développement de la fermentation butyrique, dont les effets toxiques
très-énergiques ont été mis en évidence dans ces derniers temps.

Mais on préfère en général, dans les exploitations où sont installées les distilleries de betteraves, faire consommer les pulpes à mesure, par du bétail à l'engrais, qui, au point de vue économique, en est le meilleur consommateur.

De même que les racines sucrées, les tubercules féculents fournissent aussi des résidus alimentaires. La fécule qu'ils contiennent en forte proportion en est extraite directement ou saccharifiée pour la fabrication de l'alcool, par fermentation et distillation. De là des féculeries de pommes de terre, et des distilleries de pommes de terre et de topinambours, laissant pour l'alimentation du bétail les parties non féculentes de ces tubercules déchirés par la râpe.

Pour ce qui concerne les *résidus de pommes de terre*, celui de distillerie est plus nutritif que celui de féculerie, et cela pour deux raisons faciles à comprendre : dans l'extraction de la fécule, la pulpe de pommes de terre subit des lavages répétés qui entraînent, avec la matière amylacée, la plus forte part des matières azotées ; il ne reste plus guère sur les tamis que le parenchyme du tubercule ; dans la préparation de la pulpe pour la distillation, au contraire, la fermentation d'abord, puis la chaleur, n'enlèvent que la fécule transformée en alcool, et les modifications que cette fermentation imprime au résidu le rendent, ainsi que nous l'avons déjà dit à l'occasion de la betterave, plus facile à digérer et à assimiler.

Ces dernières considérations s'appliquent aux *résidus de topinambours*, à cela près que pour un poids égal ces derniers sont moins nutritifs, le tubercule qui les fournit étant plus aqueux que celui de la pomme de terre.

La pulpe de la pomme de terre a la composition suivante :

Eau...........................	94,8 p. 100
Éléments nutritifs azotés.............	1,0
— non azotés..........	3,0
Ligneux.......................	0,6
Matières grasses..................	0,1
Acide phosphorique................	0,08
Calcaire......................	0,02

(E. WOLFF.)

Il a été écrit que ces résidus desséchés au four ou passés à l'étuve égalaient le bon foin en propriétés nourrissantes. Une telle appréciation, fondée non pas sur l'expérience directe, mais sur une induction tirée de la composition chimique élémentaire, n'a plus besoin d'être relevée, maintenant que nous avons tant de fois montré l'erreur de la méthode de raisonnement appliquée à la théorie chimique des équivalents nutritifs.

On a dit aussi que les résidus de féculerie étaient, à poids égal, plus nutritifs que la pomme de terre entière, parce que celle-ci contient un grand excès du principe hydrocarboné neutre. Cela n'est pas admissible.

Lorsqu'il s'agit, comme c'est ici le cas, d'animaux chez lesquels la formation de la graisse est la chose la plus importante, se laisser entraîner à des conceptions pareilles par la notion purement spéculative du rapport nécessaire entre les divers éléments composants d'une matière élémentaire, en prenant le foin pour type, c'est abuser étrangement d'une théorie préconçue. En cette circonstance surtout, il est permis de dire que ce qui abonde ne vicie pas.

Ne prenons donc les résidus en question que pour ce qu'ils valent réellement, considérés comme aliments des animaux à l'engrais, pour lesquels ils conviennent exclusivement. A ce titre, crus ou cuits, ils sont inférieurs aux tubercules dont ils proviennent ; mais ils n'en produisent pas moins des résultats fort utiles ; administrés convenablement, c'est-à-dire comme ne formant qu'une partie de la ration et mélangés, ainsi que les autres pulpes, auxquelles on peut les comparer par leurs propriétés physiques, avec des fourrages secs et des aliments complémentaires.

Leur proportion dans la ration est déterminée de même expérimentalement, d'après les effets qu'ils produisent sur la digestion. La dose en est devenue trop forte dès que se montre la diarrhée chez les sujets qui les consomment. C'est donc une affaire de tâtonnement, en commençant par de faibles quantités, qu'on augmente d'une manière progressive.

Les résidus des tubercules se conservent comme ceux des racines. Parfois on les dessèche, mais cela entraîne des frais qu'il vaut mieux éviter en les faisant, eux aussi, consommer à mesure de leur production.

Dans les localités du nord-ouest et de l'ouest de la France, où se fabrique le cidre, on a durant longtemps laissé perdre un résidu qui peut être avantageusement utilisé pour la nourriture du bétail, et qui l'est maintenant par les agriculteurs les plus éclairés.

Le *marc de pommes*, résultant du pressurage des fruits à cidre, est mangé avec plaisir par les ruminants, à cause de son goût faiblement acide. Il convient surtout aux vaches laitières, sous la réserve du mode d'administration déjà conseillé pour les autres résidus examinés. Nous n'y insisterons pas, en raison de la production limitée des fruits à cidre. Il suffit d'avoir indiqué le marc de pommes comme un aliment possible pour le bétail. Ceux qui en possèdent sauront, en vertu d'un principe précédemment posé, que lui donner cet usage est, en conséquence, le meilleur moyen de l'utiliser.

Arrivons aux résidus des usines où sont traitées les céréales pour la fabrication de la bière, de l'alcool et de l'amidon.

La *drèche* est le malt moulu et épuisé, pour la plus grande partie, de ses matières sucrées, et aussi de ses matières azotées albuminoïdes, par l'action de l'eau bouillante avec laquelle ce malt a été brassé. Cette eau, devenue bouillon, est décantée après brassage suffisant, et laisse dans la cuve les résidus solides de l'opération, qui constituent la drèche.

Composition.

Eau	76,6 p. 100
Éléments nutritifs azotés	4,0
— non azotés	11,1
Ligneux	6,2
Matières grasses	1,0
Acide phosphorique	0,48
Calcaire	0,12

(E. Wolff.)

Les qualités de cette drèche varient suivant celles des grains transformés en malt, mais surtout suivant le perfectionnement des usines ou brasseries dans lesquelles ils ont été traités. Les brasseries nouvelles, montées d'après les procédés mécaniques les plus avancés, fournissent une drèche moins riche que celle des anciennes. L'épuisement du malt y est en effet poussé plus loin.

Néanmoins, la drèche est en tout cas un bon aliment pour les bêtes à l'engrais et pour les vaches laitières, qui la mangent volontiers, surtout quand elle a subi un commencement de fermentation qui en rehausse le goût. Dans certaines laiteries des grandes villes, à Londres particulièrement, on en donne aux vaches jusqu'à 30 et 40 litres par tête et par jour. C'est là une dose trop forte, qui nuit à la qualité du lait, en le rendant trop aqueux et d'un goût un peu fade. Une proportion moindre de moitié, en mélange avec des fourrages secs, est beaucoup plus hygiénique, même pour les bêtes à l'engrais. Administrée dans ces dernières conditions, la drèche est une excellente nourriture.

Les *résidus des distilleries de grains* se présentent sous la forme d'une pâte très-claire, contenant toutes les parties non amylacées des seigles, orges, riz, traités pour la fabrication de l'alcool. Ils ont une saveur aigrelette et peuvent être principalement utilisés pour l'alimentation des bêtes à l'engrais.

Composition de la pulpe de seigle.

Eau...............................	89,0 p. 100
Éléments nutritifs azotés.............	2,1
— non azotés.........	6,8
Ligneux.........................	1,6
Matières grasses...................	0,4
Acide phosphorique.................	0,24
Calcaire.........................	0,01

(E. WOLFF.)

Plus qu'aucun des autres résidus, ceux des distilleries de grains nécessitent, pour être consommés d'une manière avantageuse, le mélange avec des menues pailles ou autres fourrages secs. Cependant il existe des usines où les étables d'engraissement annexées sont disposées de façon à ce que ces résidus puissent arriver à l'état liquide dans les crèches, où les animaux les boivent. Ce n'est point là une pratique à recommander. Elle facilite beaucoup le service, à la vérité, mais les animaux, presque toujours, sinon toujours, atteints de diarrhée, profitent bien moins de leur nourriture que si, par une manipulation préalable, on la faisait entrer pour une part seulement dans la ration.

On ne doit pas oublier que les aliments quelconques ne sont bien digérés par les animaux dont nous nous occupons qu'après avoir été ruminés, et que seules les matières solides peuvent se prêter au mécanisme de la rumination.

La remarque s'applique également aux *résidus d'amidonnerie*, moins nutritifs que ceux des distilleries de grains, pour la raison que nous avons déjà fait valoir en comparant les résidus des féculeries à ceux des distilleries de pommes de terre. Du reste, ces résidus, très-aigres, valent mieux pour les porcs que pour les bêtes bovines. Il est préférable de les leur faire consommer.

Tourteaux. — Les résidus connus sous le nom de tourteaux et qui proviennent, comme nous l'avons déjà dit, de la fabrication des diverses sortes d'huiles extraites des graines ou des fruits oléagineux, sont par excellence des aliments complémentaires. Ils ont en hygiène un rôle capital et tout à fait spécial. C'est pour cela que nous les examinons à part.

Avant d'indiquer ce rôle, nous allons énumérer les diverses espèces de tourteaux, en faisant connaître leur composition chimique, afin d'expliquer plus facilement l'influence physiologique démontrée par les faits et que nous leur avons reconnue le premier, sauf erreur de notre part.

Les plus généralement usités sont ceux de colza, de lin, d'œillette et de noix. Ce dernier est connu sous le nom particulier de *nougat* ou *nouget*. Celui d'olives est appelé *tronâlle*. Les graines oléagineuses en fournissent un certain nombre d'autres espèces, que nous ne devons pas négliger.

Avant de nous occuper de leurs qualités physiques, permettant de juger de leur valeur relative, dans l'espèce à laquelle ils appartiennent, il faut donc dresser le tableau de leur composition, telle qu'elle résulte des analyses d'Émile Wolf, et de Corenwinder pour celui d'arachides.

	Eau p. 100.	Éléments nutritifs — azotés p. 100.	Éléments nutritifs — non azotés p. 100.	Ligneux p. 100.	Matières grasses p. 100.	Acide phosphorique p. 100.	Calcaire p. 100.
Tourteaux de colza.......	15,0	28,3	33,5	15,8	9,0	2,50	0,98
— de cameline....	15,0	28,5	37,1	12,5	8,5	1,80	0,75
— d'œillette.......	10,0	32,5	37,7	11,4	8,1	2,50	0,93
— de faîne.......	10,0	24,0	31,3	30,5	7,5	1,10	1,48
— de chènevis....	10,5	27,0	36,5	22,0	6,2	1,35	0,90
— de lin..........	11,5	28,5	41,3	11,0	10,0	2,10	0,88
— d'arachides.....	12,0	41,72	38,38		9,60	1,07	

D'après les chiffres de ce tableau, on se rend parfaitement compte du parti que les engraisseurs tirent des tourteaux dans leurs opérations, et l'on comprend à merveille les effets qu'ils en obtiennent. Il devient évident que le tourteau est par excellence l'aliment complémentaire de la ration d'engraissement. Sa richesse en matières grasses suffit pour l'expliquer, et sa richesse non moins grande en matières azotées n'y nuit point.

Mais il y a un autre fait, démontré par l'expérience des grands éleveurs de l'Angleterre, et suivi empiriquement aussi par ceux de France, qui a une importance de premier ordre.

Une ration journalière de tourteau, donnée aux jeunes animaux durant la période de leur développement, à partir du moment de leur sevrage, les pousse à la précocité, encore mieux que les farines de céréales dont nous avons déjà parlé à ce point de vue.

La raison de ce fait est facile à trouver, quand on songe que, parmi les substances alimentaires des herbivores, les graines oléagineuses sont de toutes les plus riches en phosphates, comme l'indique bien la teneur en acide phosphorique et en calcaire, consignée dans le tableau dressé plus haut. Or, la précocité dépendant de l'achèvement hâtif du squelette par la prompte soudure des épiphyses, il ne saurait être douteux que le résultat soit amené par la surabondance des phosphates assimilables dans la ration alimentaire telle que la constitue l'addition d'une dose déterminée de tourteau.

On voit clairement par là de quelle utilité il peut être de faire intervenir l'aliment complémentaire dont il s'agit dans l'hygiène des animaux d'élevage des espèces qui, pour remplir au mieux leur fonction économique principale, doivent toujours, dans la mesure du possible et de l'utile relatif, être poussées vers la précocité.

Tel est le double rôle hygiénique des tourteaux. Ils ne conviennent que pour les élèves et pour les animaux à l'engrais, administrés à faible dose et comme complément de la ration. Rarement il est bon de dépasser un kilogramme par jour. Pour les vaches laitières et pour les bœufs de travail, ils ne valent rien. Ils communiquent au lait des premières un goût détestable, et, quant aux seconds, ils ne réparent point les forces dépensées, ce qui est une nouvelle preuve du peu de fondement de l'opinion qui attribue la vertu réparatrice et fortifiante des aliments à la proportion des corps gras qu'ils contiennent.

La valeur relative des diverses sortes de tourteaux est indiquée, suivant le but qu'ils doivent atteindre, par leur composition chimique. Pour l'engraissement, les plus riches en huile prennent la tête ; pour les jeunes animaux qu'il s'agit de pousser à la précocité, ce sont ceux qui contiennent la plus forte proportion d'acide phosphorique. A ce double titre, parmi les plus répandus, c'est le tourteau de lin qui doit occuper le premier rang. Après lui viennent celui d'arachide et celui d'œillette, qui sont, d'un autre côté, plus riches en éléments azotés, puis celui du colza.

Les tourteaux, qui sont durs lorsqu'ils ont été fortement pressés, s'administrent après avoir été concassés, ou mieux broyés, soit secs, soit délayés en forme de buvées. Ce dernier mode convient surtout pour les jeunes animaux à la mamelle ou récemment sevrés. Aux autres on les donne mélangés avec les pulpes et les fourrages qui composent la ration. On évite ainsi la répugnance qu'ils causent parfois aux bêtes qui n'y sont pas encore habituées.

Les tourteaux les moins durs, les moins secs, ceux dont la cassure laisse voir des graines entières ou des fragments assez gros du fruit oléagineux, sont les meilleurs, parce qu'ils ont une valeur nutritive plus grande, ayant été moins épuisés. Ils doivent avoir seulement l'odeur nette de leur provenance, et aucune autre qui indique une altération.

Sel. — Peu de questions ont donné lieu à plus de controverses que celle de l'usage du sel dans l'alimentation des animaux. Tandis que les uns ont considéré cette substance comme indispensable à la bonne hygiène, en raison de ce qu'elle existe toujours, en proportion déterminée, dans l'économie animale, les autres ont soutenu qu'il était le plus ordinairement inutile de l'ajouter à la ration, les aliments habituels en contenant toujours en quantité suffisante pour les besoins de la nutrition. De part et d'autre on s'est appuyé sur des résultats d'expérience, et la question est demeurée en litige.

Que le sel soit un aliment véritable ou seulement un condiment, c'est-à-dire une substance ayant pour fonction d'assaisonner les matières végétales en en relevant le goût et en stimulant l'appétit, il nous paraît que, sans disserter longuement sur un sujet à peu près impossible à éclaircir par des expériences nécessairement complexes, on peut s'en rapporter, pour résoudre la difficulté, à l'instinct même des animaux. Or il est bien certain que les bêtes bovines, lorsqu'on met à leur disposition du sel ou des matières salées, les recherchent et les consomment avec un visible plaisir.

Les vachers des montagnes d'Auvergne, quand ils exécutent la traite, en ont toujours dans une poche pendue à leur ceinture, et, pour faire tenir la vache tranquille, ils lui en donnent une pincée, qu'elle sait fort bien aller chercher elle-même dans la poche, si le vacher l'oublie. Le sel est pour la vache auvergnate une véritable friandise. De même pour celle des montagnes de la Suisse.

En d'autres lieux on a coutume de déposer dans les mangeoires des masses de sel gemme, et depuis peu des sortes de briques appelées *salignons*, fabriquées avec un mélange de terre glaise et de débris de saline, que les bêtes bovines, libres de le faire à leur guise, ne manquent pas de lécher.

Cela pour nous résout la question de l'utilité du sel dans l'alimentation du gros bétail, et démontre l'avantage d'en ajouter une certaine proportion aux rations composées d'aliments fades, comme les fourrages grossiers des prairies basses et humides ou les résidus non fermentés, ou mieux d'en mettre à la disposition des animaux, par les moyens qui viennent d'être indiqués et qui sont les plus commodes et les moins coûteux. De même que tous les hommes n'éprouvent pas au même degré le besoin des aliments salés, il en doit être ainsi des animaux. Le mieux est donc de les laisser eux-mêmes fixer la dose qui leur convient. C'est pourquoi nous recommanderons particulièrement l'usage des salignons ou briques salées dans les mangeoires des étables.

On a beaucoup préconisé le sel ou l'eau salée pour corriger les altérations des fourrages. Il est certain qu'en vertu de sa propriété antiseptique, le sel arrête la fermentation putride commencée dans ces fourrages ; mais on se tromperait fort si l'on croyait qu'il peut en prévenir les effets sur l'économie animale, une fois qu'elle s'est développée. Par sa saveur prononcée, dont les bêtes bovines sont très-friandes, comme nous venons de le voir, il masque celle des fourrages altérés, qui les eût fait repousser sans cela, et ces fourrages sont mangés avec plaisir; mais c'est là plutôt un inconvénient qu'un avantage, car le sel est impuissant à leur faire récupérer les propriétés utiles qu'ils ont perdues, et il ne saurait exercer aucune action sur les propriétés nuisibles qu'ils ont acquises. C'est donc avant la production des altérations que l'intervention du sel peut seulement être utile, afin d'en prévenir l'apparition, alors que les mauvaises conditions dans lesquelles les fourrages ont été récoltés font prévoir cette apparition.

Une des indications les plus précises du sel, dans l'alimentation des ruminants, est celle qui concerne son addition aux fourrages verts des légumineuses réputées à juste titre comme produisant facilement l'accident du météorisme. La luzerne et le trèfle sont surtout dans ce cas. Fortement arrosés avec de l'eau salée, ils deviennent tout à fait inoffensifs. Les animaux qui lèchent à volonté des pierres de sel gemme ou des salignons ne se météorisent point. On comprend très-bien que le sel agit, dans la circonstance, en mettant obstacle à la fermentation du fourrage accumulé dans la panse.

Les auteurs qui se sont occupés de l'usage alimentaire du sel ont cherché à en déterminer la dose journalière. Nous croyons que le mieux est de laisser les animaux la fixer eux-mêmes, d'après leur instinct, en les mettant en situation de pouvoir lécher les préparations salines plus haut indiquées. L'observation a démontré qu'ils n'en abusent point, et nous avons toujours été frappé de l'excellent état des animaux ainsi traités. Ils ont le poil vif et un air de santé qui fait plaisir à voir. Mais cependant, s'il s'agit d'ajouter ce sel à la ration, par une préparation préalable, bien que les chiffres préconisés par les praticiens qui se sont occupés du sujet varient beaucoup, il est permis de penser que la quantité suffisante, par jour et par tête d'animal d'un poids moyen, ne doit pas beaucoup dépasser une soixantaine de grammes.

S'il y a lieu d'ajouter le sel aux fourrages, au moment de la récolte, pour en prévenir l'altération ultérieure, on recommande une proportion de 10 à 20 pour 1000, suivant l'état de ces fourrages. Il peut être alors répandu, à l'état solide ou en dissolution dans l'eau, sur le fourrage étendu en couches peu épaisses, de manière à ce que toutes les parties de celui-ci en soient imprégnées.

Boissons. — De tous les animaux domestiques, les bêtes bovines sont les moins difficiles sur la qualité de l'eau qu'elles boivent. Elles se désaltèrent volontiers à des mares d'eau croupissante, chargée de jus de fumier, où pas une autre n'y consentirait. Elles semblent même les préférer. Du reste, la question des boissons est pour elle d'importance secondaire, surtout lorsqu'elles sont nourries d'aliments verts, de racines, de tubercules ou de résidus fortement aqueux.

Quand elles consomment des fourrages secs, il leur faut absolument de l'eau à boire ; mais, pourvu qu'elles en aient une quantité suffisante, le reste, en vérité, importe peu. On pourrait théoriquement disserter sur les qualités de l'eau potable et accuser le chaud, le froid, le pur et l'impur, de toutes sortes d'inconvénients. Chaque fois qu'il s'est agi de rechercher les causes des maladies endémiques auxquelles les bêtes bovines sont sujettes, en passant la revue des agents hygiéniques du milieu dans lequel vivaient les malades, on n'y a pas manqué. Les eaux stagnantes et empoisonnées des mares ; les eaux trop vives et trop froides des sources de vallée, des ruisseaux de montagnes ; les influences les plus contradictoires ont tour à tour porté le poids des mêmes méfaits.

Ce sont là des conceptions purement spéculatives d'étiologistes dans l'embarras, ne prenant pas garde que par leur opposition même elles s'entre-détruisent. Le fait est que les eaux courantes naturelles, celles des puits et celles des mares qui ne contiennent que des matières organiques, se montrent partout inoffensives pour les bêtes bovines. Les dispositions de l'estomac de celles-ci, qui en font un véritable filtre que la boisson doit traverser avant d'atteindre le dernier compartiment et l'intestin où elle sera absorbée, donnent facilement la raison de ce fait, établi par d'innombrables observations.

Il n'y a donc pas lieu de se préoccuper beaucoup de la qualité des eaux nécessaires pour abreuver les animaux dont il s'agit. Leur instinct l'indique suffisamment. Il importe seulement d'en avoir à leur disposition des quantités assez grandes pour qu'ils ne soient pas exposés à souffrir de la soif.

Dans les localités dépourvues de cours d'eau ou de sources naturelles et par là exposées à la sécheresse, il convient d'aménager pour les besoins du bétail l'eau de la pluie, en la recueillant dans des citernes bien faites, à raison de 20 litres environ par tête et par jour. On a calculé que la quantité de pluie qui tombe, année moyenne, sur une superficie de 90 mètres carrés, représentant à peu près la surface de toiture d'une habitation de petit cultivateur, équivaut à 68 mètres cubes d'eau, soit 340 rations journalières.

Avec ces données, rien n'est plus facile que de ne pas se laisser prendre au dépourvu.

Composition des rations. — Le premier des principes qui doivent présider à la composition des rations alimentaires du bétail est tiré de la considération relative à la ration d'entretien, sur laquelle nous n'avons pas à revenir en ce moment. Elle a été exposée au commencement du présent chapitre.

Ce n'est point sous le rapport de la quantité des aliments que ce principe importe. Quelle que puisse être leur fonction économique actuelle, les animaux d'espèce bovine doivent être toujours nourris en vue de leur utilité finale, qui est de produire de la viande ; par conséquent, plus ils mangent, mieux ils atteignent le but de leur exploitation. Il n'en est pas d'eux comme des chevaux, qui, lorsqu'ils sont alimentés au delà des besoins de la force qu'ils dépensent à notre service, consomment en pure perte.

Au point de vue économique, la détermination quantitative de la ration d'entretien est donc ici purement oiseuse, et il faut dire qu'elle a déjà occasionné beaucoup trop de pertes de temps. De nombreux essais empiriques (qu'il ne serait point permis de qualifier d'expériences) ont été faits pour évaluer la quantité de foin normal nécessaire pour entretenir un poids déterminé d'animal vivant, et l'on trouve à cet égard, dans les ouvrages d'hygiène et d'économie rurale, des chiffres précis, dont personne n'oserait déclarer qu'il a, dans la pratique, confirmé l'utilité. Le prétendu foin normal, contenant les éléments azotés et les éléments non azotés dans le rapport de 1 à 5, est une chimère, et il n'y a pas deux individus de même espèce ayant des aptitudes digestives absolument semblables.

Mais c'est au point de vue de l'hygiène proprement dite, en d'autres termes pour ce qui concerne la conservation de la santé, que la notion de la ration d'entretien est ici à prendre en sérieuse considération. Pour que l'animal vive dans des conditions normales, sans subir aucune altération de ses fonctions physiologiques, il lui faut absolument recevoir tous les principes immédiats nécessaires à l'entretien de ces fonctions. C'est donc la qualité qu'il y a lieu de considérer. L'absence, dans la ration, d'un seul de ces principes immédiats est préjudiciable ; et c'est pour cela que la ration alimentaire ne saurait être trop variée dans sa composition.

Le fourrage vert des prairies naturelles, aux espèces nombreuses, graminées et autres, fournit le type de la véritable ration d'entretien. La variété des principes immédiats, sous forme de matières ligneuses, albuminoïdes ou azotées, grasses, sucrées, amylacées, et des matières minérales où dominent les phosphates et les carbonates, est donc la condition nécessaire de toute ration bien composée.

Il doit y avoir de tout cela dans la nourriture des animaux dont nous nous occupons ; mais, en supposant qu'une seule plante, ou une partie quelconque de plante, pût contenir à la fois tous les principes immédiats et toutes les matières minérales dont il s'agit, l'expérience a démontré bien des fois qu'elle ne saurait les présenter dans des proportions et sous des formes capables de la constituer à l'état d'aliment complet, ces proportions fussent-elles celles qui se trouvent indiquées, dans les tables d'équivalents nutritifs, pour le foin normal, auquel on ne peut pas refuser cette qualité.

Des recherches nombreuses ont été poursuivies dans les stations expérimentales de l'Allemagne, pour contrôler, en ce qui concerne l'alimentation des bêtes bovines, la valeur de ces tables. Celles exécutées à la station de Halle, par Stohmann, et à la station de Weende, par Henneberg, ont surtout conduit à d'intéressants résultats, qu'il sera bon de consigner ici. Ils nous fourniront en même temps des exemples pratiques de rations. Nous négligeons de faire la réduction en poids français des quantités indiquées, l'important étant la proportion entre les divers composants de chaque ration.

Dans les expériences de Henneberg et de Stohmann, des bœufs de travail, entretenus au repos dans une étable à température constante, se sont maintenus également à leur état primitif, sous l'influence des six régimes suivants :

1re *ration*. — 17,5 livres de foin de trèfle.

2e *ration*. — 11,4 livres de paille d'avoine et 43 livres de betteraves.

3e *ration*. — 12,6 livres de paille d'avoine, 25,6 livres de betteraves et 1 livre de tourteau de colza.

4e *ration*. — 13 livres de paille d'avoine, 3,7 livres de trèfle, et 0,6 livre de tourteau de colza.

5e *ration*. — 14,2 livres de paille d'avoine, 2,6 livres de trèfle, et 0,5 livre de tourteau de colza.

6e *ration*. — 13,3 livres de paille d'orge, 3,8 livres de trèfle, et 0,6 livre de tourteau de colza.

D'après les tables admises, les équivalents de ces divers aliments seraient : 100 livres de foin de trèfle = 200 livres paille d'avoine = 300 livres paille d'orge = 350 livres betteraves = 40 livres tourteaux de colza.

D'où il suit qu'en ramenant les six rations au même équivalent, on aurait pour chacune les valeurs suivantes :

1re...............	=	17,5 livres de foin.
2e...............	=	18,0 —
3e...............	=	16,1 —
4e...............	=	11,7 —
5e...............	=	10,9 —
6e...............	=	9,7 —

Pourtant, dans tous les cas, l'effet nutritif a été le même; et l'on sait bien, dans les stations allemandes, qu'on arrive encore à des résultats différents, en expérimentant sur des vaches laitières ou sur des animaux à l'engrais.

Il n'y a donc absolument aucun parti utile à tirer des tables d'équivalents nutritifs. La ration d'entretien étant assurée par des matières alimentaires de composition variée, vertes et sèches mélangées, il ne reste plus qu'à y ajouter la ration de production, le plus souvent sous forme d'aliment complémentaire, très-riche en éléments qui forment la base du produit cherché.

Nous avons à cet égard donné tous les éclaircissements nécessaires, en étudiant chacun des aliments en particulier. Il ne reste plus qu'à consigner quelques autres exemples de rations pratiquées par les meilleurs éleveurs, nourrisseurs ou engraisseurs, dans diverses régions de la France et en vue des trois fonctions économiques spéciales des bêtes bovines.

1° *Bœufs de travail* :

Chez M. de Béhague, à Dampierre (Loiret), les bœufs charolais sont rationnés de la manière suivante :

Foin ou autres fourrages secs............	5k	»	Équiv. de foin =
Paille............................	5	»	
Résidu de féculerie.................	14	»	20 »

M. Hette, à Bresle (Oise) ; bœufs comtois, charolais, etc. :

Foin ou autres fourrages secs..........	3 ,700		
Paille............................	4	»	
Pulpe de betteraves (sucrerie)...........	20	»	Équiv. = 17,410
Avoine, orge ou autres grains...........	1	»	
Tourteau de colza...................	2	»	

M. du Moncel, à Martinvast (Manche) ; bœufs normands :

Foin ou autres fourrages secs..........	12	»	
Paille............................	4	»	Équiv. = 23,800
Racines...........................	20	»	

M. Sauvaige, à Guizancourt (Somme) ; bœufs comtois, charolais, etc. :

Pulpe de betteraves (sucrerie)..........	50	»	
Paille............................	6	»	Équiv. = 23,566
Tourteau de colza...................	2	»	

2° *Vaches laitières* :

M. Bodin, aux Trois-Croix (Ille-et-Vilaine) ; vaches Durham-bretonnes :

Foin ou autres fourrages secs	3	»	
Racines...........................	20	»	Équiv. = 10,969
Farines de céréales..................	0 ,750		

M. Hette, à Bresle ; vaches normandes et flamandes :

```
Foin ou autres fourrages secs..........   3 ,700 )
Paille....  ...................           4    »   |
Pulpe de betteraves (sucrerie).........  20    »   } Équiv. = 17,366
Farines de céréales...................    1    "   |
Tourteau de colza.....................    2    »   )
```

M. Desgraviers (Nord) ; vaches flamandes :

```
Foin ou autres fourrages secs..........   3   »  ) Équiv. = 19,666
Pulpe de betteraves (sucrerie).........  50   »  )
```

M. Damoiseau, à Paris ; vaches normandes, hollandaises, flamandes :

```
Foin ou autres fourrages secs..........   4   »  )
Paille................................    6   »  |
Racines...............................   32   »  } Équiv. = 26,216
Farines de céréales...................    5   »  )
```

M. Sauvaige ; vaches flamandes :

```
Paille................................    4   »  )
Racines...............................   12   »  |
Pulpe de betteraves (sucrerie).........   8   »  } Équiv. =  9,870
Tourteau de colza.....................    1   »  )
```

Académie agricole de Hohenheim (Würtemberg) ; vaches suisses du Simmenthall :

```
Foin ou autres fourrages secs.... . ...   7 ,500 )
Paille................................    1 ,400 } Équiv. = 15,632
Racines...............................   23   »  )
```

En comparant les équivalents des précédentes rations, on remarquera que leurs écarts vont, dans plusieurs cas, du simple au double, et l'on aura beaucoup de peine à admettre, par exemple, que la ration donnée aux vaches laitières de M. Hette puisse être, au point de vue pratique, inférieure en valeur nutritive à celle reçue par les vaches de M. Desgraviers, bien que l'équivalent de cette dernière soit 19,666, tandis que celui de l'autre est 17,366 seulement. Personne ne comprendra que les 30 kilogrammes de pulpe de betteraves qui manquent à la première n'y soient point avantageusement remplacés par le foin, la paille, les farines et le tourteau de colza qu'il y a en plus. On n'y peut voir qu'une nouvelle preuve de ce qu'il y a de fallacieux dans les bases sur lesquelles est établie la théorie des équivalents nutritifs.

3° *Bœufs à l'engrais :*

Mathieu de Dombasle, à Roville ; poids vif, 450 kilogrammes :

```
Foin ou autres fourrages secs.........   2k,500 )
Résidus de distillerie (pommes de terre).  50  »  } Équiv. = 20   »
Tourteau de colza...................    2 ,500 )
```

M. Demesmay, à Templeuve (Nord) ; poids vif, 500 kilogrammes :

```
Paille.............................   12  » )
Pulpe de betteraves (sucrerie)..........  53  » } Équiv. = 27  »
Tourteaux de colza..................    6  » )
```

M. Hette ; poids vif, 300 kilogrammes :

```
Foin ou autres fourrages secs.........    0 ,500 )
Paille............................      2 ,500 |
Pulpe de betteraves (sucrerie)..........  20 ,500 } Équiv. = 16,166
Farines de céréales..................    1 ,500 |
Tourteau de colza..................     2 ,500 )
```

M. Sauvaige ; poids vif, 400 kilogrammes :

```
Paille............................      4   » )
Pulpe de betteraves (sucrerie)..........  25   » } Équiv. = 17,666
Farines de céréales..................    1 ,500 |
Tourteau de colza..................     2 ,500 )
```

M. Villeroy, au Rittershoff (Bavière rhénane) ; poids vif, 500 kilogrammes :

```
Foin ou autres fourrages secs..........   8   » )
Résidus de distillerie (pommes de terre
   et grains)......................     25   » } Équiv. = 21,330
Tourteau de colza..................     2 ,500 )
```

Académie agricole de Hohenheim ; poids vif, 800 kilogrammes :

```
Foin ou autres fourrages secs..........   7 ,500 )
Paille............................      2 ,500 |
Racines...........................     40  »  } Équiv. = 27,658
Farines de céréales..................    3   » )
```

Toutes ces rations ne sont ici données qu'à titre d'indications. Chacun en pourra faire l'application, suivant les matières alimentaires dont il dispose, en remplaçant, durant la belle saison, les racines ou les pulpes par des fourrages verts.

Nous ne nous occupons pas en ce moment des animaux qui vivent dans les herbages et qui en consomment les herbes exclusivement. La ration se détermine, dans ce cas, en raison du nombre d'animaux, par rapport à l'étendue superficielle de l'herbage ; et ce nombre varie comme la qualité de celui-ci. Nous ferons remarquer seulement à cet égard qu'il y a intérêt à restreindre ce nombre plutôt qu'à l'étendre, attendu que les animaux en liberté produisent d'autant plus qu'ils peuvent consommer davantage en un temps donné.

Distribution de la nourriture. — Les effets obtenus des aliments consommés dépendent beaucoup de la façon dont les repas sont réglés. Cela est surtout exact pour les animaux de rente, qui ne doivent rien perdre de leur nourriture, qui doivent en assimiler la plus forte somme possible, pour la transformer en produits utiles, sécrétés ou accumulés.

Pour les bêtes bovines qui reçoivent une nourriture variée, comme celle que nous venons de voir, en une ration journalière totale qui atteint des poids très-considérables, sous un volume relativement énorme, la difficulté est de concilier la multiplicité des repas, toujours avantageuse, avec la nécessité de leur laisser le temps de ruminer les aliments ingérés. Celles qui font un léger travail, n'exigeant que le déploiement d'une partie de leur force mécanique, peuvent sans inconvénient bien sensible être attelées peu après leur repas : elles ruminent en marchant ; les vaches laitières et les bœufs à l'engrais doivent être laissés au repos et dans la plus grande tranquillité : leur nourriture ne leur en profite que mieux, les organes digestifs en expriment tout ce qu'elle peut leur fournir.

Étant admise la difficulté que nous venons de signaler, il s'agit donc de déterminer le nombre des repas entre lesquels la ration journalière peut être le plus avantageusement distribuée, et le mode de distribution des divers aliments composant cette ration.

Les bœufs qui travaillent et les vaches laitières peuvent ne

faire que trois repas par jour, leur ration étant divisée en trois
parties égales; mais sans que pour cela chaque tiers de la ration
leur soit donné en une seule fois, pour chaque repas, surtout s'il
s'agit de fourrages de prairies, secs ou verts. L'animal qui a une
forte quantité de ces fourrages devant lui en gâte toujours
une partie. Pour l'éviter, il convient de ne les distribuer que
par petites portions. Si le repas doit durer environ une heure,
comme c'est l'usage, il est bon de faire quatre distributions,
une chaque quart d'heure, en abreuvant entre les deux premières et les deux dernières. Ainsi rien ne se perd.

Le premier repas a lieu le matin, le second à midi et le troisième le soir. Tout le service de l'étable se fait en même temps,
de façon à ce que les animaux soient laissés seuls dans l'inter-
valle des repas.

Pour les bêtes à l'engrais, qui reçoivent une ration plus co-
pieuse, il y a tout avantage à augmenter d'un ou de deux le
nombre des repas, en distribuant les éléments de leur ration de
manière à stimuler l'appétit, c'est-à-dire en leur donnant d'a-
bord ceux qu'ils mangent avec le moins de plaisir. La conduite
de l'opération varie, à ce point de vue, suivant la composition de
la ration.

Celle-ci ayant pour base, par exemple, un fourrage sec et des
racines, et devant être répartie entre cinq repas, on donnera d'a-
bord un cinquième du fourrage et l'on abreuvera dès que l'a-
nimal aura fini de le manger; puis le cinquième de racines sera
donné saupoudré de la farine ou du tourteau, si ces aliments
complémentaires entrent dans la composition de la ration; après
quoi la boisson sera de nouveau présentée.

La même façon de procéder convient aussi lorsqu'il s'agit de
pulpes pressées, au lieu de racines. Dans le cas de pulpes de
distilleries, qui sont humides et toujours un peu fermentées, on
agit différemment, les fourrages secs devant alors être préala-
blement mélangés avec ces pulpes. Il en est ainsi d'ailleurs pour
tous les résidus pâteux ou demi-liquides, dont la réaction amé-
liore beaucoup, comme nous savons, la valeur nutritive des
fourrages secs. Toutes les rations de la journée sont préparées
en une seule fois et leurs divers éléments distribués en même
temps. La saveur du mélange, surtout quand elle est relevée par

l'addition du sel, fait que l'appétit n'a pas besoin d'autre stimulant.

Mais, quel que soit le mode de distribution de la nourriture, du
moment qu'elle n'est pas entièrement sèche, c'est un point capital d'observer les prescriptions de la propreté la plus scrupuleuse. Le repas fini, les auges, les râteliers doivent être nettoyés
de façon à ne conserver aucune trace des aliments qui, en s'y
altérant, causeraient du dégoût aux animaux. Les engraisseurs
et les éleveurs les plus habiles se gardent bien de négliger ce
soin, et il est pour beaucoup dans leurs succès, car l'unique secret de l'hygiène alimentaire des bêtes de boucherie et des laitières est de les amener à consommer, en un temps donné, la
plus forte somme possible d'aliments bien choisis, eu égard à
leur fonction économique. Il ne faut pas oublier que tout ce
qui, dans la nourriture, dépasse la ration d'entretien, est pro-
ductif en raison directe de la quantité assimilée.

CHAPITRE III

LOCOMOTION

Importance hygiénique de la fonction. — Il s'en faut de
beaucoup que l'appareil locomoteur ait, dans l'exploitation des
bêtes bovines, l'importance de premier ordre qu'il a dans celle
des chevaux. Ces derniers animaux sont avant tout des moteurs.
Toute leur hygiène pivote autour de cette fonction économique.
Les agents hygiéniques quelconques doivent être dirigés en vue
de rendre son accomplissement aussi complet que possible.

Les progrès de l'exploitation des animaux d'espèce bovine, au
contraire, ont pour but de réduire l'exercice de la fonction locomotrice à sa plus simple expression, à cause de l'antagonisme
nécessaire qui existe entre la production de la force mécanique, dans l'économie animale, et celle des matières les plus
économiquement utiles que l'on peut tirer des animaux dont il
s'agit.

L'hygiène bien comprise des bêtes bovines consiste donc à
ménager le plus possible l'appareil locomoteur, à en maintenir
le fonctionnement dans les limites de ce qui est nécessaire pour
la conservation de la santé. Il est aujourd'hui démontré, au
point de vue économique, que la seule bonne manière d'envisager le problème de l'exploitation des bêtes bovines est de
les considérer avant tout comme des machines à transformer
les fourrages en lait et en viande, la force mécanique qu'elles
peuvent donner n'étant qu'un accessoire, durant leur existence
aussi peu prolongée que le permet l'accomplissement parfait
de leur fonction principale. Ce point de vue domine celui de

l'hygiène proprement dite qui, dans son sens le plus étendu, consiste à conserver la vie le plus longtemps possible par l'exercice équilibré de toutes les fonctions physiologiques.

Dans une bonne exploitation des bêtes bovines, telle que l'enseigne la saine zootechnie, tout animal arrivé à l'âge adulte (à de rares exceptions près concernant certains reproducteurs) doit être livré à la boucherie, et par conséquent traité de façon à ce que cela puisse avoir lieu dans de bonnes conditions. Une fois qu'il a atteint cet âge, le capital qu'il représente ne s'accroît plus et commence au contraire à dépérir. Or c'est une loi de l'économie rurale, encore peu respectée, mais néanmoins certaine, que l'agriculture ne doit pas consommer de capital bétail ; son unique rôle est d'en produire. Et en ce sens la doctrine dite de la spécialisation des fonctions est une erreur économique facile à démontrer, le développement de la fonction locomotrice à son plus haut degré d'utilité absolue ne pouvant s'effectuer chez le bœuf ou la vache qu'au détriment d'une autre fonction beaucoup plus productive.

Ce n'est pas ici le lieu de développer cette thèse zootechnique. On en trouvera la démonstration, si on la désire, dans autre de nos ouvrages (1).

Ici l'on doit se contenter de la proposition formulée, comme base d'appréciation de l'importance hygiénique de la fonction qui nous occupe, et qui ne peut avoir d'utilité que celle de son un application au travail exigé des bêtes bovines.

Travail. — D'après ce qui vient d'être dit, l'étude des conditions du travail, pour les animaux d'espèce bovine, se trouve considérablement simplifiée. Il n'y a pas ici lieu d'établir l'équation entre les matières nutritives assimilées et la force mécanique dépensée, équation en dehors de laquelle la machine animale périclite. Ce problème, qui est celui posé pour les animaux dont l'exclusive fonction économique est de travailler, s'efface devant un autre beaucoup moins difficile à résoudre, et qui consiste à ne détourner, au bénéfice du travail, que le moins possible de la ration alimentaire consommée en vue d'un autre résultat beaucoup plus important.

(1) A. Sanson, *Principes généraux de la zootechnie*, p. 195, et *Applications de la zootechnie* (Bœuf, mouton, chèvre, porc), p. 14.

La zootechnie enseigne que l'animal d'espèce bovine spécialement voué au travail et n'allant à la boucherie qu'après avoir épuisé ses forces locomotrices par une longue carrière, produit le tout, travail et viande, au prix de revient le plus élevé. D'un autre côté, l'économie rurale nous apprend que, dans de certaines conditions déterminées par la zootechnie, les bêtes bovines sont celles qui fournissent, au meilleur compte, la force nécessaire pour l'exécution des travaux agricoles, pour la traction des instruments de culture et des véhicules employés au transport des engrais et des récoltes, parce qu'ils créent en même temps, dans ces conditions, du capital et du revenu. Le problème est donc, au point de vue de l'hygiène, de faciliter autant que possible la conciliation entre les deux fonctions du travail et de la production de la viande ou du lait.

Ce problème, nous n'hésitons pas à le dire, est celui de toutes les exploitations rurales de la culture arable. Toute bête bovine exploitée en dehors de la culture exclusivement herbagère doit travailler, sauf à ne pas atteindre si tôt son âge adulte, à partir duquel il n'y a plus avantage à la conserver, puisqu'elle ne croît plus en valeur. Dans le système herbager, c'est différent : plus la bête est précoce, mieux cela vaut.

Mais, une fois admise la nécessité de l'emploi des bêtes bovines aux travaux de culture, comme étant celles qui les exécutent le mieux et au plus bas prix de revient (il ne serait pas difficile de prouver que ce prix peut descendre jusqu'à zéro), il restait à trouver le moyen d'arriver au but, sans manquer celui assigné par la fonction prédominante de l'espèce. Celle-ci, ne l'oublions pas, a pour conséquence de diminuer leur aptitude au travail dans une proportion d'autant plus forte que cette fonction prédomine davantage par une plus grande précocité du développement.

Ce moyen est simple et facile, pourvu que l'exploitation dispose d'aliments en quantité suffisante ; pourvu qu'elle soit fondée sur la production animale ; pourvu, en définitive, qu'elle soit conduite selon les règles d'une saine économie rurale. Il consiste à répartir les travaux à exécuter sur un nombre aussi considérable que possible d'individus, en restreignant ainsi pour chacun la quantité de force qu'il aura à fournir. Chaque individu bénéficiant, pour la production de la viande, de la nourriture qui n'est pas dépensée en travail, plus l'intensité et la durée de celui-ci seront réduites, plus il y aura de profit pour l'exploitation considérée en général, puisque, en fin de compte, les travaux auront été exécutés et qu'il y aura eu accroissement de la valeur des animaux travailleurs.

Chez l'animal spécialisé pour le travail, qui fournit intégralement celui dont il est capable, le prix de revient de ce travail se calcule en évaluant la ration de production qu'il consomme, plus la déperdition subie par le capital qu'il représente. La même somme de force utilisée par un nombre tel d'individus, qu'au lieu de devenir pour eux une fatigue, elle ne soit plus qu'un exercice normal de leurs organes locomoteurs, a seulement pour effet d'accroître leur valeur en améliorant la qualité de leur viande. Le travail, en ce cas, est un exercice hygiénique, un exercice salutaire, qui concourt au but économique de l'exploitation, au lieu d'être une charge pour celle-ci. Le travail alors se solde par un bénéfice, au lieu d'occasionner une dépense ; il contribue à accroître le capital d'exploitation, au lieu d'en consommer une partie, comme dans le premier cas.

Il ne s'agit donc pas, pour l'hygiéniste, de déterminer la dernière limite, la limite extrême de la quantité de travail qui peut, sans dommage, être exigée des bêtes bovines, ainsi qu'il le doit au sujet des animaux spécialement producteurs de force, comme les chevaux. On comprend à merveille, d'après ce que nous venons de dire, qu'il y a lieu de s'appliquer, non pas à l'étendre, mais à la restreindre autant que le permet l'état général de l'exploitation agricole ; c'est-à-dire qu'il y a lieu d'entretenir autant d'animaux travailleurs que celle-ci en peut nourrir abondamment, suivant les principes posés dans le chapitre précédent.

Cela fait, il ne reste plus à se préoccuper que des modes les plus hygiéniques d'application de la force, dans l'exécution du travail, en d'autres termes, des dispositions les plus propres à la faire économiser. Cela concerne les voitures, les instruments de culture et les harnais, qu'à ce point de vue nous devons examiner.

Tirage des voitures. — Nous considérons que les bêtes bovines ne doivent être attelées qu'à des voitures agricoles. Ce qui vient d'être dit des conditions de leur travail ne saurait comporter leur emploi profitable aux gros ou aux longs transports sur les routes. Tout au plus est-il admissible qu'elles servent à transporter les denrées au marché voisin, comme service exceptionnel. Dès lors, les voitures qu'elles tirent roulent presque exclusivement sur les chemins ruraux, rarement empierrés dans l'état actuel des choses, et sur les terres labourées. C'est donc en vue des conditions de tirage que présentent ces chemins et ces terres, que les voitures doivent être disposées.

Or, il résulte des recherches de mécanique pratique exécutées expérimentalement par M. le général Morin, que la résistance opposée au tirage par les terrains compressibles, comme ceux des chemins non empierrés et des terres labourées, décroît à mesure que la bande des roues de la voiture augmente de largeur. Plus, par conséquent, cette bande sera large, moins il faudra dépenser de force, à charge égale, pour l'entraîner.

Il résulte aussi des mêmes recherches, que, sous le rapport des résistances de frottement opposées par les essieux sur lesquels roulent les moyeux des roues, il y a maximum lorsque les deux surfaces frottantes, fusée de l'essieu et boîte de la roue, sont en bois, pour si dur que l'on suppose celui-ci, et minimum quand ces deux surfaces sont métalliques. La résistance est intermédiaire dans le cas où l'une est en bois, l'essieu, par exemple, ce qui est le plus ordinaire, et l'autre métallique ; en sorte qu'avec des roues munies de boîtes en fonte ou en fer roulant sur des essieux en bois, la résistance de frottement est moins forte que dans le premier cas, mais plus forte que dans le second.

La conséquence à tirer de ces faits, c'est que, dans les conditions les plus ordinaires du tirage des voitures auxquelles les bêtes bovines sont attelées, une charge déterminée nécessitera de leur part une dépense de force d'autant plus grande, que les bandes des roues seront plus étroites et que ces roues, en roulant sur leurs essieux, y éprouveront une résistance due à la nature de leurs matériaux ou à l'absence d'un graissage suffisant. Pour économiser cette force, en augmentant son effet utile, il convient donc de faire confectionner les voitures d'après les principes que nous venons de poser, avec des roues à jantes larges, bien boîtées, et des essieux en fer.

L'instabilité de l'équilibre de la charge, en occasionnant par les déplacements de celle-ci, dus aux accidents de terrain, des ébranlements de la voiture qui réagissent sur les bêtes attelées et les obligent à y opposer une résistance, est aussi un motif de dépense de force perdue pour le résultat final. Les voitures dont l'équilibre est toujours stable sont, par ce fait, plus hygiéniques et meilleures que les autres. Ceci veut dire que les voitures à quatre roues méritent la préférence sur les voitures à deux, et qu'elles doivent leur être substituées partout où elles sont pratiquement possibles.

Quant à la mesure d'après laquelle la charge de chaque bête sera réglée, il est clair que nous n'avons point à en fixer la limite extrême, en prenant pour base, comme s'il s'agissait d'un cheval, l'effort dynamométrique dont cette bête est capable. Nous savons que le travail des animaux d'espèce bovine ne peut être utilisé, dans des conditions vraiment économiques, que s'il ne nécessite point, de leur part, une dépense de force dépassant celle qui est nécessaire pour le simple exercice de leurs organes locomoteurs. L'effort qu'ils doivent faire pour déplacer leur propre poids fournit donc la meilleure mesure de cette limite extrême, en tenant compte des résistances de tirage propres à la voiture qui porte la charge. D'où il suit qu'un bœuf, par exemple, ne peut traîner comme nous l'entendons qu'un poids inférieur au sien.

A ce compte, pour démarrer la voiture, il lui faut faire un petit effort supplémentaire ; mais, une fois démarrée, il l'entraîne bientôt, en raison de la vitesse acquise, par le seul effet du déplacement de son propre poids, dont le centre de gravité, dans la marche, se porte sans cesse en avant. Ce qui fait que la charge ne lui occasionne aucune fatigue.

Tirage des instruments agricoles. — La force nécessaire pour mouvoir les charrues, les herses, etc., dépend de nombreuses conditions variables, parmi lesquelles sont en première ligne la ténacité du sol dans lequel ces instruments fonctionnent, et la profondeur de la couche où ils doivent pénétrer.

La variabilité même de ces conditions nous met dans l'impossibilité d'essayer de les déterminer avec quelque précision. C'est une question d'expérience et d'observation pour chaque cas. Les résistances de cet ordre se mesurent approximativement par des essais, d'après lesquels on juge des efforts nécessaires pour les vaincre, et du nombre des bêtes qu'il faut atteler afin que ces efforts ne dépassent point, en ce qui concerne chacune, la limite que nous venons de fixer tout à l'heure à propos des voitures chargées.

La force dépensée en totalité, pour l'exécution d'un tel travail, où la vitesse acquise ne compte pour rien, attendu que la résistance se renouvelle à chaque pas, cette force se mesure par l'intensité même de la résistance, multipliée par la durée du travail. Elle se peut donc réduire par deux moyens : en restreignant la part de résistance à vaincre, ou le temps d'application de la force.

Il y a tout avantage, au point de vue de l'hygiène, qui se confond ici, comme nous le savons, avec le point de vue économique, à user de ces deux moyens : à atteler aux instruments agricoles un nombre d'animaux suffisant pour qu'ils soient mus sans fatigue, et à n'exiger de ces animaux que de très-courtes attelées. Il importe aussi de ne point hâter leur allure naturelle.

Mais s'il nous est impossible de fournir des indications précises, en ce qui concerne les résistances du sol, il n'en est pas tout à fait de même pour celles qui se rapportent aux instruments. De nombreuses expériences, exécutées par M. Grandvoinet sur ceux qui ont fonctionné à l'Exposition universelle de 1867, dans le terrain de l'île de Billancourt, vont nous permettre d'évaluer l'effort dynamométrique exigé pour chacun. Il y aura là des résultats comparatifs d'un certain intérêt pour l'hygiène.

Voici d'abord ce qui concerne les charrues. Nous nous bornerons à énoncer l'évaluation du travail moteur constaté, par mètre cube de terre remuée dans les mêmes conditions par des charrues diverses. Ce travail s'évalue, comme on sait, en kilogrammètres, ou unités mécaniques.

Dans un sol ferme couvert d'un vieux gazon, la charrue Howard, en fer et à deux roues, a dépensé 4,590 kilogrammètres ; celle de Ransomes, d'une construction pareille, en a exigé, pour exécuter le même labour, 4,762.

Sur le même sol labouré cinq mois auparavant, la charrue

Parquin, de Ville-Parisis, araire à versoir en bois, a exécuté onze expériences, dont la dépense de force, par mètre cube remué, a varié de 3,053 à 4,384 kilogrammètres.

Dans ces mêmes conditions, l'araire Dombasle, dont le versoir est en fonte, en a exécuté huit, avec une dépense comprise entre 2,793 et 4,638 kilogrammètres, le plus grand nombre des essais ayant dépassé 4,000 kilogrammètres.

La charrue Garnier, de Redon, dans un seul essai, a dépensé 3,744 kilogrammètres.

Celle de l'abbé Didelot, araires à roues dans un sol dur, près d'un chemin, a été essayée sept fois. Sa dépense de force a varié de 4,413 à 5,430 kilogrammètres ; cinq fois le chiffre a dépassé 5,000 kilogrammètres.

La charrue double brabant de Delahaye a dépensé, pour labourer le même sol déjà remué quatre ou cinq mois auparavant, 3,990 et 3,539 kilogrammètres ; celle de Peltier n'en a dépensé que 3,300.

Ces résultats seraient plus concluants, à notre point de vue, si toutes les conditions des expériences avaient été absolument les mêmes, moins la charrue considérée. Malheureusement il n'en a pas été ainsi, ni quant à la profondeur du labour, ni quant à la largeur de la bande soulevée. L'examen attentif du tableau dressé par M. Grandvoinet permet d'arriver, en comparant tous les éléments des expériences, à cette conclusion, qu'il n'y a pas de différences bien sensibles entre les diverses charrues considérées sous le rapport du tirage. Cependant, en général, il faut admettre comme prouvé que les versoirs en fonte et allongés donnent moins de tirage que ceux en bois ou trop courts ; les araires moins que les charrues à avant-train élevé, dont la ligne de tirage est brisée.

Quant aux autres instruments de culture, nous dirons que les extirpateurs par exemple, ou les scarificateurs, ne diffèrent point sous ce rapport, et que les butteurs, les sarcleurs et les herses en fer donnent moins de tirage que ceux en bois, les uns et les autres étant d'ailleurs ceux qui opposent le moins de résistance à la traction.

Harnais. — Le mode d'application de la force aux résistances à vaincre a une importance assez grande, attendu qu'il contri bue à augmenter ou à diminuer son effet utile, par conséquent à la prodiguer ou à l'économiser. A ce titre, le choix et la disposition des harnais à l'aide desquels les animaux se mettent en rapport avec ces résistances sont donc des questions d'hygiène, et nous devons rechercher les conditions les plus favorables à la dépense efficace de la quantité de force déployée pour l'exécution d'un travail déterminé. Mais, auparavant, c'est ici le lieu de dire un mot des moyens employés pour retenir captifs à l'étable les animaux dont nous nous occupons.

Les bêtes bovines sont, par tempérament, d'un caractère fort docile. Elles obéissent volontiers à la voix. Toutefois, si cela dispense, dans la plupart des cas, d'avoir recours aux appareils qui sont nécessaires pour diriger les chevaux dans leur travail, il n'en est pas moins nécessaire, pour le bon ordre de leurs habitations, de les y tenir en captivité.

A cet effet, l'engin le meilleur et le plus commode est une *chaîne d'attache*. Cette chaîne leur embrasse le col en se bifurquant en un certain point de sa longueur, au moyen d'un anneau engagé dans le premier maillon de chacune des deux extrémités. Les derniers portent, d'un côté, une clavette, et de l'autre un second anneau, qui, en se réunissant après avoir passé sur chaque face de l'encolure, ferment le circuit et forment un collier. L'unique chaînon inférieur, portant lui aussi une clavette, s'engage dans une ouverture de la mangeoire ou embrasse la tige verticale qui peut y être fixée, de manière à maintenir l'animal attaché. De cette façon il jouit de toute la liberté de sa tête et ne risque point de s'embarrasser les cornes dans les liens de son attache, ainsi que cela pourrait lui arriver, si cette attache était en corde et fixée, comme on le fait quelquefois, autour de la base de ses cornes.

On discute depuis longtemps sur la question de savoir si la constitution physiologique de l'animal d'espèce bovine le rend plus propre à tirer par les épaules, comme le cheval, que par la tête, ou inversement. Il manque, pour résoudre cette question d'une manière définitive, des résultats d'expériences instituées dans des conditions vraiment scientifiques. En attendant, on n'a que des appréciations contradictoires et fort sujettes à controverse. Nous avons, pour notre part, tenté plusieurs fois d'instituer ces expériences comparatives sur les divers modes d'attelage du bœuf. Jusqu'à présent, les circonstances ne nous ont point favorisé. Il faudrait, pour cela, disposer d'individus également dressés à l'usage de ces divers modes, pour pouvoir les appliquer successivement au même individu et constater les effets obtenus. En dehors de ces conditions rigoureusement comparables, les conclusions ne peuvent avoir qu'une valeur très-minime, du moins en ce qui concerne la force dynamométrique dépensée et utilisée.

Nous en sommes donc réduits à juger par induction seulement de la valeur des arguments produits en faveur de l'un et de l'autre mode d'attelage.

Dans ces termes, il ne nous paraît pas que d'une manière absolue on puisse hésiter. Il semble évident que, par la disposition de son appareil locomoteur, le bœuf est plutôt fait pour tirer par la tête que par les épaules. La direction de sa tige vertébrale, le peu de longueur relative et l'épaisseur de son encolure, et la part considérable même qui revient au poids de son corps dans l'action de vaincre les résistances, l'indiquent suffisamment. *A priori*, nous nous prononcerions donc pour le joug et non pour le collier.

C'est entre ces deux harnais, en effet, que la question se pose ; car il faut prendre garde que l'appareil usité en Suisse, dans l'est et dans le midi de la France, et connu sous le nom de *joug de garrot*, n'est à proprement parler qu'une sorte de collier. C'est son point d'application et non point sa forme, non plus que ses matériaux de construction, qu'il convient de considérer pour en déterminer le caractère.

Étant admis que le point d'application de la force le plus favorable est à la tête et non à la base de l'encolure, il reste à examiner les divers modes de cette application, dans les deux cas. L'un et l'autre, d'après les usages reçus, comportent en même temps la solidarité des animaux attelés par paires ou leur indépendance. On connaît le joug de tête, double ou solidaire, et le joug simple ou indépendant, le joug de garrot, également double, et le simple. Le véritable collier, lui, est toujours nécessairement indépendant.

Les harnais simples, de quelque nature qu'ils soient, ont

l'avantage considérable de laisser à l'animal qui les porte l'entière liberté de ses allures. On a sans doute beaucoup exagéré les inconvénients des jougs doubles, lorsqu'on les a présentés, à l'exemple de zoophiles à sentiments trop exaltés, comme de véritables instruments de torture. C'est aller un peu loin; mais il n'en est pas moins vrai qu'en rendant l'action synergique des deux travailleurs absolument nécessaire pour qu'il n'y ait pas de force perdue, et en gênant la liberté de cette action, ils sont inférieurs aux jougs indépendants, qu'il s'agisse du joug de tête ou du joug de garrot.

Ce dernier, quand il est simple, a sur le collier l'avantage d'être beaucoup moins coûteux et de s'adapter sans difficulté à tous les sujets ou à peu près; mais il a l'inconvénient incontestable de les blesser beaucoup plus souvent, dans le cas où il s'agit d'exécuter des travaux pénibles, cas qui, à notre avis, ne devrait toutefois pas se présenter pour les bêtes bovines.

Quant aux jougs de tête, simples ou doubles, il y en a de deux sortes. Les uns se fixent sur le front, en avant des cornes, les autres sur la nuque, en arrière de celles-ci, auxquelles les uns et les autres sont liés. Avec les derniers, les cornes supportent l'effort de traction; avec les premiers, c'est le front. N'est-il pas évident par là que le joug frontal est préférable au joug de nuque?

De toutes les considérations précédentes nous conclurons que le joug frontal indépendant est, parmi tous les harnais d'attelage qui peuvent être appliqués aux bêtes bovines, celui qui doit obtenir la préférence. Après lui vient le joug de garrot, également indépendant.

Les accessoires qu'ils comportent, tels que les traits, la sellette ou dossière nécessaire pour maintenir le timon, la bride dans certains cas, n'ont pas une importance hygiénique assez notable pour que nous nous y arrêtions.

Ferrure. — Dans les conditions les plus ordinaires de l'emploi des bêtes bovines aux travaux agricoles, dans celles que nous voudrions voir réaliser partout, les pieds de ces bêtes n'ont pas besoin d'être ferrés. Marchant sur les chemins ruraux ou sur des terrains meubles, leur corne ne s'use pas au delà de ce qui est nécessaire pour maintenir les onglons à la longueur normale.

Mais, dès qu'elles doivent cheminer sur des routes empierrées plus ou moins dures, surtout si les matériaux de ces routes sont granitiques ou siliceux, l'usure atteindrait bientôt les parties vives et les rendrait boiteuses, si leurs ongles n'étaient protégés par une ferrure convenable.

La ferrure des bêtes bovines n'a pas, à beaucoup près, pour l'hygiène, la même importance que celle des chevaux. Pour ces derniers, qui sont des moteurs par excellence, ce qui importe avant tout, c'est la conservation de la forme normale du pied, sans laquelle le membre tout entier fonctionne mal. Chez les bêtes à pied fourchu, se prêtant, par l'indépendance des mouvements des onglons, à toutes les inégalités du sol dans l'appui, et dont l'allure est toujours plus lente, il y a lieu seulement de se préoccuper de protéger la corne contre l'usure, en la revêtant d'une sorte de semelle de fer.

En conséquence, pourvu que cette semelle soit solidement appliquée, et maintenue par des clous qui ne blessent ni ne compriment les parties vives sous-cornées; pourvu que les corps étrangers ne puissent pas s'introduire entre elles et la sole qu'ils contusionneraient, on peut considérer la ferrure dont il s'agit comme suffisamment bien exécutée. La question n'a pas d'autre portée.

CHAPITRE IV

REPRODUCTION

Taureaux. — La fonction de reproduction, pour le mâle d'espèce bovine, n'est le plus souvent qu'un accident de sa vie. On choisit dans le troupeau le jeune animal qui se montre le plus ardent, on l'emploie pour féconder les vaches; puis, la monte achevée, il subit le sort commun pour devenir un bœuf.

Nous n'avons pas à examiner en ce moment si c'est un mal ou un bien. Ceci est affaire de zootechnie, en tant qu'il s'agisse de la conservation des qualités des races ou de leur amélioration. On a beaucoup discuté, dans l'école empirique, sur les avantages comparatifs de l'emploi des jeunes ou des vieux taureaux. La zootechnie scientifique donne la solution physiologique de la question; mais ce n'est pas ici le lieu de la formuler. Nous devons nous borner à l'étude hygiénique de la fonction, à l'indication des conditions dans lesquelles cette fonction s'accomplit le mieux, en vue de la conservation du sujet qui l'exécute.

La première de ces conditions est celle qui assure sa fécondité, laquelle dépend de sa vigueur. Pour conserver celle-ci, le taureau doit recevoir une nourriture abondante, mais substantielle, qui ne soit pas de nature à l'engraisser outre mesure. On sait fort bien que les taureaux trop gras, outre qu'ils deviennent lourds, sont peu féconds, et, aussi, peu enclins à l'acte génital. Un travail modéré, qui a l'avantage d'ailleurs de leur assouplir le caractère et de les rendre plus maniables, tout en diminuant les frais de leur entretien, contribue par l'exercice salutaire qu'il leur procure à développer cette vigueur nécessaire à la fécondité.

Durant la saison de la monte, indépendamment du régime indiqué précédemment pour toutes les bêtes bovines, sous les deux rapports des fonctions de respiration et de digestion, le taureau doit voir sa ration journalière complétée plutôt par des grains excitants que par les aliments qui poussent à la graisse, comme les farines de légumineuses et les tourteaux. L'avoine est le meilleur de tous ces grains, en pareil cas.

En dehors de la saison des amours, le taureau redevient un animal travailleur comme les autres, et plus qu'eux encore, en raison de la plus grande somme de force dont il dispose. L'oisiveté complète lui serait pernicieuse, surtout s'il doit continuer sa fonction de reproducteur. Elle le rendrait farouche ou obèse, c'est-à-dire dangereux ou infécond. Il importe donc, à ce double point de vue, de faire travailler les taureaux, non pas, bien entendu, de façon à les fatiguer ou à les exténuer, ce qui serait, à tous égards, préjudiciable, mais de telle sorte qu'ils s'entretiennent seulement en bon état de chair et aussi dociles que possible. Dans le cas où, après la monte, ayant terminé leur carrière, ils doivent être livrés au boucher, c'est comme bêtes à l'engrais qu'ils sont traités.

Combien, pour n'en point souffrir dans son développement ou dans sa santé, le taureau peut-il saillir de vaches en un jour ? Cela dépend de son âge. Nous croyons que l'on ne saurait que bien rarement dépasser le nombre de deux saillies par jour, autant au point de vue de leur efficacité qu'à celui de l'intérêt hygiénique de l'animal. Il faut se garder surtout, quand on se préoccupe de cet intérêt, d'abandonner le taureau à ses instincts au milieu d'un troupeau de vaches, et surtout plusieurs taureaux dans les mêmes conditions. Dans le premier cas, l'unique taureau s'épuise par des saillies répétées, et, dans le second, celui qui sort vainqueur des combats continuels qui se livrent pour conquérir le droit de féconder les femelles, a en plus la fatigue qu'ils lui ont coûtée.

La seule façon hygiénique de faire exécuter la monte est donc de conduire en main le taureau à la femelle qu'il doit saillir, ou de les enfermer tous deux dans un enclos ; la monte en main étant toutefois préférable.

Il y a tout avantage, sous divers rapports, à ne point loger les taureaux dans une habitation isolée, à moins qu'ils ne soient nombreux. En temps ordinaire, l'instinct génésique sommeille chez eux, et le mieux est de les placer à l'une des extrémités de l'étable des vaches. Dans toutes les exploitations bien tenues on procède ainsi.

Vaches. — Toute vache est nécessairement mère, à moins qu'elle ne soit stérile, attendu que sa fonction économique prédominante est de produire du lait, soit pour l'élevage des jeunes de l'espèce à perpétuer et à multiplier, soit pour les divers usages alimentaires auxquels ce liquide est employé, jusqu'à ce que le moment soit venu de la livrer engraissée à la boucherie. Elle donne, elle aussi, finalement de la viande, et son hygiène doit, de même que celle du bœuf, être constamment dirigée en vue de ce dernier résultat.

Le rôle de mère n'est donc pas, pour la femelle bovine, une fonction spéciale, comme il l'est pour la jument, soustraite le plus souvent à ce rôle, et n'ayant à fournir que du travail. Il en résulte que ce qui se rapporte à l'exercice de cette fonction prend, dans les espèces bovines, une portée hygiénique beaucoup plus générale et plus grande, à ce point que l'on est autorisé à considérer comme une nécessité économique de livrer le plus tôt possible au boucher toute génisse dont la stérilité est constatée.

Cela fait sentir combien nous devons être attentifs à l'examen des circonstances qui concernent la reproduction de l'espèce, du côté de la mère, dont la part est de beaucoup la plus considérable dans cette fonction. Rappelons qu'elle se décompose en plusieurs actes ou phases, qui sont l'accouplement sexuel pour la fécondation de l'œuf maternel, la gestation de l'embryon ou du fœtus, son expulsion ou parturition, et l'allaitement du veau.

Accouplement. — On sait que les femelles de mammifères domestiques subissent un phénomène intérieur de ponte périodique, manifesté extérieurement par certains signes, par certains changements dans leur manière d'être, qui les mettent en cet état connu sous les noms de rut ou de chaleurs. Cet état, qui les porte à rechercher le mâle de leur espèce pour s'accoupler avec lui est le seul dans lequel la fécondation puisse s'effectuer, parce qu'il est le seul dans lequel il existe, au sein des organes génitaux de la femelle, des ovules mûrs et susceptibles de recevoir l'imprégnation de l'élément mâle. Une fois mûrs et pondus, ces ovules s'altèrent bientôt et ne sont plus propres à se développer, s'ils n'ont pas reçu l'imprégnation dans un délai déterminé.

On comprend par là combien il importe que les signes extérieurs de la ponte ou des chaleurs soient saisis en temps utile, chez les vaches qui ne vivent point en liberté avec des taureaux, car, le délai dont nous venons de parler passé, l'accouplement peut encore avoir lieu, mais non la fécondation; et la persistance même de ces signes d'excitation génésique, rendant nécessaires des accouplements successifs et toujours inefficaces, a le plus souvent pour conséquence la production d'un état pathologique qui est un véritable fléau pour les troupeaux de vaches.

Les bêtes en cet état sont connues sous le nom de *taurelières*. Toujours en proie aux ardeurs utérines que rien ne peut calmer; d'autant plus excitées qu'elles s'accouplent plus souvent, et désormais incapables de produire des ovules susceptibles d'être fécondés, elles maigrissent, s'épuisent, deviennent phthisiques et meurent.

Un seul remède a pu, jusqu'à présent, être opposé à cet état, et en prévenir les conséquences désastreuses, lorsqu'il a été pris à temps : c'est l'extirpation des ovaires, dite castration, qui, en éteignant les chaleurs maladives, a permis d'engraisser les bêtes atteintes, et de les livrer à la boucherie.

Le point culminant de l'hygiène des vaches est donc de les empêcher de devenir taurelières, en surveillant l'apparition de leurs chaleurs avec une attention scrupuleuse, de manière à faire exécuter l'accouplement dès qu'elles sont nettement accusées.

Toute personne habituée à soigner des vaches en connaît les signes, faciles d'ailleurs à distinguer. Cependant il ne sera peutêtre pas inutile de les rappeler ici.

La vache qui entre en chaleur devient inquiète; elle s'agite et son œil brille d'un éclat particulier; sa physionomie prend un caractère absolument propre à son état, et qui indique bien le genre de désirs qu'elle éprouve; elle mugit pour appeler le mâle, et, si elle est libre, elle va à sa recherche. De temps en temps elle se campe, relève et agite la queue, entr'ouvre la vulve, dont la muqueuse turgescente se montre d'un rouge vif et sécrète un mucus glaireux, et elle expulse une petite quantité d'urine.

Les chaleurs peuvent durer jusqu'à huit jours, ou disparaître dans les quarante-huit heures, même lorsque la vache n'a pas été fécondée, pour se montrer de nouveau quelques jours après. L'accouplement fécond les fait ordinairement cesser, mais non pas toujours.

L'époque à laquelle apparaissent les chaleurs varie chez les jeunes femelles qui ne se sont encore jamais accouplées. Cela dépend de leur tempérament et des conditions dans lesquelles elles ont été élevées. Chez quelques-unes l'instinct génésique n'attend pas, pour se montrer, au delà du printemps qui suit l'expiration de la première année de leur naissance; chez la plupart, il ne se manifeste que vers la fin de la seconde année.

Les vaches déjà mères subissent à cet égard les habitudes qu'on leur fait prendre. La considération qui guide pour le choix du moment de l'accomplissement, et par conséquent de celui de l'apparition des chaleurs, est tout économique. Elle a pour but de laisser s'écouler, entre la parturition et la fécondation nouvelle, le plus longtemps possible, afin que la période de pleine lactation, qui est la plus profitable, soit prolongée. Les choses sont ordinairement combinées de façon à ce que les vaches, donnant un veau par an, mettent bas chaque année à la même époque. Comme elles portent environ neuf mois, c'est trois mois après l'accouchement qu'elles sont livrées au taureau.

Cela se règle assez facilement par le régime auquel les vaches sont soumises. L'activité des mamelles, durant les premiers temps de la fonction, modère d'ailleurs beaucoup l'instinct génésique, et il y a parfois lieu de le stimuler par une nourriture excitante et par les provocations du taureau, lorsqu'il ne paraît pas devoir se montrer spontanément au moment voulu.

C'est une question du ressort de l'hygiène, que celle de savoir à quel âge il convient de faire féconder les génisses. La gestation exerce sur leur santé actuelle, sur leur santé ultérieure et sur leur développement, une influence qui donne à cette question une certaine gravité.

Si l'on n'avait à tenir compte que de la conservation de l'espèce avec ses attributs naturels les plus développés, certes elle ne comporterait qu'une seule solution. Il faudrait attendre, pour admettre la génisse à la fonction de mère, le moment le plus voisin de l'âge adulte, celui de son développement à peu près complet. Mais, dans ces conditions absolues, le prix de revient des produits dépasserait le plus souvent leur valeur industrielle et commerciale. On n'y peut donc pas songer. Ici comme toujours, en ce qui concerne le bétail, le point de vue économique est dominant.

Un zootechniste habile, M. Chazely, a soutenu l'opinion que les génisses prématurément fécondées se montreraient meilleures laitières que les autres, tout en reconnaissant que la gestation hâtive exerce sur le développement de ces génisses une influence fâcheuse. En se fondant sur des observations personnelles, recueillies à l'école d'agriculture de Grand-Jouan, il en a recommandé la pratique, en vue de développer l'aptitude laitière dans les races. Cette opinion mérite certainement d'être prise en considération, à cause surtout de la juste autorité de son auteur; mais, avant de la tenir pour définitivement conforme à la réalité des faits, peut-être conviendrait-il de la vérifier expérimentalement dans des conditions plus variées que celles où M. Chazely a pu observer. En pareille matière, il ne semble pas tout à fait permis de conclure d'une race à toutes les autres.

Quoi qu'il en soit, on peut dire en thèse générale et en s'inspirant des diverses circonstances qui, en un tel sujet, doivent entrer en ligne de compte, que le moment le plus favorable pour le premier accouplement des génisses qui doivent accomplir aussi bien que possible leurs diverses fonctions économiques de mères, de laitières et de bêtes de boucherie à l'expiration de leur carrière productive, est celui qui leur permet de faire leur veau lorsqu'elles ont quatre dents incisives d'adulte ou de remplacement. Nous indiquerons ce signe et non pas l'âge en mois ou années, parce que, en raison du phénomène de la précocité du développement, qui se généralise de plus en plus dans les races bovines, il a une valeur plus précise. Telle bête, qui n'a que quinze à dix-huit mois d'âge, est aussi développée et autant en état de s'accoupler, si elle est précoce, que telle autre à deux ans et plus, dans les conditions communes. Le phénomène de la précocité, manifesté à l'extérieur par l'éruption hâtive des dents d'adulte, s'étend à toutes les fonctions.

Gestation. — La vache porte en moyenne 285 jours, soit un peu plus de neuf mois. L'état de gestation se manifeste d'abord chez elle, comme chez toutes les autres femelles, par la disparition du rut. C'est la loi commune, ou plutôt la règle, car il y a quelques rares exceptions, dues vraisemblablement à ce que, dans les cas où les chaleurs persistent encore durant quelques jours, la fécondation a eu lieu avant que la ponte périodique fût complète. Mais alors les chaleurs, une fois qu'elles ont cessé, ne réapparaissent plus au bout d'un mois environ, comme cela arrive lorsqu'il n'y a pas eu de fécondation.

Dans les premiers mois qui suivent l'accouplement fécondant, l'état de gestation ne se manifeste guère, dans les espèces qui nous occupent, par des signes objectifs perceptibles. Les signes dits rationnels n'existent pas beaucoup non plus, hormis quand il s'agit d'une génisse, dont la nouvelle fonction calme un peu la pétulance. La mère qui allaite déjà son veau de l'année, ou qui est simplement laitière, a pris des habitudes de lenteur et de prudence auxquelles la gestation ne saurait rien changer. Les observateurs sagaces, qui vivent pour ainsi dire dans l'intimité des vaches, ne s'y trompent cependant pas souvent; mais il leur serait impossible de formuler à cet égard les éléments de leur conviction en quelque sorte intuitive.

Ce n'est que du quatrième au cinquième mois, alors que le fœtus a acquis un volume suffisant pour qu'on puisse constater sa présence en palpant le flanc droit de la vache et percevoir les mouvements auxquels il se livre dans l'utérus, que l'état de gestation devient certain. Jusque-là, toutefois, quelque doute que l'on conserve, il convient de traiter, sous tous les rapports, la bête comme si la certitude existait, afin de ne pas l'exposer aux causes d'avortement. Bien que leur effet ne se manifeste ordinairement que dans les derniers mois de la gestation, il paraît au moins probable qu'elles agissent à tous les moments de la fonction.

C'est là l'écueil de l'hygiène des vaches mères et un grand sujet de souci pour les éleveurs. L'avortement sévit, durant certaines périodes de temps, à l'état véritablement épidémique, dans les vacheries en apparence les mieux tenues de certaines régions.

Bien des circonstances ont été invoquées pour l'expliquer. Le raisonnement et l'imagination se sont donné ample carrière à cet égard. Comme toujours on a passé en revue, pour les accuser, tous les agents hygiéniques. Mais la bonne foi scientifique fait une obligation d'avouer avec une entière franchise que nous n'en savons absolument rien, quant à présent. Il faut ajouter que notre ignorance persistera sur les conditions déterminantes de l'avortement épidémique des vaches, tant que le problème n'aura pas été soumis à une analyse expérimentale bien conduite, et qu'on se contentera, à son sujet, d'inductions plus ou moins plausibles.

Au lieu donc de nous payer ici sur ce sujet des hypothèses répétées par les auteurs et dont l'inefficacité pratique a surabondamment démontré le peu de fondement, mieux vaut confesser en toute humilité notre impuissance actuelle et nous borner à faire des vœux pour que la science soit mise en mesure d'entreprendre utilement une étude dont les difficultés dépassent les ressources qui sont à la disposition d'un simple particulier. Ne s'agit il pas là, d'ailleurs, d'un objet d'intérêt public?

Comme mesure hygiénique générale, propre à mettre les vaches en état d'opposer une plus grande résistance aux causes inconnues d'avortement, autres que les violences directes, les troubles digestifs produits par le météorisme, l'ingestion de l'eau trop froide produisant des coliques, qui doivent leur être soigneusement épargnées, nous mettons au premier rang l'exercice de l'appareil locomoteur. A ce titre, un léger travail, dans les conditions que nous avons exposées au chapitre précédent pour toutes les bêtes bovines, est le meilleur moyen de leur procurer cet exercice.

En Alsace et dans le Palatinat rhénan, par exemple, la plupart des travaux agricoles sont exécutés par des vaches qui n'en remplissent pas moins leurs fonctions de mères et de laitières. Évidemment, ces deux fonctions souffriraient d'une dépense de force musculaire dépassant certaines limites, le développement du fœtus et la sécrétion du lait ne bénéficiant point des matières consommées pour la production des efforts. Mais ceux-ci, maintenus dans la mesure de ce qui est nécessaire pour la marche, ou à peu près, ne prélèvent sur l'ensemble de la ration qu'une quantité négligeable, et ils exercent sur la constitution du sujet une influence hygiénique particulièrement salutaire pour conduire la gestation jusqu'à son terme normal.

L'avortement qui survient sans cause directement appréciable a très-probablement lieu en vertu d'une sorte de désagrégation lente des parties qui fixent le fœtus à la surface interne de la matrice de sa mère. Les faits observés sembleraient autoriser la supposition que le phénomène peut dépendre, ou de l'état de la mère elle-même, ou des conditions dans lesquelles elle vit. Il se montre sous la forme épidémique, dans les régions où l'alimentation est insuffisante par sa qualité, et dans celles où la race est arrivée à un certain degré de perfectionnement, sous le rapport de son aptitude à l'engraissement.

Sous des apparences contraires, il se pourrait bien que la cause déterminante de l'avortement fût identique dans les deux cas, et qu'elle dépendît du même trouble dans la nutrition du fœtus. Dans le premier, le trouble aurait pour raison l'insuffisance des propriétés nutritives des aliments fournis à l'économie de la mère ; dans le second, ces aliments seraient détournés de la matrice, au préjudice du fœtus et au bénéfice des organes où s'accumulent les matériaux de la viande.

C'est un fait physiologique acquis, que l'aptitude à l'engraissement est en antagonisme avec la vertu prolifique des individus. C'en est un autre que la stérilité a des degrés, depuis l'infécondité complète et absolue, jusqu'à la fécondité difficile, précaire, qui consiste à ne pouvoir conduire jusqu'au terme normal le produit de la conception. Les cas si nombreux d'avortement qui se présentent dans les vacheries de la Nièvre, par exemple, chez les éleveurs les plus distingués, pourraient bien n'avoir pas d'autre motif. Mais il sera bien entendu que nous donnons ici l'explication sous toutes réserves et sauf vérification expérimentale, seulement comme indication de l'un des sens dans lesquels, d'après nos connaissances générales, il y a lieu de chercher, et en faisant observer que les faits relatifs aux vaches les plus communes, qui avortent en d'autres lieux de la même manière, ne seraient point des arguments valables à opposer. Au fond, comme nous l'avons déjà dit, le phénomène est toujours le même. Il s'agit toujours d'une insuffisance de nutrition du fœtus, qu'elle soit due à la mauvaise qualité de la nourriture consommée par la mère, ou à une dépression de la fonction génitale de celle-ci, causée par le développement d'une aptitude antagoniste.

En tout cas, que l'induction soit à cet égard vraie ou fausse, il ne peut y avoir que des avantages à traiter les vaches mères de façon à favoriser chez elles, dans une certaine mesure, la rusticité. Il est remarquable que l'avortement épidémique ne sévit guère que sur les vaches des races peu laitières. Il n'est, du moins, pas à notre connaissance qu'il se fasse observer souvent dans les troupeaux ou les vacheries exploités principalement pour le lait.

De 1852 à 1864 il a sévi avec une grande intensité sur la vacherie du Pin, qui était, comme on sait, uniquement composée de bêtes de Durham. Il sévit depuis plusieurs années sur les vaches Durham-Charolaises ou Charolaises améliorées, dites Nivernaises, de la Nièvre ou du Cher, le plus souvent sur les vacheries d'élevage d'animaux perfectionnés pour la boucherie, et sans l'intervention d'aucune influence extérieure extraordinaire. Ailleurs, quand on le voit apparaître, c'est à la suite d'une mauvaise récolte de fourrages due aux intempéries, et cela dure un an ou deux, au plus.

En définitive, le régime hygiénique des vaches en état de gestation doit avoir pour but de leur assurer une santé vigoureuse et bien équilibrée, par une pondération convenable de leurs diverses fonctions. La base de l'alimentation, la ration d'entretien, qui s'entend ici, au point de vue physiologique, de ce qui est nécessaire à la fois à la mère et à son fruit, sera substantielle et formée préférablement d'herbes de prairie naturelle. Si par exemple le foin ou l'herbe verte entre pour un quart ou un tiers dans la ration des bœufs, il entrera pour moitié au moins dans celle des vaches pleines, et le reste sera composé d'aliments propres à favoriser la sécrétion du lait. Là surtout il importe de distribuer la nourriture en repas nombreux, afin de ne point surcharger les organes digestifs, qui, trop remplis, gênent le fœtus.

L'activité des mamelles ne saurait nuire en rien à la gestation, si l'alimentation lui fournit en suffisance des matériaux. En s'opposant, au contraire, à la formation et au dépôt de la graisse, elle entretient la vigueur de l'appareil locomoteur, dont l'exercice est indispensable à ce point de vue, lorsque cette activité n'existe pas. Une vache pleine, pour arriver à terme sans encombre, doit être en bon état, mais non pas grasse. De l'air pur et une bonne respiration favorisée par un travail modéré, surtout dans les races qui font peu de lait : voilà ce qui peut le mieux assurer l'accomplissement parfait de la fonction reproductrice de la femelle traitée d'ailleurs selon les lois générales de l'hygiène.

Parturition. — La vache est à coup sûr, de toutes les femelles domestiques, celle qui accouche avec le moins de difficulté, dans les conditions normales. Lorsque, durant la gestation, elle a été gouvernée comme nous venons de l'indiquer, la parturition s'effectue toute seule, et il est bien rare qu'on soit obligé d'y intervenir.

Les signes qui annoncent l'approche du terme sont faciles à saisir. La vulve et l'anus s'enfoncent ; de chaque côté du sacrum, en arrière de la croupe, se forment des creux. Bientôt il s'écoule, entre les lèvres flasques et flétries de la vulve, des matières gluantes, et la bête donne quelques marques d'inquiétude, qui sont l'indice des premières douleurs, d'abord légères, et qui ne tardent pas à s'accompagner de piétinements des membres postérieurs.

La surveillance ayant été assez active durant les derniers jours présumés de la gestation, d'après le calcul du temps écoulé depuis l'accouplement, il convient alors de mettre sous la vache une bonne litière, puis de se tenir à l'écart, pour lui assurer une complète tranquillité. Les choses en étant à ce point et ainsi bien préparées, il ne faut pas plus de quelques minutes pour que les contractions de la matrice expulsent le veau, à moins d'un obstacle dû à l'état de la mère ou à la position vicieuse de celui-ci dans l'utérus.

C'est donc seulement en cas de retard d'un quart d'heure au moins après l'apparition des premiers efforts expulsifs, qu'il y a lieu d'intervenir pour constater l'obstacle à la parturition et en déterminer le genre. Il peut dépendre du mode de présentation du fœtus, de son volume excessif, par rapport aux dimensions du bassin de la mère, ou bien de l'impuissance ou de l'absence des contractions utérines, conséquence même de leur impuissance première.

Deux sortes de présentations sont normales. Dans la plus ordinaire, le petit offre à l'orifice le bout de son nez étendu sur ses deux membres antérieurs, la tête et les membres s'engageant ainsi dans le passage en formant une sorte de coin. La présentation des deux membres postérieurs est également normale, en ce sens qu'elle rend de même l'accouchement possible et même facile; mais elle se produit rarement.

Tout ce qui est en dehors de ces deux modes rend la parturition difficile ou impossible. La disposition anormale qui s'offre le plus souvent, chez la vache, est celle dans laquelle l'encolure du fœtus est repliée, la tête reposant sur l'épaule. Dans ce cas les deux membres sont engagés, ou seulement l'un d'eux.

Un seul membre peut se présenter avec la tête, l'autre étant replié, ou bien c'est la tête toute seule qui s'engage. Ou bien il peut y avoir présentation de la croupe, ou enfin d'un seul membre postérieur.

On s'assure de tout cela par l'exploration directe, en introduisant dans la matrice une main enduite d'huile, ainsi que le bras. Chaque partie est facilement reconnaissable au toucher, et il est assez aisé de remettre les choses en place convenable, au cas surtout où le fœtus est encore vivant, car il aide en ce cas la manœuvre par ses propres mouvements. Il suffit de saisir la partie mal posée, la tête, par exemple, en entroduisant ses doigts dans la bouche, et de la ramener en bonne position. Souvent il est nécessaire, toutefois, de repousser dans la matrice les parties déjà engagées et qui gênent la manœuvre, faute d'espace.

Le tout ramené en bonne position, si la mère n'a pas été épuisée par ses efforts répétés et infructueux (ce qu'il importe beaucoup d'éviter en agissant tout de suite et en ne s'obstinant point avant de faire appel à l'homme de l'art, si l'on n'a pas réussi dès ses premières tentatives), alors l'accouchement se termine tout seul.

Quand, en ce cas ou lorsqu'une présentation normale aurait

été d'abord constatée, les efforts expulsifs restant faibles ou inefficaces, soit par le fait du peu de vigueur de la mère ou d'un volume trop fort du fœtus, il y a lieu d'aider, en saisissant les membres engagés et en y exerçant des tractions réglées de manière à ce qu'elles agissent en même temps que les efforts expulsifs. Si un seul aide ne suffit pas, on en met deux, ou trois, en les faisant tirer de la même façon sur une corde embrassant les membres par un nœud coulant.

Le veau, en tombant, rompt ordinairement le cordon ombilical, et il est rare qu'une hémorrhagie en rende la ligature nécessaire. Le plus souvent aussi, dans les accouchements à terme, le délivre suit presque immédiatement la sortie du veau. Si la délivrance se faisait attendre, il faudrait exercer sur le cordon et les membranes déjà hors de la vulve de petites tractions capables de faciliter la désagrégation des cotylédons placentaires. En cas d'insuffisance de ces tractions, on y attacherait un poids de quelques centaines de grammes, fourni par une pierre ou un morceau de bois. Il est bien rare que l'effort permanent ainsi exercé sur le délivre ne provoque pas sa sortie complète au bout d'un certain nombre d'heures. Du reste il importe que son séjour dans l'utérus ne se prolonge point. Il s'y putréfie vite et peut provoquer alors de graves accidents d'infection.

Il faut que le veau, aussitôt après sa naissance, soit frictionné et séché. La mère se charge habituellement de ce soin en le léchant, et c'est ce qu'il y a de mieux. Si elle ne s'y montrait pas disposée, on devrait l'y engager en saupoudrant la peau du jeune animal avec de la farine, ou plutôt avec du sel, dont toutes les vaches sont, ainsi que nous avons eu l'occasion de le faire remarquer, très-friandes. Si, malgré tout, elle s'y refusait, on la suppléerait en exécutant soi-même les frictions avec un morceau d'étoffe de laine.

Ces frictions dégourdissent le nouveau-né, lui donnent la force de se tenir debout, et bientôt de se rendre aux mamelles de sa mère, dont il importe de lui faire teter le premier lait, que le préjugé fait trop souvent rejeter, parce que son aspect séreux lui fait attribuer des propriétés malfaisantes. Ce premier lait, scientifiquement appelé *colostrum*, a une vertu purgative qui est au contraire fort utile pour débarrasser l'intestin du veau des matières (*meconium*) qui s'y sont accumulées durant la vie intra-utérine. Beaucoup d'accidents mortels, suite de la non-expulsion de ces matières durcies, sont dus à la pratique vicieuse de traire les vaches qui viennent de vêler et de jeter leur premier lait, au lieu de le laisser prendre à la mamelle par le jeune veau. Il en est ainsi, d'ailleurs, dans toutes les espèces de mammifères.

Il n'y a pas d'autres soins à prendre des vaches qui viennent de vêler, si ce n'est de leur éviter les refroidissements et de les laisser tout à fait tranquilles. Beaucoup de personnes leur donnent une soupe chaude. Cela ne peut que leur faire du bien.

Des observations recueillies par nous il y a longtemps, et plusieurs fois confirmées depuis, nous ont convaincu que le grave accident connu sous les noms divers de *paralysie des vaches fraîches vêlée*, de *collapsus du part*, de *fièvre vitulaire*, etc., n'a pas d'autre cause que l'impression d'un courant d'air froid sur les régions postérieures de la bête qui vient de faire son veau. Nous recommandons en conséquence, comme mesure hygiénique essentielle de la parturition, de veiller à ce que celle-ci s'exécute toujours dans une atmosphère chaude, lorsqu'elle doit avoir lieu à l'étable et que la vache doit rester au repos après. Le plus sûr serait de la bien couvrir. Les vaches bretonnes, qui font partie des convois que les marchands emmènent vers le midi de la France et qui vêlent si fréquemment sur les routes, presque sans s'arrêter et par tous les temps, ne sont jamais atteintes de cet accident, évidemment parce que l'exercice auquel elles sont obligées de se soumettre les empêche de se refroidir.

Allaitement. — Dans les conditions naturelles toute vache fournit assez de lait pour nourrir son veau, pour lui assurer l'aliment nécessaire à son développement, jusqu'au moment où il pourra se suffire à lui-même et trouver dans l'herbe qu'il paît le moyen de vivre indépendant.

En état d'exploitation industrielle, le régime et la fonction économiques sont tels que parfois l'activité des mamelles devient insuffisante, tandis que dans d'autres circonstances l'exagération de cette activité permet de réserver une partie plus ou moins forte de leur produit pour un emploi déterminé, outre ce qui est consommé par le veau.

Enfin il y a des cas assez nombreux, où cet emploi du lait est le but exclusif de l'exploitation des vaches, et dans lesquels, en conséquence, les veaux en sont absolument privés. Durant la courte existence qui leur est assignée, ils sont alors nourris avec d'autres produits, par un procédé qu'improprement on qualifie d'allaitement artificiel.

La vache considérée comme nourrice, et non pas seulement comme machine à produire industriellement du lait, est celle qui doit nous occuper ici. A ce titre de machine, son hygiène rentre dans le cadre des chapitres précédents, où nous avons vu les conditions dans lesquelles elle doit être placée pour élaborer, avec le moins de dommage possible pour sa santé, la plus forte somme de produit utile que comporte sa fonction économique spéciale.

Comme nourrice et au point de vue d'un allaitement convenable du veau, nous avons à nous préoccuper à la fois de l'intérêt hygiénique des deux individus, de la mère et du nourrisson ; intérêt hygiénique qui, en ce qui concerne ce dernier, prend le sens étendu imposé par la zootechnie, c'est-à-dire dépasse la limite des besoins purement physiologiques. L'allaitement, en effet, dans les espèces bovines, n'est bien entendu qu'à la condition de contribuer au développement des aptitudes industrielles des races. Et il y peut contribuer puissamment.

Le lait, nous le savons, est ce qu'on appelle un aliment complet. Il contient dans sa composition tous les principes nutritifs nécessaires au développement de l'être vivant. L'analyse y trouve de l'eau, des matières grasses ou butyreuses, une matière sucrée, une matière azotée ou caséeuse et des matières minérales qui entrent dans la constitution des os. On évalue ordinairement sa richesse ou sa valeur nutritive par la quantité de matière grasse ou de beurre qu'il peut fournir pour un volume déterminé du liquide.

Les proportions relatives de ces diverses matières, dans la constitution du lait de vache, varient pour ainsi dire à l'infini. Elles ne dépendent pas seulement de l'alimentation et de l'aptitude des races, elles dépendent encore de l'aptitude individuelle. Il y a des races spécialement beurrières et des races dont le lait est particulièrement riche en caséum. Parmi ces races, et aussi parmi celles dans lesquelles les divers éléments du lait se maintiennent dans une certaine médiocrité pondérée, il se rencontre des individus qui dépassent, souvent de beaucoup, le niveau commun.

Les mamelles dont la sécrétion est peu abondante passent pour fournir un lait plus riche, parce que les matières solides y sont en plus forte proportion, par rapport à celle de l'eau ; celui des fortes laitières, au contraire, qui est plus aqueux proportionnellement, est considéré comme moins nutritif. A quantité égale des deux sortes de lait, cela peut paraître évident ; mais cependant cela n'est pas tout à fait vrai, car il convient de faire intervenir dans l'appréciation comparative, surtout à notre point de vue présent, la considération des propriétés comestibles, eu égard à l'aptitude digestive des sujets qui doivent les consommer. Le lait en quelque sorte concentré ne peut être digéré par les très-jeunes sujets. Il irrite et fatigue leur estomac. Il ne saurait par conséquent les bien nourrir. Le lait trop étendu n'apaise leur faim qu'à la condition d'être pris en quantité tellement abondante, qu'il en résulte une surcharge de leurs organes digestifs, bientôt suivie également de fatigue et de diarrhée rendant impossible l'absorption des éléments nutritifs.

Il y a donc, entre ces limites extrêmes, une mesure moyenne qui est la vérité et à laquelle doit correspondre toute vache laitière, pour remplir les conditions de la bonne nourrice. Il dépend en grande partie du régime auquel les vaches sont soumises, qu'elles remplissent ou non ces conditions. Celles qui, habitant un climat sec, ne reçoivent pas une alimentation principalement composée de fourrages verts ou de racines aqueuses ; celles qui, dans ce même climat, sont soumises à un travail relativement excessif ; celles enfin qui, dans un climat humide, sont abondamment nourries, mais en vue surtout de développer leur aptitude au précoce engraissement ; toutes ces vaches sont de mauvaises ou de médiocres nourrices. Souvent il en faut deux pour élever un seul veau, quand on ne les aide pas au moyen de l'allaitement artificiel.

Ce serait un des premiers besoins de l'hygiène des races où ces faits se présentent, d'y développer par les méthodes que la zootechnie enseigne l'aptitude laitière, et de n'admettre à la fonction de mère que les vaches qui se montreraient capables de nourrir suffisamment leur veau. L'ignorance seule pourrait le faire considérer comme impossible.

Sans doute, il ne faudrait guère songer à transformer, par la gymnastique fonctionnelle et la sélection, les races auxquelles nous faisons allusion en races laitières, dans le sens industriel de ce mot; mais entre une telle prétention et celle de les mettre en mesure d'allaiter suffisamment leurs produits, il y a loin. Celle-ci ne dépasse point la limite des choses que la science permet. Et, pour n'en citer qu'un exemple, ne sait-on pas que les vaches garonnaises, si généralement impuissantes comme nourrices, sont devenues relativement de bonnes laitières, en passant de l'autre côté de la Dordogne, dans le pays de la rabiole, où elles ont été baptisées limousines?

L'allaitement se peut pratiquer et se pratique de deux manières, qui produisent des résultats également bons. Le veau est admis à teter sa nourrice, ou bien on lui fait prendre l'habitude de boire son lait dans un vase qui lui est présenté. Cela dépend des conditions industrielles de l'exploitation.

Lorsque l'aptitude laitière de la vache est tout juste suffisante pour l'allaitement du nourrisson, il y a avantage à laisser teter celui-ci: il est plus expert que personne à extraire son aliment de la mamelle. Quand, au contraire, la sécrétion est assez abondante pour qu'une partie du lait puisse faire l'objet d'une spéculation industrielle, le mieux est de ne point laisser teter le veau et de prélever sur le produit de la traite ce qui est nécessaire pour son allaitement.

Dans les vacheries des montagnes où se fabriquent des fromages, en Auvergne notamment, où deux vaches concourent à l'allaitement d'un seul veau, celui-ci est admis à teter chacune d'elles durant quelques instants, avant la traite. Il laisse sur le pis de la salive que le vacher ne prend pas soin d'enlever par un lavage préalable et qui se mêle ensuite au lait qu'il trait, ainsi que les malpropretés de ses mains. C'est là une mauvaise pratique, au double point de vue de la fabrication des fromages et de l'élevage des veaux. Ceux-ci sont de cette manière mal rationnés.

Ce qui avant tout importe, en effet, dans l'allaitement, c'est que les repas du nourrisson soient réglés. Qu'il tette ou boive, il

doit être séparé de sa mère, afin de ne point la tourmenter par
de trop fréquentes visites aux mamelles. Dans le premier cas,
qui est celui d'une laitière exclusivement nourrice, on le maintient dans un compartiment séparé, dont on ne lui ouvre la
porte que quatre ou cinq fois par jour, dans les premiers mois
de l'allaitement. Ce nombre de fois diminue progressivement, à
mesure qu'il avance en âge et qu'il devient assez fort pour recevoir d'autres aliments qui suppléent au lait. Chaque fois il
tette copieusement, puis, rentré dans sa loge, se repose et digère tranquillement; de même, lorsqu'au lieu d'aller trouver sa
nourrice, il boit le lait qu'on lui vient apporter, et dont la
quantité, en bonne hygiène, ne doit avoir d'autre mesure que
celle de son appétit.

Sevrage. — Les veaux à engraisser pour la boucherie, dont les
mères, fortes laitières, sont exploitées pour la vente directe de
leur lait ou pour la fabrication du beurre et de certaines sortes
de fromages, ces veaux sont ordinairement sevrés peu de jours
après leur naissance. Certains même ne tettent jamais et ne
boivent pas du tout de lait. D'autres reçoivent ce que l'on appelle du lait doux, qui est le lait écrémé, ou privé de son beurre.

L'allaitement est remplacé par des infusions de foin (thé de
foin), par des bouillons de malt, par des bouillies farineuses,
des pâtes, du riz crevé, des œufs, etc., dont la consistance et
l'intensité nutritive spéciale augmentent à mesure que s'approche le moment de leur abattage. Celui-ci varie, suivant les
localités, entre une semaine et trois mois après la naissance.
C'est le mode d'alimentation des premiers temps, composé de
liquides plus ou moins analogues au lait, qui porte en économie
du bétail le nom d'allaitement artificiel. En réalité, c'est un sevrage prématuré.

Le véritable sevrage, celui qui convient aux veaux d'élevage,
en possession de tout leur développement harmonique le plus
complet, doit être préparé de longue main, en sorte qu'il n'a-
mène point une transition brusque, capable de marquer un
temps d'arrêt dans ce développement. Dans les premiers mois
de leur vie, ces veaux ne sauraient être trop copieusement al-
laités. Leurs qualités ultérieures, quelle que doive être leur spécia-
lité fonctionnelle, en dépendent. Ceux surtout qui seront plus

tard des reproducteurs l'exigent encore plus que les autres. C'est alors que se prépare le mieux la précocité; car le lait abondant et riche d'une vache bien nourrie est l'aliment par excellence pour hâter l'achèvement précoce du squelette et le maintenir ensuite en état de subordination.

La durée de l'allaitement, dans ce cas, n'a pas de meilleure limite que celle imposée par la fonction même de la nourrice devenue mère de nouveau. L'état de gestation, qui diminue, à mesure qu'il s'avance, l'intensité de la sécrétion mammaire jusqu'à la rendre tout à fait nulle, en marque le terme, qui peut être devancé toutefois d'une couple de mois : en sorte que l'allaitement complet dure environ huit mois.

A mesure que la lactation baisse et que l'aptitude digestive du jeune animal pour les aliments végétaux se développe, il convient de lui donner d'abord des buvées farineuses ou des tourteaux délayés dans de l'eau tiède, puis des herbes tendres ou du regain, par rations progressivement plus fortes, à mesure que celles de lait se restreignent. Il prend goût ainsi à la nourriture végétale, peu à peu substituée à l'allaitement, et se sent porté de lui-même à lui accorder ses préférences. Il se trouve par là sevré complétement un beau jour, sans en avoir d'aucune façon souffert. Et, à partir de ce moment, il entre sous l'empire des règles hygiéniques communes.

Pour bien finir au sujet de ces règles, rappelons en terminant que dans les espèces bovines, dont la fonction économique fondamentale est d'élaborer à notre profit des substances alimentaires, la pire de toutes les qualités est la sobriété.

LIVRE III

ESPÈCES OVINES

(MOUTONS ET CHÈVRES.)

CHAPITRE PREMIER

RESPIRATION

Air atmosphérique. — Les nécessités de l'hématose ou fonction respiratoire, pour les moutons et les chèvres, se présentent dans des conditions toutes particulières, dues à la constitution même de ces espèces ovines, dont les caractères diffèrent beaucoup, non-seulement entre elles, mais encore avec celles des autres espèces que nous avons étudiées dans les livres précédents.

Le point par lequel les différences s'accentuent surtout est celui d'une résistance beaucoup moindre aux influences du milieu atmosphérique général ou du climat, en ce qui concerne notamment les moutons. Ces derniers sont certainement les moins cosmopolites de toutes les espèces animales domestiques. C'est le point de leur hygiène sur lequel il importe le plus d'appeler l'attention, en vue principalement de la facilité avec laquelle les personnes insuffisamment compétentes proposent aux éleveurs des substitutions de races par voie d'importation ou de croisement. Ces personnes ne tiennent aucun compte des nécessités de l'acclimatation, beaucoup plus impérieuses, nous le répétons, pour les moutons que pour les autres animaux.

Au point de vue de leurs fonctions économiques, qui sont de produire de la laine, de la viande et du lait, les conditions hygiéniques les plus convenables, sous le rapport des propriétés de l'air atmosphérique, sont les mêmes que celles indiquées déjà pour les espèces bovines. Ce serait se livrer à des répétitions superflues, que de les exposer de nouveau. Nous ne reviendrons donc point à ce propos sur le même sujet ; nous nous en tiendrons à ce qui nous est imposé par l'hygiène proprement dite, en insistant seulement sur les propriétés qui sont capables de mettre en péril l'existence des animaux dont nous nous occupons, tels que les progrès de la zootechnie les offrent à notre observation. Pour le reste, on voudra bien se reporter à nos études des livres précédents, sur la fonction respiratoire des espèces déjà considérées.

Température, pression, humidité. — Rappelons d'abord que les propriétés thermométriques, barométriques et hygrométriques ou psychrométriques de l'atmosphère, constituent ce que l'on appelle le climat du lieu envisagé ; en d'autres termes, le climat résulte de la moyenne annuelle de la température, du poids et du degré d'humidité de l'air atmosphérique en ce lieu.

Nul animal, nous l'avons déjà dit, n'est plus que le mouton soumis à l'influence du climat, et ne subit plus immédiatement l'influence de ses variations. Aucun n'établit, avec son milieu naturel, des rapports plus étroits et plus nécessaires ; aucun ne se venge aussi sûrement, si l'on peut ainsi dire, au détriment de celui qui l'exploite, des infractions commises aux lois de l'hygiène à cet égard.

Pour bien faire comprendre le sens exact de nos affirmations, il convient de remarquer qu'elles ne visent point cet être imaginaire, prototype unique du genre, qui, né sur un point du plateau central de l'Asie, aurait, en se multipliant, peuplé le reste du notre hémisphère d'innombrables races. Non ; quand nous disons « le mouton », nous entendons parler de chacune des espèces ou de chacun des types spécifiques de race envisagé dans le climat qui lui est propre ; nous constatons le fait sans chercher à l'expliquer, ce qui n'est point en notre pouvoir.

Or, ne voulant pas sortir des faits usuels, qui suffiront d'ailleurs parfaitement pour démontrer notre thèse, nous invoquerons seulement, à l'appui de l'importante vérité qu'il s'agit de mettre en évidence, quelques-unes des races les mieux connues des éleveurs de l'Europe occidentale, et nous montrerons combien elles sont sensibles à l'influence du climat, dans des sens divers. Il faut éviter ici les généralités.

L'exemple le plus incontestable nous en est fourni par le mérinos. La grande extension qu'a prise sa race au siècle dernier, et surtout depuis le commencement du nôtre, a donné lieu à des faits qui, pour être restés longtemps inaperçus, n'en sont pas moins concluants. Il y a là une expérience hygiénique extrêmement intéressante, qui s'est en quelque sorte réalisée toute seule, sous l'influence du désir absolu de multiplier partout la précieuse race aux toisons alors si estimées.

La réalisation de ce désir, général parmi les éleveurs de moutons, a échoué devant des obstacles climatériques insurmontables, qui ont circonscrit l'aire géographique des mérinos aux limites que nous lui voyons aujourd'hui.

Nous avons mis ailleurs ce phénomène en évidence, et nous croyons qu'il n'avait pas encore été étudié (1). Ici nous devons l'examiner de plus près, à cause de sa signification hygiénique se rattachant étroitement aux propriétés de l'agent qui nous occupe.

L'observation fait voir qu'en France les mérinos n'ont jamais pu s'établir et prospérer, du côté de l'ouest, au delà d'une certaine longitude, qui est précisément celle où commence ce que les météorologistes appellent le climat océanien, climat caractérisé par un certain degré d'humidité de l'atmosphère. Toutes les tentatives faites pour les introduire en ce climat ont échoué. Les bergeries de l'État, notamment, instituées par le premier Consul à Mont-de-Marsan et à Nantes, ont dû bientôt disparaître. L'extrême limite de la région des mérinos se maintient, de ce côté, aux départements de l'Orne, de la Sarthe, de Maine-et-Loire, de la Vienne et de la Haute-Garonne.

Du côté de l'est, en ne considérant que l'Europe occidentale,

____

(1) A. Sanson, *Applications de la zootechnie* (Bœuf, mouton, chèvre, porc), p. 367-382.

c'est une autre influence qui se fait sentir, ou peut-être est-ce encore la même sous une autre forme. Toujours est-il qu'on ne trouve plus de mérinos lorsque le relief du sol s'élève au-dessus d'une certaine altitude.

Au milieu même de cette région française des mérinos, on constate, en outre, qu'il y a des localités plus ou moins restreintes, en Champagne et en Bourgogne, par exemple, où l'élevage de la race est également impossible, par le fait de l'humidité relative de l'atmosphère et du sol.

Sur la détermination exacte de ces climats généraux et locaux, la météorologie n'est pas encore assez avancée pour que nous puissions à ce sujet donner des indications précises en degrés thermométriques et psychrométriques. Nous n'en possédons que des notions générales. Il serait extrêmement intéressant d'être en mesure de dire au juste au delà de quelle limite de froid et d'humidité de l'atmosphère les moutons mérinos sont troublés dans leur fonction respiratoire, au point de ne plus pouvoir subsister et s'acclimater. L'impulsion reçue, dans ces derniers temps, par les études météorologiques, fait espérer que nous serons avant peu mis en possession d'une carte complète de notre climat, qui jettera de grandes lumières sur les questions d'hygiène dont il s'agit ici.

En attendant, force nous est bien de nous en tenir au fait d'observation constaté et qui ne peut pas être nié. Ce fait est que le mérinos, animal des climats tempérés et d'une sécheresse moyenne, ne peut pas supporter l'humidité. Sous son influence il devient cachectique plus facilement qu'aucun autre. La respiration d'un air chargé de vapeurs aqueuses trouble sa fonction d'hématose, fait prédominer dans son sang la partie séreuse, et le livre en proie au parasitisme caractéristique de l'affection mortelle vulgairement appelée pourriture.

Et ce cas du mérinos est de même celui de toutes les autres races habituées à vivre dans des climats analogues ou semblables au sien, celui de toutes les races ovines méridionales, sur lesquelles la cachexie exerce de grands ravages, dans les climats locaux humides où elles sont transportées.

Elles supportent mieux la sécheresse, mais non pas toutefois quand elle est excessive ou prolongée. En ce cas elles succombent à un autre mode d'altération du sang qui est ce qu'on appelle en Beauce, par exemple, le sang de rate.

On serait tenté de croire que ce n'est pas en vertu de l'action directe des propriétés de l'atmosphère sur le phénomène de l'hématose, mais bien par l'intermédiaire de l'insuffisance nutritive des végétaux qui croissent sous l'influence de ces mêmes propriétés. Les faits prouvent qu'il en est autrement. Sur certaines terres arides formées d'un calcaire maigre, dans le climat océanien, où la nourriture est notoirement insuffisante, les moutons qui ne reçoivent point à la bergerie un supplément d'alimentation succombent à une maladie anémique, non pas au sang de rate. La pratique de la transhumance, usitée pour les mérinos d'Espagne et pour ceux du Roussillon et de la Provence, a certainement été adoptée plutôt pour leur assurer, durant l'été, le climat tempéré des hauteurs du Léon et des Alpes, que pour suppléer aux herbes desséchées des plaines de l'Estramadure et de la Crau.

Cet écueil des températures élevées et de la sécheresse de l'atmosphère est encore plus manifeste pour les races du Nord, surtout pour celles qui ont été améliorées en Angleterre en vue de la production de la viande. Elles vivent parfaitement dans le climat océanien, qui est leur milieu naturel, et elles y prospèrent. Pour qu'elles deviennent cachectiques, il leur faut un grand excès d'humidité, un sol marécageux: et encore quelques-unes, telles que celle des polders de la Hollande et celle de Romney-Marsh, du comté de Kent, y étant acclimatées, résistent-elles à l'influence paludéenne.

Transportées dans un climat sec, où le soleil darde durant de longs jours, la chaleur de l'atmosphère trouble à ce point leur fonction respiratoire, qu'elle ne peut plus suffire à l'hématose et qu'on les voit succomber bientôt, ou tout au moins, quand elles y résistent, ne vivre que misérablement et s'amoindrir de plus en plus. C'est pour ce motif que les races dites perfectionnées du Nord n'ont jamais pu être implantées d'une manière solide dans les régions méridionales de notre pays, quelques artifices qu'on ait pu employer pour les y acclimater.

C'est donc à tort, d'après ce qui précède, qu'en se fondant sur une supposition purement gratuite, au sujet de l'origine sauvage de l'espèce classique du mouton, on l'a présentée d'une manière absolue comme propre aux climats secs et chauds et redoutant surtout les terrains humides. Cela n'est pas plus vrai que le contraire ne le serait. La vérité est que les aptitudes respiratoires sont variées comme les types de races, et que chaque type a les siennes, en rapport avec le milieu climatérique dans lequel il a toujours vécu depuis que nous le connaissons.

La conséquence hygiénique à tirer de ces faits est qu'on ne peut point songer sagement à importer une race de moutons dans un climat différent du sien propre, et que tout au moins les limites entre lesquelles il est possible d'agir à cet égard sont extrêmement bornées. L'impressionnabilité excessive des espèces ovines aux circonstances atmosphériques fait que les conditions de froid, de chaleur, d'humidité ou de sécheresse du climat, sont à mettre en première ligne, parmi les données du problème de leur exploitation. En ce sens, leur hygiène domine leur zootechnie, contrairement à ce qui se fait observer pour les autres espèces.

Composition de l'atmosphère. — La respiration du mouton est peu active. Si elle est facilement troublée, ainsi que nous venons de le voir, par les modifications que peuvent subir les propriétés physiques de l'air atmosphérique, il n'en est pas de même pour ce qui concerne ses propriétés chimiques. L'expérience prouve trop souvent, malheureusement, que les troupeaux enfermés dans des bergeries insuffisantes et mal aérées peuvent subsister dans une atmosphère tellement viciée à la fois par les produits de la respiration et par les émanations ammoniacales des fumiers, que l'homme n'y saurait séjourner au delà de quelquesinstants sans en être incommodé. La composition de cette atmosphère peut donc comporter une forte proportion d'acide carbonique et des matières gazeuses des lieux habités, sans qu'il en résulte de graves inconvénients pour la santé des moutons.

Mais ce n'est pas une raison pour qu'il n'y ait point lieu de se préoccuper de leur assurer une quantité suffisante d'air pur à respirer. S'ils vivent dans un milieu vicié sans en subir des atteintes profondes, en raison des faibles besoins de leurs facultés de relation, ils n'y sont pas dans les conditions les plus propres à favoriser leurs aptitudes productives, qui sont en raison directe des aliments qu'ils consomment. Or, on sait fort bien que l'existence dans une atmosphère impure n'est pas de nature à stimuler l'appétit et à développer la nutrition. Nous aurons occasion de voir plus loin, au contraire, l'heureuse influence à cet égard d'une respiration bien régularisée.

A ce titre purement zootechnique, l'hygiène des habitations des moutons comporte par conséquent la nécessité d'une aération aussi complète que possible. Cette nécessité est telle que la forme la plus convenable à adopter pour les bergeries est justement considérée comme étant celle qui, tout en évitant la chaleur en été et le froid en hiver, permet de faire vivre les troupeaux presque à l'air libre; c'est celle qui, par une combinaison de piliers et de murs élevés seulement à hauteur d'appui, avec des paillassons ou des persiennes pour clore les côtés où darde le soleil dans la saison chaude et d'où viennent les vents dans la saison froide, laisse librement circuler l'air par tous les autres. En tout cas, les meilleurs praticiens observateurs recommandent les bergeries hautes et munies de nombreuses ouvertures pour l'aération.

Il importe en effet d'évacuer aussi complétement que possible les produits de la respiration, afin de maintenir à l'air de l'habitation sa composition normale et de réaliser ainsi, à cet égard, l'idéal de la zootechnie, qui est de faire vivre les moutons à l'air libre, en leur épargnant l'exercice de l'appareil locomoteur pour se procurer leur nourriture au pâturage, et aussi en leur assurant l'ombre en été et une douce température en hiver.

Salubrité des bergeries. — Dans ces conditions, l'atmosphère de l'habitation peut être considérée comme salubre, pour ce qui dépend de la composition connue de l'air atmosphérique. Les produits de la respiration, qui la vicieraient en s'y mêlant, sont évacués à mesure, l'air vicié qui s'échappe de la bergerie est aussitôt remplacé par de l'air nouveau.

Mais si les gaz et les vapeurs exhalés par les poumons et par la perspiration cutanée doivent être ainsi rendus à l'atmosphère commune, ceux qui résultent de la décomposition, au contact de l'air, des déjections solides et liquides ont une utilité qui ne permet pas de les traiter de la même façon. Nous n'avons pas besoin de revenir, à cette occasion, sur la valeur fertilisante des matières ammoniacales dont il s'agit, non plus que sur le rôle du bétail comme fournissant des fumiers. Il y a lieu seulement de signaler les particularités relatives à l'entretien des bergeries sous ce rapport, et cela en peu de mots.

Les moutons, par la forme et la quantité relative de leurs déjections, rendent beaucoup plus facile que pour tous les autres animaux l'aménagement de leurs fumiers, au double point de vue de la confection de ceux-ci et de la salubrité des habitations. Il faut se préoccuper, dans cet aménagement, non-seulement d'éviter la déperdition des matières fertilisantes, mais encore de préserver les toisons des émanations et des souillures qui les altèrent, ce dont les éleveurs de bêtes à laine ne se préoccupent pas assez.

Les gaz ammoniacaux qui pénètrent dans la toison agissent sur le suint et le transforment à la longue en un savon, dont les propriétés ne sont plus celles de la matière huileuse à laquelle le brin de laine emprunte son brillant et sa souplesse. D'un autre côté, les déjections solides qui souillent l'extrémité des mèches rendent le lavage à dos plus difficile, quand il doit avoir lieu, et elles déprécient d'une manière exagérée la valeur des laines vendues en suint, parce que l'acheteur ne manque point de se prévaloir du déchet qu'elles occasionnent au lavage. Leur présence nuit à la sincérité des transactions. Cela suffit pour en faire sentir l'inconvénient.

Sous les deux rapports, il y a donc une utilité réelle à soigner de ce côté la salubrité des bergeries, pour mieux dire, leur propreté.

On le peut très-facilement en pourvoyant toujours les bêtes d'une litière suffisante. En réalité, le sol de la bergerie est une véritable fosse à fumier, qui n'est vidée qu'une fois l'an, au moment où les terres doivent recevoir leur engraissement. Les litières, répandues sur toute la surface de ce sol, y absorbent les urines; les déjections solides s'y tassent sous les piétinements des moutons, et, à mesure que l'addition de la litière augmente l'épaisseur du tas de fumier, il y a nécessité d'élever les râteliers où mangent les bêtes. Aussi ces râteliers sont-ils le plus souvent disposés pour rendre facile leur exhaussement.

Les dispositions dont il s'agit, quant à l'ameublement des bergeries, de même que toutes les autres relatives à leur construction, ne sont pas de notre ressort. On les trouvera très-bien étudiées et exposées dans un ouvrage spécial que nous nous plaisons à citer (1). Nous n'avons à nous occuper que des conditions de leur salubrité, dans le sens étendu que comporte l'hygiène zootechnique ; et cela se borne, en ce qui concerne le point particulier en question, à pourvoir d'une manière constante la bergerie de litières suffisantes pour que les déjections liquides soient complétement absorbées et retenues, et les déjections solides recouvertes.

Un autre point, d'hygiène pure celui-là, et déjà signalé pour les autres espèces, est encore plus digne d'attention relativement aux bêtes ovines, qui vivent nécessairement toujours en troupes plus ou moins nombreuses. On veut parler de l'influence morbide bien connue de l'agglomération. Ce n'est pas que la réunion des individus en grand nombre soit, dans l'espèce plus que dans les autres, une cause d'insalubrité certaine. Les moutons, au contraire, en vertu sans doute de leur instinct de sociabilité et des aptitudes naturelles qu'il entraîne, ne paraissent pas souffrir de leurs émanations réciproques, lorsqu'ils sont en état de santé. Ils sont peu sujets à l'influence des miasmes ; mais, en revanche, ils subissent avec une grande facilité celle des contagions.

L'une de ces contagions surtout doit éveiller à un haut degré la sollicitude de l'hygiéniste, en raison même de son extrême subtilité. On n'ignore point qu'une fois que la clavelée est apparue dans un troupeau, aucune bête de ce troupeau n'y échappe, à moins d'être individuellement réfractaire. De même pour la gale, qui se communique de proche en proche, par le contact direct avec les individus atteints. De même aussi, très-probablement, pour le piétin, qui semble également dû à la présence d'un parasite. Peut-être le sang de rate est-il lui-même contagieux.

Par la mortalité qu'elles causent, mais surtout par le trouble profond qu'elles occasionnent dans les fonctions économiques

____

(1) Voy. Grandvoinet, _les Bergeries_. Librairie agricole de la Maison rustique.

des bêtes ovines, en déterminant des pertes considérables, les maladies contagieuses que nous venons d'énumérer sont de véritables fléaux pour les troupeaux. L'hygiène ne saurait donc mettre trop en garde contre elles.

Or il est évident que leurs sévices seront d'autant plus étendus que sera plus grand le nombre des individus en contact direct ou indirect. A ce point de vue, la division des troupeaux nombreux en plusieurs bergeries est commandée par l'hygiène; et il faut faire remarquer que l'orientation des locaux doit être telle qu'ils ne puissent à la fois être sous le même vent.

La matière virulente de la clavelée se dissémine dans l'air, qui la transporte souvent à d'assez longues distances, lorsque le courant qui l'entraîne est resserré entre des obstacles. L'air qui aurait passé sur les animaux atteints et s'y serait chargé de l'élément virulent, en s'introduisant dans une autre bergerie habitée par des animaux encore sains, y apporterait ainsi le mal, et rendrait vaines les précautions d'isolement. Vaines aussi seraient ces précautions, en pareil cas, si les sujets sains et les sujets malades étaient visités et soignés par les mêmes individus. Les vêtements conservent, même pendant longtemps, l'agent virulent de la clavelée, et il en est ainsi, à plus forte raison, pour les toisons des bêtes sur lesquelles le mal a sévi. Elles doivent, pour ce motif, demeurer isolées durant une période qui ne peut guère être sans danger moindre que trois mois.

Pour les troupeaux d'élevage, la division que nous recommandons est d'ailleurs rendue nécessaire par d'autres considérations. Il faut mettre à part les béliers, les mères et les agneaux de l'année précédente. Dans les grandes bergeries, on les maintient sous le même toit, seulement ils sont isolés par des claies ou de petits murs en autant de compartiments spéciaux. Mieux vaut avoir de petites bergeries distinctes, pour chaque catégorie d'animaux. Rien n'empêche qu'elles soient disposées néanmoins de façon à ne compliquer que le moins possible le service. Ceci est l'affaire de l'architecte. Nous ne posons, nous, que les nécessités de l'hygiène.

Désinfection des bergeries. — L'atmosphère du local habité par un troupeau sur lequel a sévi l'une des maladies contagieuses dont nous venons de nous occuper en est infectée. S'il s'agit de la clavelée et qu'il n'y ait point lieu d'y introduire des animaux nouveaux, l'infection est sans danger pour les sujets guéris, la maladie n'attaquant point deux foisl e même individu. Nous disons, à ce propos, qu'elle lui communique l'immunité, ce qui est le fait habituel des affections contagieuses éruptives.

Mais en tout cas il est toujours sage, nonobstant, de désinfecter les locaux qui ont abrité des contagions quelconques. Cela est plus sûr.

L'agent désinfectant le plus énergique et le plus efficace, nous le répéterons encore en cette occasion, est l'acide phénique, à l'action duquel aucune matière virulente, aucun parasite animal ou végétal ne peut résister. Comme pour les écuries et les étables, après avoir nettoyé à fond et lavé le sol, les murs et le mobilier de la bergerie, il suffit de badigeonner le tout avec de l'acide phénique brut ou acide corbolique, qui se trouve dans le commerce à très-bas prix. Si l'on tient à éviter les taches que laissent les matières goudronneuses retenues par l'acide brut, on emploie l'acide épuré fortement étendu d'eau, dans la proportion de 1 à 5 d'acide pour 100 d'eau.

Les matières organiques touchées par le liquide perdent immédiatement leur propriété virulente. Celles qui seraient répandues dans l'atmosphère sont atteintes par les vapeurs odorantes qui s'y répandent ; et ces vapeurs, d'après ce qui a été observé dans les hôpitaux, les casernes et ailleurs, peuvent être considérées comme le plus efficace des préservatifs.

En cas de crainte d'invasion d'une maladie contagieuse, si, par exemple, la clavelée sévissait dans le voisinage d'un troupeau, il serait bon de répandre ces vapeurs dans l'atmosphère des bergeries et d'en imprégner ainsi les toisons des moutons. Les fumigations de chlore, d'acide sulfureux, et autres procédés de désinfection préconisés, sont loin d'offrir les mêmes garanties.

Lavage à dos. — La peau du mouton, préservée par la toison des souillures extérieures, et étant en outre le siége d'une sécrétion abondante qui reste fluide en imprégnant la laine, se maintient d'elle-même à un état de propreté qui lui permet d'accomplir suffisamment sa fonction respiratoire. Elle n'a donc pas besoin, en temps ordinaire, d'un pansage qui serait d'ailleurs difficile à pratiquer.

Durant la saison chaude seulement, la toison deviendrait gênante, si elle n'était tondue. Dans certaines localités, on est dans l'usage, avant la tonte, de procéder au lavage de cette toison sur le corps de l'animal, afin de ne mettre en vente que de la laine dite lavée à dos, qui se distingue par là de la laine en suint. Ce n'est point une mesure hygiénique, mais bien une mesure commerciale, une simple préparation de la marchandise.

Les procédés de lavage à dos des toisons ne nous concernent donc qu'en vertu de l'influence qu'ils peuvent exercer sur la santé des animaux qui les subissent, lorsqu'ils ne sont pas pratiqués convenablement, en vertu des troubles qu'ils peuvent apporter dans la fonction respiratoire de la peau, chez des sujets que leurs instincts ne poussent guère à rechercher l'eau pour s'y plonger.

Ces troubles se présentent quelquefois, et ils sont dus à l'impression causée par le froid humide, dont nous avons, en parlant du climat, fait ressortir l'action fâcheuse sur la constitution des moutons en général. La peau revêtue d'une toison mouillée ou seulement humide se refroidit considérablement. Elle doit céder en abondance de sa chaleur pour vaporiser l'eau qui imprègne cette toison et la sécher. Le refroidissement continu, contre lequel la circulation du sang reste impuissante à réagir, détermine des congestions intérieures qui deviennent souvent mortelles.

Tel est le phénomène que, dans la pratique du lavage à dos, l'hygiène commande d'éviter. Cet aperçu de son mode de production indique les précautions à prendre pour le prévenir. Il s'agit d'opérer de façon à ce que la toison lavée à dos puisse être rapidement séchée, en empruntant au milieu ambiant la plus grande partie, sinon la totalité, de la chaleur nécessaire.

A cet effet, il convient de n'opérer le lavage que par de belles journées chaudes et en l'absence du vent. L'air agité sèche plus vite la laine, mais il refroidit aussi davantage la peau. Au sortir de l'eau, les moutons doivent être tenus à l'ombre, sur un gazon, en attendant que l'opération soit terminée, puis rentrés dans une bergerie dont la ventilation ne soit pas trop active, afin qu'il y règne une température chaude.

Mais le mieux serait de renoncer au lavage à dos, qui n'a vraiment pas d'avantages économiques pour la laine, et qui peut avoir de graves inconvénients pour les moutons. Les toisons seraient tout aussi bien lavées après la tonte qu'auparavant. Le souci de l'hygiène devrait faire abolir un usage d'ailleurs tout local, qui n'a vraiment pas d'utilité démontrée.

Tonte. — Les moutons sont tondus une fois l'an au moins. Suivant le moment de l'opération, suivant aussi l'épaisseur et l'étendue de la toison, la disparition de la sorte de vêtement qu'elle constitue produit sur l'économie de l'animal des effets différents, qui dépendent des conditions dans lesquelles la peau se trouve ainsi brusquement exposée à l'action directe de l'air.

Ces effets peuvent être salutaires ou nuisibles. La tonte favorise l'exercice de la fonction respiratoire de la peau, ou bien elle a pour conséquence immédiate de la troubler d'une façon plus ou moins intense, de produire dans la circulation du sang et dans la nutrition des modifications suivies d'accidents prochains ou éloignés.

L'opération industrielle dont il s'agit intéresse donc à un haut degré l'hygiène des bêtes à laine, et nous devons, par conséquent, en étudier avec soin les conditions diverses, de manière à pouvoir indiquer avec précision celles qui doivent être choisies pour ne faire courir aucun risque de maladie aux animaux soumis à la tonte.

D'abord, il nous faut tenir compte surtout, dans l'appréciation de ces conditions, de la susceptibilité particulière que présentent les moutons aux circonstances atmosphériques du climat, au peu de résistance que leur constitution naturelle oppose aux intempéries, et particulièrement aux variations brusques de la température. Leur peau extrêmement fine, et d'une organisation d'autant plus délicate qu'elle est pourvue en plus grande abondance d'organes sécréteurs de la laine, que, par conséquent, elle porte une toison plus tassée, en mèches plus serrées, subit avec une extrême facilité les impressions extérieures, contre lesquelles cette toison la protége habituellement. Dès qu'elle en est dépourvue, on n'a pas de peine à comprendre que sa sensibilité s'exalte, et que le moindre écart dans les circonstances extérieures apporte une perturbation dans son fonctionnement.

Le premier soin à prendre est donc d'éviter aux moutons récemment tondus l'impression de l'air froid. Cette impression peut se produire de deux manières. Elle peut être due à ce que la tonte a été opérée trop tôt, avant que la température moyenne de la saison fût suffisamment douce, ou bien à ce que l'abaissement de température est survenu brusquement, sous l'influence des vents du nord ou du nord-est, ou même de vents quelconques, hormis ceux du midi, l'air en mouvement paraissant toujours plus froid qu'il ne l'est en réalité.

Il s'ensuit que l'hygiène commande de ne point tondre les moutons avant que la belle saison soit venue et suffisamment affermie; et, une fois tondus, de ne les point faire sortir de la bergerie, lorsque règnent les vents dont nous venons de parler, jusqu'à ce que leur peau ait eu le temps de s'habituer, par des transitions ménagées, aux impressions extérieures des changements de température qui peuvent survenir inopinément.

Ces précautions sont surtout nécessaires pour les animaux les plus jeunes, dont la résistance est d'autant moindre qu'ils sont moins avancés en âge. Il y a, dans les annales de la science, des exemples de congestions intérieures mortelles, causées par la brusque exposition aux intempéries de jeunes moutons ou d'agneaux récemment tondus. Le moins qui en puisse résulter pour les sujets de tout âge, en état de réagir efficacement contre les effets du refroidissement de la peau, c'est une exagération de la fonction respiratoire, une accélération de la circulation sanguine, et des combustions qui se passent dans le sang, ayant pour conséquence nécessaire d'user en plus grande abondance, et en pure perte pour l'économie rurale, les matériaux qui seraient utilisés sans cela pour l'accroissement de la valeur de l'animal. Il y a dans ce cas déperdition du combustible employé pour maintenir la chaleur à son degré normal, en réagissant contre l'influence de la température extérieure ou ambiante.

S'il en est ainsi des effets du froid sur la peau tondue, chez des animaux dont l'exercice musculaire ne dépasse jamais les besoins de leur propre locomotion, il arrive aussi qu'ils ont à souffrir de l'excès de la chaleur, comme nous l'avons déjà dit,

Lorsque vient la saison d'été, avec sa température élevée d'une manière continue, la toison ne tarde pas, en raison de sa longueur et de son épaisseur mêmes, à devenir une cause de gêne pour la fonction qui nous occupe. Les animaux en souffrent visiblement. Ils ont trop chaud et ils s'allanguissent. Les béliers, par exemple, ne montrent plus la même ardeur à la lutte; tous manifestent un moindre appétit.

La tonte, en ces circonstances, est par elle-même une mesure hygiénique excellente, dont les effets salutaires se font bientôt observer par un accroissement de vitalité ou de vigueur, par une stimulation des aptitudes nutritives.

Cela montre qu'au point de vue de l'hygiène des bêtes, la tonte ne doit être pratiquée ni trop tôt ni trop tard, mais justement à l'époque de l'année où il n'y a plus que de très-faibles risques de refroidissements de la température, d'après la marche ordinaire des saisons. Et si les prévisions à cet égard ont été déjouées, il ne reste plus qu'à prendre les précautions indiquées plus haut, en maintenant les animaux tondus dans une température modérée, à la bergerie.

Mais il y a un fait sur lequel nous devons appeler l'attention d'une manière toute particulière.

On vient de parler de l'influence de la tonte sur l'appétit et sur la nutrition des moutons, durant la saison chaude. Cette influence, l'observation l'a fait apercevoir aux engraisseurs les plus habiles, qui en ont tiré grand parti surtout pour la préparation des sujets qu'ils exposent dans les concours publics, et qui n'y ont de succès qu'à la condition d'être arrivés aux dernières limites de l'engraissement possible.

Ceux qui ont visité ces concours savent que les moutons gras les plus beaux se présentent toujours avec une toison tondue aussi près que possible de la peau, qui est elle-même d'une propreté exquise. Cela n'a pas été fait seulement pour l'agrément des yeux. Nous avons montré, à propos des espèces bovines (p. 146), les résultats d'une expérience comparative, dans laquelle l'influence de la tonte sur l'assimilation de la nourriture, et sur la marche de l'engraissement, a été mise en évidence. Il y a eu, pour le même temps et les mêmes rations, un avantage considérable en faveur des animaux tondus et dont la peau avait été maintenue en un état constant de propreté, par des lavages à l'eau tiède.

Le même phénomène se produit chez les moutons engraissés à la bergerie. Des tontes fréquentes, répétées tous les mois au moins, et suivies de même de lavages de la peau, ont pour effet de stimuler l'appétit d'une manière extraordinaire et de favoriser l'assimilation de la nourriture, en évitant l'état d'anémie qui est le plus souvent la conséquence d'un engraissement exagéré.

On se rend aisément compte de ce phénomène, en songeant que l'accumulation de la graisse sous la peau met obstacle à l'accomplissement entier de sa fonction respiratoire. M. Yvart a le premier signalé ce fait, en expliquant comment les moutons anglais perfectionnés, chez lesquels il existe normalement une couche sous-cutanée de cette graisse, souffrent plus que les autres de la chaleur, et ne peuvent pas supporter le parcours sous un climat chaud. Les tontes répétées et les lavages rendent plus facile l'accès direct de l'air sur la peau et l'échange de son oxygène contre l'acide carbonique résultant de la perspiration respiratoire. La fonction est ainsi favorisée, et elle s'accomplit dans de meilleures conditions, à l'avantage d'une conservation plus complète de la santé.

Il y a de cela un enseignement à tirer pour la pratique usuelle de l'engraissement des moutons ; c'est qu'il convient toujours de les tondre avant de les mettre à l'engrais, les bêtes tondues ayant un appétit plus soutenu, et profitant mieux de leur nourriture que celles qui restent pourvues de leur toison.

CHAPITRE II

DIGESTION

Aliments. — Entre les bêtes ovines et les bêtes bovines, appartenant toutes au même ordre naturel des ruminants, il y a sous le rapport de la fonction digestive et des aliments qui conviennent à son exercice de très-nombreuses concordances. Passer en revue de nouveau, dans ce chapitre, ces aliments, de même qu'envisager leurs propriétés générales, eu égard aux espèces auxquelles il est consacré, serait donc s'exposer à des répétitions aussi superflues que nombreuses. Nous nous bornerons par conséquent à quelques considérations indispensables, en renvoyant pour le reste au livre précédent.

Ce que l'on sait maintenant de la constitution physiologique dominante, parmi les moutons, et de leur peu de résistance aux influences climatériques contraires à celles dans lesquelles leur race a vécu, fera conclure, sans que nous ayons besoin d'y insister, que les végétaux venus sur les terrains humides ne conviennent point pour leur alimentation. A part cela, quant aux aliments que l'économie rurale peut mettre à la disposition de leur hygiène, il n'y a nulle différence entre eux et les bêtes bovines ; seulement ils conservent sur ces dernières l'avantage de tirer parti, et même un bon parti, de ressources alimentaires fournies par des sols vagues et incultes, où elles ne trouveraient point de quoi se nourrir ni subsister. C'est pourquoi le mouton est par excellence l'animal de rente de la culture extensive, le consommateur principal des fourrages qu'elle produit, l'agent producteur de revenu, dans les entreprises de défrichement ; en un mot le précieux auxiliaire de l'exploitation des sols pauvres, aussi bien que l'une des meilleures machines industrielles de la culture la plus avancée.

Ce n'est pas ici le lieu d'insister sur ces considérations d'économie rurale et de zootechnie. Nous nous bornons à les signaler en passant, afin de faire sentir la seule différence qui, sous le rapport des ressources alimentaires ou de la matière de l'hygiène de la digestion, distingue les espèces ovines des espèces bovines. Pour tout le reste, il n'y a nulle différence, ni quant aux aptitudes digestives, ni quant au fonctionnement général de la machine animale.

Toutefois, à cette dernière proposition il y a une restriction relative aux fonctions économiques, qui simplifie encore la question. En aucun cas les moutons ne sont, comme les bêtes bovines, appelés à produire de la force mécanique. Ils ont en moins cette fonction. Le problème de leur hygiène alimentaire se restreint par conséquent à l'entretien et au développement des facultés de nutrition. Tous ont à produire, pour être utiles, de la laine et de la viande ; les femelles donnent en outre du lait pour nourrir leurs agneaux, et quelquefois pour faire du fromage. De tout cela ils produisent en raison de leurs aptitudes, de la qualité et de la quantité des aliments qu'ils consomment. La fonction, dont l'exercice ne dépend pas immédiatement de nous, quant à son intensité, ne peut point dépasser la limite de la faculté d'assimilation, comme il arrive pour le travail, et n'a pas besoin non plus d'être modérée, au point de vue économique.

Sans donc revenir sur la théorie de l'alimentation et sur l'étude de chacun des aliments en particulier, nous nous en tiendrons à l'exposé des particularités pratiques du régime alimentaire des bêtes ovines. On sait que ce régime se présente sous deux formes, correspondant à des systèmes de culture différents. Les bêtes se nourrissent au pâturage, ou elles reçoivent à la bergerie des rations combinées et administrées d'après certains principes à la fois hygiéniques et zootechniques.

Pâturages. — Laissons de côté la question de savoir si le pâturage a ou non des avantages pour la nourriture des moutons, comparativement à l'autre mode, pour ne nous occuper que des façons les plus hygiéniques d'en tirer parti, sous ses diverses formes. Ce qui n'est pas contestable, c'est que certaines pâtures, dont nous parlerons tout à l'heure, seraient presque complétement perdues, si elles n'étaient utilisées par les moutons ou par les chèvres. A leur sujet on n'a donc pas le choix.

Il existe une excellente étude des pâturages qui conviennent aux bêtes ovines, faite par un auteur d'une compétence reconnue. Nous l'avons déjà reproduite ailleurs (1); le mieux sera de la copier encore ici.

Voici ce qu'a dit Lefour dans cette étude des pâturages :

« Ceux qui conviennent aux moutons sont, en général, les pâturages élevés, à herbe courte, sur terrain sec et perméable tel qu'un terrain sablonneux, sablo-argileux, bien égoutté, calcaire, pierreux.

Les pâtures où le mouton réussit rarement sont celles des vallées en terrains bas, imperméables, plus ou moins humides ou marécageux, à sous-sol imperméable.

Sous le rapport géologique, les pâtures où le mouton paraît mieux se plaire sont celles qui reposent sur les sols crayeux de la Champagne; les grands plateaux ou collines de l'oolithe, tels qu'on en rencontre dans la Côte-d'Or, la Haute-Marne, les Vosges; les grandes causses ou plateaux calcaires de l'Aveyron, du Lot; les calcaires alpins des départements de l'Isère, des Hautes- et Basses-Alpes, etc.; quelques plaines à sous sol calcaire, telles que la Beauce, le Gâtinais, etc.

Les pâturages naturels à moutons varient de valeur dans une assez grande limite; ceux du dernier rang ne peuvent plus même être utilisés souvent que par des chèvres. Telles sont certaines cimes abruptes des Hautes-Alpes, des Pyrénées, de l'Ardèche, de l'Hérault, etc.; la plaine pierreuse de l'Auroc et les côteaux des Alpines rentrent dans cette catégorie.

Vienmant ensuite les pâturages des landes, qui, dans le Midi, prennent le nom de garrigues, et se composent de broussailles, de chênes kermès, de romarin, lavande, etc.; et, dans le centre de la France, de bruyère, de genêts épineux. Cette classe de pâtures est inférieure, du reste, pour la salubrité, aux garrigues,

(1) A. Sanson, *les Moutons, histoire naturelle et zootechnie*, p. 127 (*Bibliothèque du cultivateur*).

essentiellement favorables aux moutons, mais dont la valeur est singulièrement réduite par la chaleur du climat. Les bois forment un médiocre pâturage pour les moutons, surtout quand ils sont très-couverts et remplis de broussailles; l'herbe est de mauvaise qualité, et la laine des toisons est arrachée par les épines. Les bois d'arbres verts, tels que pins et sapins, convenablement aménagés, fournissent cependant des ressources utiles au pâturage.

Nous plaçons ensuite les pâtures de montagnes, des causses, les pâturages de l'Isère et des Alpes; à un degré supérieur viennent les pâtures naturelles que le mouton trouve dans quelques friches qui subsistent encore dans la Bourgogne, la Champagne, etc. Enfin, les prairies naturelles, plus spécialement consacrées à l'espèce bovine, reçoivent également, comme dans la Normandie, le Charolais, des moutons pour y être engraissés.

A l'automne ou dans le premier printemps, on fait quelquefois passer les moutons sur les prairies, soit après la coupe des regains, soit avant que l'herbe commence à entrer en pleine végétation. Le pâturage d'automne des prairies ou des herbages par les moutons ne paraît pas nuisible lorsqu'on ne les fait pas brouter trop au vif; le tassement même du sol, par le piétinement, produit un effet salutaire; mais il n'en est pas de même du déprimage ou de la pâture par les moutons au printemps, qui, suivant que l'année est plus ou moins humide ou sèche, que le pâturage est plus ou moins prolongé, peut amener une diminution sérieuse dans le produit de la fauchaison.

Le nombre des moutons que peut supporter un pâturage, par hectare, dépend de la nature de ce pâturage, de sa fertilité, de l'espèce qu'on veut y mettre, du but qu'on se propose dans la spéculation, du mode d'aménagement, tels que l'entrée en pâture, la division en enclos successivement occupés, etc. Il est donc difficile de déterminer *à priori* le nombre de moutons qu'on mettra sur un pâturage; on a, d'ailleurs, à cet égard des données locales fournies par l'expérience; s'il s'agissait de calculer certains pâturages temporaires, tels que jachères, chaumes, regains, etc., on trouverait la même incertitude; on peut toutefois, pour établir ses prévisions, baser ses calculs sur le rendement présumé du pâturage en valeur de foin. On détermine de la même manière l'espèce de moutons qu'on veut y mettre et la nourriture journalière qui sera nécessaire à chaque animal, suivant le but qu'on se propose dans son entretien ; on spécifie alors le nombre des moutons qu'on peut mettre, soit pendant toute la saison, soit pendant un certain temps. Weckherlin donne comme modèle de ce genre de calcul une expérience faite à Hohenheim. Les pâturages à livrer aux moutons se composaient de 24 hectares de gazon artificiel dont le rendement était estimé de 6 quintaux de foin, soit 144 quintaux ; de 140 hectares de chaumes et de jachères, estimés 2 quintaux et demi pour la jachère et 59 kil. pour les chaumes, soit 420 quintaux ; de 12 journaux de prairie à 27 quintaux, soit 304 quintaux ; de 3 hectares 5 de verger, chemins à gazons, de 27 quintaux, à 74, 50 quintaux ; de 42 hectares de prairies sur pâture au printemps, à 4 quintaux par hectare, à 168 quintaux ; 25 hectares de chemins, cours, fossés, etc., dont la moitié seulement comme pâturage naturel, soit 12 hectares 5 à 150 kil., à 187 quintaux.

En calculant à raison de 2 livres de foin par tête pendant 210 jours, que dure ordinairement chaque année la saison de pâture, on aura pour chaque mouton 210 kil., nombre par lequel on divisera les 1,297,000 kil., ce qui donnera 618.

Un bon aménagement du pâturage peut en augmenter beaucoup les ressources ; on devra, par exemple, ne pas trop le surcharger et lui laisser des intervalles de repos, afin que l'herbe reprenne plus de vigueur ; on choisira dans ce but les moments où on peut profiter d'autres ressources. Il est bon d'avoir en réserve un pâturage suffisamment garni d'herbes pour qu'il puisse, par exemple, en cas de mauvais temps, permettre aux moutons de se rassasier promptement pour être ramenés à la bergerie ; on ne doit pas cependant abuser de ces pâturages et y laisser trop souvent le troupeau, dont les excréments finiraient par le fumer au delà de toute mesure, et y détermineraient une végétation trop luxuriante, peu favorable au mouton et peu recherchée par lui.

La répartition des bêtes du troupeau en divers lots auxquels on attribue différents pâturages, suivant leur nature, est très-importante. Cette répartition se fait ordinairement d'après les principes suivants : les agneaux doivent avoir la meilleure herbe, celle d'une digestion plus facile ; les béliers et les mères, ayant à fournir à la fois à la reproduction et à la croissance de la laine, recevront une nourriture moins délicate, mais relativement aussi abondante et substantielle. Les moutons qu'on entretient seulement pour la laine seront moins exigeants ; néanmoins, la nourriture devra être suffisante et salubre. Les animaux d'engrais recevront en abondance une nourriture riche en principes nutritifs et pour laquelle le principe de salubrité est moins rigoureux, ces animaux devant être livrés à la boucherie après un temps très-court.

D'après ces principes, les pâturages qu'on donnera à ces différentes classes se différencieront de la manière suivante :

1° Aux agneaux, les pâtures les plus rapprochées, ayant une herbe courte et épaisse, d'une digestion facile ; ces prairies doivent encore être situées sur un sol sain, pas trop sec cependant ; 2° pour les béliers et les mères, on conservera un pâturage rapproché et assez riche et salubre, pour les mères surtout ; 3° les agneaux gris et les antenais pourront être envoyés sur des prairies passables assez éloignées, sur terrain sec, ayant une herbe courte et nourrissante ; on y mettra également les moutons qui auraient besoin de se refaire ; 4° les moins bons pâturages et les plus éloignés de l'habitation seront réservés pour les moutons qui ne sont pas à l'état d'engrais ; enfin, les pâtures grasses, humides, peuvent être livrées à des moutons d'engrais et à des brebis qui n'ont pas porté.

Le nombre des animaux à répartir dans chaque troupeau pour être confiés à un berger doit être tel que les animaux puissent être facilement conduits et surveillés, puissent en même temps pâturer à l'aise sans trop piétiner le pâturage. Lorsqu'on doit passer dans des chemins étroits, au milieu de champs étrangers difficiles à garder, les troupes seront moins nombreuses ; elles seront également en rapport avec l'étendue des pâturages, à moins que ceux-ci ne soient enclos et ne réclament pas la présence d'un berger. Les troupes doivent s'élever à un certain chiffre pour économiser les frais de garde ; sous ce rapport, on les fait descendre rarement, dans la grande culture, au-dessous de 150 têtes, et on ne dépasse pas 4 à 500. Il ne peut être ici question des petites troupes de 8 ou 10 bêtes ; on en rencontre quelquefois, conduites par les enfants, dans les pays de propriétés morcelées : c'est un élevage misérable dont nous ne devons pas nous occuper.

L'époque du pâturage varie évidemment suivant le climat. Dans le sud de l'Europe, les moutons ne rentrent que très-peu de temps à la bergerie ; il en est de même des contrées plus au nord, mais à température hivernale plus douce, comme l'Angleterre, dont les races souffrent moins d'ailleurs que le mérinos de l'influence de l'humidité. Dans le centre et le nord de la France et de l'Allemagne, l'hivernage des moutons est plus prolongé.

Pendant les belles journées d'hiver, on laisse sortir les moutons pendant quelques heures, mais ce n'est qu'au printemps qu'on commence sérieusement la pâture. L'herbe nouvelle, encore aqueuse, convient peu au mouton, le nourrit moins ; il y a donc de l'avantage à attendre qu'elle ait pris un peu plus de consistance ; d'un autre côté, en commençant le pâturage trop tôt, on s'expose à voir survenir la température d'hiver, ce qui force à remettre le mouton au fourrage sec, qu'il refuse quelquefois.

Dans les plaines du centre et du nord de la France, le pâturage commence quelquefois en mars, mais plus fréquemment en avril.

Lorsqu'on commence de bonne heure, on donne aux moutons du fourrage sec à la bergerie avant leur sortie ; l'estomac du mouton éprouve ainsi moins d'inconvénients par l'ingestion d'une herbe fraîche et quelquefois humide : c'est du reste un moyen de passer insensiblement de la nourriture verte à la nourriture sèche.

Le pâturage se prolonge, suivant les localités, jusqu'au milieu et même à la fin de novembre ; sa durée se trouve ainsi, dans les régions tempérées de la France et de l'Allemagne, de 170 à 180 jours.

Les moutons et les brebis qui n'ont pas porté, ainsi que les troupeaux communs, peuvent supporter un pâturage plus prolongé. Des considérations particulières, telles que les regains, des fanes de betteraves ou de navets, des navets même à utiliser sur place, déterminent quelquefois une prolongation du pâturage, surtout quand les ressources fourragères sont minimes.

C'est surtout pour la conduite du troupeau au pâturage que le concours d'un berger capable est essentiel ; lui seul peut profiter des ressources du pâturage et les répartir avec soin, évitant, suivant la température et l'état de l'atmosphère, les endroits nuisibles soit par l'humidité, soit par la nature et l'exubérance des plantes qui s'y trouvent ; choisissant, au contraire, les parties saines dans les temps humides, il ménage l'herbe et limite les espaces sur lesquels peuvent s'étendre les moutons ; leur fait d'abord tondre de plus près les parties broutées avant de les faire entrer dans l'herbe fraîche. Il a également soin de tenir ces animaux suffisamment écartés. Il sait à quelle heure il doit les rentrer à la bergerie, quand il doit les conduire en des endroits plus ou moins éloignés. Il sait éviter la poussière des chemins, qui salit, dessèche et dégraisse la laine en même temps qu'elle fait souffrir le mouton ; il évite avec le même soin les terrains ferrugineux, marécageux, tourbeux, insalubres, quand ils sont humides, et qui nuisent, quand ils sont secs, à la laine, par la poussière noire qu'ils y déposent.

Le berger doit disposer les choses de manière à pouvoir, pendant la saison chaude, faire reposer ses moutons de 10 à 11 heures du matin, et vers 3 ou 4 heures de l'après-midi. Quand l'éloignement de la bergerie ne permet pas d'y rentrer, il place ses moutons à l'ombre, sous un abri ou sous un groupe d'arbres. Dans les pâturages éloignés, il est possible d'établir à peu de frais des hangars-bergeries qu'on utilise pour cet objet (1). »

En vertu d'un préjugé fort répandu, la maladie endémique la plus commune des troupeaux de moutons, la cachexie aqueuse ou pourriture, est considérée comme une sorte d'empoisonnement produit par certaines plantes qui se trouvent dans les pâturages humides, et particulièrement par les renoncules, désignées, suivant les localités, sous divers noms vulgaires. C'est là une interprétation inexacte d'une observation d'ailleurs vraie. Les terrains où poussent ces plantes, qui par elles-mêmes don-

(1) Lefour, *le Mouton*, p. 249 et suiv.

neraient lieu à des accidents fort différents de la cachexie, au cas où elles seraient consommées seules en suffisante quantité, sont caractérisés par un excès d'humidité dû à l'imperméabilité du sous-sol ; le drainage suffit pour les assainir et rendre parfaitement salubre le pâturage qu'ils fournissent ensuite. C'est donc à cet excès d'humidité, aux eaux stagnantes, et non à l'espèce des plantes que les effets fâcheux du pâturage doivent être attribués.

A la suite d'études théoriques insuffisantes, on a aussi voulu trouver la cause du sang de rate qui décimait les troupeaux de la Beauce et de la Brie, dans l'excès de puissance nutritive des pâturages de chaumes utilisés par les moutons mérinos des deux provinces.

L'interprétation étiologique avait ici pour base, comme dans le premier cas, une manière erronée d'envisager les caractères de l'altération pathologique. Un examen plus complet a fait voir que les accidents de sang de rate, étant de nature charbonneuse, sont moins dus à la qualité de la nourriture qu'à la manière dont l'ensemble de l'hygiène alimentaire est dirigé ; et l'on peut affirmer maintenant que nous sommes complétement maîtres des moyens de prévenir l'apparition de ces accidents, en combinant d'une façon convenable, dans les localités où ils règnent, le régime du pâturage avec celui de la bergerie, dont nous allons à présent nous occuper.

Nourriture à la bergerie. — Les aliments distribués à la bergerie sont ceux que nous avons étudiés en détail, à propos des espèces bovines. Nous n'aurons donc à nous occuper ici que de leur distribution, en faisant observer avant tout que dans une hygiène bien entendue des moutons, telle qu'elle doit l'être pour en obtenir la plus forte somme de produits utiles, seules les herbes qui ne peuvent pas être coupées doivent être consommées sur pied ; en d'autres termes, que le régime du parcours sera réservé exclusivement pour les pâtures non fauchables qu'on ne saurait utiliser autrement, et qui ne conviennent d'ailleurs que pour les petits moutons sobres et rustiques, remarquables plutôt par la qualité et la saveur de leur viande que par sa quantité, ou principalement producteurs de laine fine.

Aliments spéciaux. — Avant d'aborder ce qui concerne le régime de la bergerie, nous avons à ajouter aux aliments déjà décrits quelques autres particulièrement propres à la nourriture des moutons. Les indications du livre précédent seront par là complétées.

Le premier de ces aliments est celui qui est fourni par le *lupin*. Le fourrage entier et sec de cette plante, ou seulement sa graine, entrant pour une part dans la ration, a l'avantage, d'après les observations les mieux faites d'éleveurs et d'engraisseurs habiles, d'être un excellent préservatif de la cachexie aqueuse, dans les pays et les années où elle règne, et de communiquer à la viande plus de saveur.

Voici sa composition :

Eau..............................	14,2 p. 100
Éléments nutritifs azotés.............	4,9
— non azotés..........	34,7
Ligneux..........................	41,8
Matières grasses....................	1,5
Acide phosphorique.................	0,22
Calcaire..........................	1,75

(E. WOLFF.)

Les *feuilles sèches* adhérentes aux branchages coupés pour faire des feuillards sont encore, dit Lefour, réservées, dans beaucoup de pays, pour l'alimentation du mouton et constituent une nourriture saine qui supplée à la pauvreté des pailles. La plupart des arbres peuvent fournir de ces feuillards, d'autant meilleurs qu'ils sont coupés moins tard en saison ; les feuilles d'ormes, d'acacias, de frênes, de peupliers, de noisetiers, de tilleuls, etc., etc., sont employées à cet usage. On peut objecter, ajoute-t-il, contre ces feuillards la difficulté d'affourrager et de défourrager, l'inconvénient de répandre dans les fumiers des branchages qui en diminuent jusqu'à un certain point la valeur, et enfin le danger de nuire aux arbres auxquels on les enlève. Nous pensons, pour notre compte, qu'il n'y a pas grand fond à faire sur l'usage des feuillards pour l'alimentation des moutons, et que les avantages retirés par l'hygiène de ceux-ci sont plus que compensés par le dommage causé aux arbres qui les fournissent. Les chèvres, qui les aiment beaucoup, sont à juste titre considérées à cet égard comme un fléau.

Enfin le *marc de raisin*, dont on a, depuis quelque temps, tiré un si utile parti dans le midi de la France pour l'engraissement des moutons, est un très-bon aliment. Voici ses modes de conservation et d'emploi.

Les marcs de raisin se conservent par les mêmes moyens que les pulpes des sucreries, distilleries et féculeries. On les émiette avec la main ou autrement dans une cuve ; on les foule ensuite le plus possible, en alternant les couches de marc avec des couches de menues pailles, qui s'imprègnent des jus. Le foulage a pour but d'empêcher l'air de pénétrer dans la masse.

A cet effet, la cuve une fois pleine, on la ferme hermétiquement à l'aide d'un couvercle scellé avec de la terre glaise. Il importe de surveiller les fissures qui pourraient se produire, afin de les boucher aussitôt. Sans cela il se développerait dans la masse des altérations qui diminueraient considérablement la valeur nutritive du marc. Ce résidu s'emploie, comme les autres, en mélange avec des fourrages secs.

Dans le Midi, on va même jusqu'à faire consommer les *sarments de la vigne* aux moutons. Le parti qu'ils en tirent prouve bien, conformément aux résultats des expériences de Haubner, que les ruminants ont la faculté de digérer et d'assimiler la cellulose et même les matières ligneuses ; mais il est douteux que les sarments puissent être utilisés ainsi en dehors du climat chaud des régions méditerranéennes et par des sujets moins sobres que ceux qui les habitent.

Les *feuilles de vigne* sont utilisées dans le Lyonnais pour la nourriture des chèvres. Cueillies après la vendange, on les conserve par un procédé analogue à celui qui a été indiqué plus haut pour les marcs de raisin, en les tassant dans des cuves. Elles deviennent un peu aigres, mais leur acidité ne déplaît pas aux chèvres, auxquelles on les fait manger en y mêlant un peu de froment. On assure qu'elles communiquent au lait de ces bêtes un goût excellent. En tout cas, c'est une nourriture dont le prix de revient se réduit aux seuls frais de main-d'œuvre.

En 1862, M. Alexandre Raynaud, vétérinaire à Gaillac (Tarn), a signalé (1) l'usage que font les bouchers de son département,

(1) Journal *la Culture*, t. III, p. 352.

du *marron* d'*Inde* pour l'engraissement des moutons. « Le marron d'Inde, dit-il, est distribué, après les repas, comme ration de production en viande, à la même dose que les graines légumineuses. Tout en fournissant de nombreux matériaux à la nutrition, il contribue à rendre la digestion plus complète en fortifiant l'organisme par sa vertu tonique.

« Les bêtes ovines refusent les premiers jours de manger ce fruit, mais elles s'habituent en peu de temps à son amertume, et finissent par le rechercher, soit seul, soit mélangé avec d'autres matières nutritives. Pour le faire consommer, les bouchers le donnent tout vert, immédiatement après la récolte, ou sec, réduit en farine, pendant les mauvais jours d'hiver.

« Il est plus rationnel de le donner en farine que coupé en morceaux. D'un côté, on évite l'arrêt dans l'œsophage d'une portion du fruit, et d'un autre côté, on en augmente la valeur nutritive. Le marron d'Inde perd par la dessiccation un peu de son amertume et de l'eau de végétation ; il semble gagner en fécule. Du moins il est, à dose égale, plus nutritif sec que frais. Cette différence est plutôt apparente que réelle, car, frais, il est donné presque entier, et sec, c'est réduit en farine. Or on sait qu'un aliment est d'autant plus facilement digéré qu'il est plus divisé.

« Afin de faire sécher le marron d'Inde, on l'étend en une seule couche sur un plancher en bois, et on le retourne de temps en temps. Lorsqu'il est sec, on le fait moudre sans enlever l'écorce.

« Connaissant par expérience les bons effets de la panification des farines même amères, telles que celle du lupin, je me crois autorisé à conseiller l'usage de ce fruit sous la forme de pain.

« Les bouchers affirment que, pour les bêtes ovines, il n'existe aucun aliment qui pousse plus rapidement à l'engraissement que le marron d'Inde. Ils prétendent que, sous son influence, la chair devient ferme, sapide, et acquiert le goût de la viande des animaux qui sont engraissés en liberté sur la montagne ; ils affirment que le suif s'accumule autour des reins et qu'il prend une coloration jaunâtre. »

Les aliments qui viennent d'être passés en revue sont spéciaux, quelques-uns même purement locaux, pour les espèces ovines. Le foin et le regain des prairies dites naturelles, les légumineuses fourragères, les grains et les graines de céréales, d'oléagineuses et de légumineuses, les racines, les tubercules, les résidus, etc., leur fournissent des rations, ainsi que nous l'avons déjà dit, comme aux autres ruminants. Les quelques particularités de choix et de préparation exigées par leurs aptitudes spéciales seront indiquées à propos de la composition des rations les plus convenables, en vue de chacune des fonctions économiques de ces espèces.

Composition des rations. — Le régime alimentaire des moutons à la bergerie doit être envisagé différemment, suivant l'importance accordée au pâturage ou parcours dans leur exploitation, suivant que les rations consommées au râtelier sont l'accessoire ou le principal dans l'alimentation. Cela revient à dire que l'étude de ce régime a pour base essentielle l'aptitude prédominante, dont dépend la fonction économique des moutons.

Le plus souvent, d'ailleurs, les deux problèmes zootechnique et hygiénique se trouvent étroitement liés, dans les espèces que nous considérons. La production la plus favorable de la laine, par exemple, et la conservation de la santé, dépendent en même temps d'une continuité régulière dans la suffisance de la nutrition. Les moutons nourris d'une façon parcimonieuse à la bergerie durant la saison d'hiver, et abondamment au pâturage pendant tout le reste du temps, les moutons mérinos surtout, ainsi traités, succombent en grand nombre au sang de rate, à moins que leurs pâtures d'été et d'automne ne soient humides, auquel cas c'est la cachexie aqueuse qui les décime. D'autre part, la laine qui a poussé sous l'influence du régime insuffisant de la bergerie, a moins de force, moins de nerf; le brin ne conserve pas, dans toute son étendue, l'égalité de diamètre et d'élasticité qui est la principale de ses qualités.

C'est par l'alternative de disette et d'abondance relatives que pèche le plus, en général, le régime alimentaire des moutons; et c'est là-dessus qu'il importe le plus d'améliorer leur hygiène dans la plupart de nos exploitations agricoles.

Les auteurs les plus autorisés, en Allemagne surtout, où l'on est entré dans la voie expérimentale bien plus que chez nous, grâce aux stations de recherches, paraissent s'être trop exclusivement appliqués à déterminer absolument ou comparativement la limite à laquelle la ration, ramenée à son équivalent en foin, cesse d'être productive pour l'accroissement de la laine. Ils ont voulu établir, en proportion du poids vif, la ration de production au delà de laquelle la fonction cesse de donner des résultats.

Les chiffres différents auxquels les divers expérimentateurs sont arrivés à cet égard, on a le regret d'être obligé de le dire, n'ont pas le seul inconvénient d'être tout à fait arbitraires, à cause du calcul d'équivalence en foin qu'ils comportent et qui n'a aucune base solide dans la réalité ; ces chiffres présentent le danger, à la fois pour l'hygiène et pour l'économie rurale, de faire admettre que les moutons peuvent être utilement rationnés d'une manière restrictive. C'est pourquoi l'on ne doit tenir aucun compte des recherches auxquelles nous faisons allusion et qui ont été appliquées à des problèmes mal posés.

Ce ne serait pas ici le lieu d'en faire autrement la critique et d'opposer un autre programme, fondé sur l'exacte notion des fonctions économiques des bêtes ovines et de leurs aptitudes physiologiques, au programme qui a été suivi par les expérimentateurs purement chimistes ou agronomes empiriques qui se sont occupés de la question. On se contentera de faire observer que seules ont conduit à des résultats vraiment utiles, les expériences qui ont eu pour objet de déterminer, en vue du même but, la valeur comparative des diverses matières alimentaires, ou des rations diversement combinées.

Il y a dans cette direction de nouvelles recherches à faire pour résoudre les questions que laissent encore indécises les matériaux accumulés en Allemagne, malgré leur grand nombre. En attendant, il est acquis à la science que les moutons, considérés comme des machines propres à transformer à la fois en laine et en viande les aliments qu'ils consomment, produisent dans les deux sens, d'une manière absolue, en raison de la quantité qu'ils en assimilent. Le résultat économique, essentiellement relatif, dépend du développement de leurs aptitudes et du prix de revient des aliments consommés.

A ce dernier point de vue se présente la nécessité d'une conciliation, pour laquelle intervient l'hygiène proprement dite dans les règles qui doivent présider à la composition des rations. Il s'agit d'assurer la conservation de la santé, dans la mesure nécessaire, et d'arriver en même temps au produit net le plus élevé possible. Au lieu d'exposer sur ce sujet des généralités et de poser des chiffres proportionnels d'une exactitude fort contestable, comme tout ce qui résulte de cas particuliers arbitrairement généralisés; au lieu de nous en tenir à évaluer les rations en tant pour cent du poids vif et en équivalents de foin, d'après de prétendus principes que la pratique ne confirme jamais, bien qu'on les présente comme étant déduits de l'expérience, nous jugeons préférable de donner des exemples de rations, que les praticiens pourront prendre pour base de leurs opérations et qu'ils modifieront, s'il y a lieu, d'après les résultats de leurs observations particulières.

Le plus grand tort que l'on puisse faire à la science, c'est de la présenter comme plus avancée qu'elle ne l'est en réalité. Elle n'a pas, à cet égard, de pires ennemis que les demi-savants.

Pour ce qui concerne la composition des rations, les bêtes ovines doivent être d'abord divisées en deux catégories, qui correspondent aux systèmes de culture dans lesquels elles sont exploitées. La première comprend celles qui sont principalement nourries au pâturage, et pour lesquelles il n'y a lieu de s'occuper en ce moment que de l'alimentation d'hiver, le reste ayant été précédemment indiqué. La seconde embrasse les bêtes de la culture intensive, nourries exclusivement ou presque exclusivement à la bergerie et sortant seulement pour prendre un peu d'exercice.

Chacune de ces deux catégories se subdivise à son tour en plusieurs autres, correspondant à l'âge et au sexe des individus. Les béliers, les brebis mères, les antenais et les agneaux sevrés ne peuvent pas être rationnés de la même façon.

Nous allons donc donner des bases pratiques pour ces divers cas, en distinguant en outre la nourriture d'élevage et la nourriture d'engraissement, qui, pour les sujets de notre seconde catégorie, généralement doués de la précocité, se confondent à peu de chose près.

Il sera entendu une fois pour toutes que dans les exemples de rations donnés, le foin qui entre dans la composition de ces rations est du foin de prairie haute, celui qui convient le mieux pour l'alimentation des moutons.

A la Saulsaie, du temps de M. Nivière, les petits mérinos dits de Naz recevaient par jour 340 grammes de foin, 500 grammes de racines et 65 grammes d'avoine, d'orge ou d'autres grains; les brebis portières étaient rationnées à raison de 1 kil. 20 de foin ou autres fourrages secs, et de 100 grammes de grains sans racines.

A Rambouillet, le troupeau a reçu pendant fort longtemps, sans distinction de sexe, par tête et par jour, 615 grammes de foin ou autres fourrages secs et 2 kil. 499 de grains, principalement d'avoine; ce qui était une ration très-coûteuse et assez mal comprise, au point de vue de l'hygiène autant qu'à celui de la zootechnie. Il est vrai qu'alors les mérinos de Rambouillet étaient élevés exclusivement pour leur laine, et qu'on se préoccupait seulement de leur faire acquérir une grande taille et une toison très-étendue.

A Hohenheim, du temps de Pabst, les béliers mérinos recevaient par jour 700 grammes de foin, 329 grammes de paille et 359 grammes de racines.

Quand on compare, d'après les tables, les équivalents totaux en foin de ces diverses rations, on arrive encore une fois à de singuliers résultats. Les deux rations de la Saulsaie donnent 0 kil. 593 et 1 kil. 220; celle de Hohenheim 1 kil. 094 et celle de Rambouillet 5 kil. 465. Est-il admissible que les brebis portières de M. Nivière fussent le double plus nourries que ses autres moutons, et les béliers de Rambouillet cinq fois autant que ceux de Hohenheim? Ces derniers donnaient-ils en réalité cinq fois moins de produit que nos mérinos français? N'est-ce pas plutôt une nouvelle preuve de l'arbitraire de la théorie des équivalents nutritifs?

En fait, il est certain que la ration journalière de racines, donnée à Hohenheim, avait sur la santé des animaux une influence plus salutaire que celle exercée à Rambouillet par la forte dose de grains entrant dans l'alimentation, et que là 1 kilogramme de ces grains eût été avantageusement remplacé par

1 kilogramme de racines, bien qu'il y ait une énorme différence entre leurs prétendus équivalents.

Du reste, les rations de Rambouillet ont été modifiées en ce sens, car voici ce qu'elles sont maintenant, d'après les derniers renseignements publiés.

Les béliers reçoivent : luzerne, 615 grammes ; avoine, 1 kil. 423 ; orge, 615 grammes ; pois jarosse, 459 grammes ; betteraves, 2 kil. 400 ; sel, 1 gramme.

Les brebis : luzerne, 800 grammes ; avoine, 50 grammes orge, 60 grammes ; pois jarosse, 468 grammes ; betteraves, 300 grammes ; cossats de bisaille, 80 grammes.

En Beauce, le régime général des troupeaux est le suivant :

1° *Agneaux devant être des béliers :*

1er mois, lait de la mère, continué de même jusqu'au 5e mois, en outre des suppléments que nous allons indiquer ; 2e mois, 250 grammes regain de luzerne et 250 grammes d'une provende composée d'avoine et de son ; 3e mois, 515 grammes regain et 515 grammes provende ; 4e mois, 515 grammes regain et 750 grammes provende ; 5e mois, sevrage.

2° *Agneaux moutons :*

2e mois, regain à discrétion, sans rien autre ; 3e mois, de même, plus 110 grammes de provende ; 4e mois, 250 grammes regain, 135 grammes provende ; 5e mois, sevrage.

3° *Béliers antenais, 2e hivernage :*

Regain de luzerne, 280 grammes ; provende d'avoine et son, 560 grammes ; paille, 500 grammes.

4° *Moutons d'un an :*

Mois de novembre, 500 grammes paille de blé et pâturage ; décembre, janvier et février, paille 500 grammes ; luzerne, 500 grammes ; provende, 210 grammes ; mars et avril, paille 1 kilogramme, et pâturage.

5° *Moutons et brebis de 2 à 3 ans :*

Novembre, paille 500 grammes et pâturage ; décembre, paille 1 kilogramme ; janvier et février, paille 1 kilogramme ; luzerne, 500 grammes.

6° *Brebis portières :*

Paille de blé, 1 kil. 500 grammes ; luzerne de première coupe, 500 grammes ; vesce d'hiver, paille et grain, 450 grammes.

Quinze jours avant l'agnelage et pendant la durée de l'allaitement, les brebis reçoivent en outre de 275 à 500 grammes de provende.

Ces rations de la Beauce, qui sont celles des troupeaux réputés les mieux entretenus, pèchent par l'absence complète d'aliments frais et aqueux, durant la saison d'hiver. Leur composition est mauvaise autant au point de vue de l'hygiène qu'à celui de la zootechnie; car il est aujourd'hui bien démontré que si elles ne sont pas favorables au développement de l'aptitude à la production de la viande, elles ont en même temps une influence prépondérante sur l'état constitutionnel qui favorise, durant la saison d'été, l'apparition du sang de rate.

La meilleure preuve qu'on en puisse donner, c'est que le sang de rate a complétement disparu des troupeaux de mérinos qui, en Beauce et en Brie, où la maladie règne de même, sont soumis au régime alimentaire plus hygiénique dont nous allons donner quelques-uns des meilleurs exemples.

Chez M. Lucien Rousseau, à Angerville (Seine-et-Oise), en pleine Beauce, les mérinos sont rationnés de la manière suivante :

1° *Brebis portières :*

Fourrage de prairie artificielle, 400 à 500 grammes; pois ou vesce d'hiver à demi-grain, 300 à 400 grammes ; betteraves, 2 à 3 kilogrammes ; menues pailles et paille d'avoine hachée, 1 kilogramme.

Les nourrices reçoivent en plus 250 à 500 grammes d'avoine, son ou tourteau.

2° *Antenaises de 2 ans :*

Paille menue ou hachée, 1 kil. 500; betteraves, 3 kilogrammes.

3° *Agneaux d'un an :*

Même ration que les brebis mères.

Voici le régime du troupeau de mérinos perfectionnés de M. Baton, à Ormesson, commune d'Ozouer-le-Repos (Seine-et-Marne):

1° *Béliers :*

Fourrages secs, 500 grammes ; betteraves, 7 à 8 kilogrammes ; avoine, 0 litre 50 ; 1 litre durant la lutte, qui a lieu du 1ᵉʳ mars au 15 avril, les béliers passant la nuit seulement dans le troupeau de brebis, à raison d'un bélier pour cent brebis. Stabulation permanente en tout temps.

2° *Agneaux mâles châtrés pour la boucherie, sevrés en novembre et vendus en mars :*

Au moment du sevrage, regain de luzerne à volonté ; immédiatement après le sevrage, 1 kil. 500 de bon fourrage sec ; 6 kilogrammes pulpe de distillerie Champonnois ; d'abord 0 litre 25, puis 0 litre 50, puis 1 litre d'avoine.

(Notons en passant que ces agneaux sont vendus de 30 à 35 francs pièce.)

3° *Portières :*

Dans les derniers temps de l'allaitement, 1 kil. 500 regain de luzerne, puis fourrage sec ; paille pour litière ; 0 litre 50 avoine jusqu'au mois de mai.

En été, trèfle vert depuis le 15 mai, à la bergerie, jusqu'en septembre ; à ce moment elles vont au pâturage avec les autres brebis dans les regains de trèfle et de luzerne, depuis midi jusqu'à 6 heures, après avoir reçu leur ration du matin.

4° *Brebis :*

En hiver, fourrage sec de rebut 1 kilogramme avec 6 kilogrammes pulpe de distillerie ; paille pour litière mise dans les râteliers à 3 heures.

En été, trèfle vert depuis le 15 mai, à la bergerie, jusqu'en septembre. A partir de ce moment, pâturage de regains de luzerne jusqu'au 15 novembre, puis rentrée à la bergerie et feuilles de betterave.

La nourriture est distribuée deux fois par jour, à 7 heures du matin et à 3 heures du soir. Quand les bêtes vont au pâturage, elles ne sortent qu'à partir de midi, après avoir reçu le matin une forte ration à la bergerie.

Enfin, chez M. Garnot, de Genouilly (Seine-et-Marne), dont les mérinos ont acquis une juste réputation pour leur belle conformation et leur précocité, les rations sont composées et distribuées de la manière suivante :

1° *Béliers :*

En hiver, 1 kilogramme fourrage sec ; 5 kilogrammes betteraves coupées et mélangées avec des balles de blé ; 0 litre 50 avoine.

En été, trèfle, sainfoin, luzerne ou vesces en vert, à discrétion, à la bergerie ; 0 litre 50 avoine, portés à 1 litre pendant la lutt e

2° *Brebis :*

En hiver, 1 kilogramme fourrage sec ; 4 kilogrammes betteraves.

En été, fourrages verts à discrétion, soit à la bergerie, soit aux champs.

3° *Antenaises :*

En hiver, 500 grammes fourrage sec ; 6 kilogrammes pulpes de distillerie.

En été, vert à la bergerie et aux champs.

4° *Agneaux mâles :*

En hiver, depuis l'âge de trois mois, c'est-à-dire après le sevrage, 1 kilogramme fourrage sec ; 1 kilogramme racines ; 0 litre 50 avoine.

En été, vert à discrétion ; 0 litre 50 avoine.

5° *Agnelles :*

Même régime que celui des agneaux, moins l'avoine.

Toutes ces rations sont distribuées par moitié en deux repas, comme chez M. Baton.

On remarquera que le troupeau de Genouilly est conduit principalement pour l'élevage des béliers, et que les bêtes ne sortent de la bergerie que pour prendre l'exercice nécessaire à leur santé, non pas pour leur alimentation, dans laquelle le pâturage ne joue qu'un rôle très-secondaire.

Voici maintenant des rations d'engraissement, pour diverses espèces de moutons.

1° Le tableau suivant, que M. de Béhague a bien voulu nous communiquer, indique le régime et les consommations des jeunes métis southdown-berrichons qu'il livre à la boucherie à la fin de leur première année. C'est le meilleur exemple que nous puissions offrir d'un régime d'engraissement bien conduit et dont les résultats soient à l'abri de toute contestation. Ce tableau, qui indique les consommations totales pour chaque mois, qu'il suffit de diviser par 100 pour avoir la ration individuelle, montre en même temps comment à Dampierre la nourriture des moutons à l'engrais est variée.

CONSOMMATIONS DE 100 AGNEAUX A L'ENGRAIS PAR JOUR

A DAMPIERRE (Loiret)

MOIS.	AVOINE en grains.	SON.	TOURTEAUX de colza	TOURTEAUX de lin.	FARINE de haricots.	SEL.	ORGE en grains.	PETIT BLÉ.	MAIS.	BETTERAVES.	CAROTTES.	TOPINAMBOURS.	FOURRAGES.
	kilog.	kil.	kilog.	kilog.	kilog.	kil.	litres	litres.	litres.	kilog.	kilog.	kil.	La ration est complétée par :
Juillet........	4.280	2.8	3.600	3.600	5.600	1	»	»	»	»	»	»	Pois en vert.
Août..........	»	»	4.000	4.000	3.200	1	7.2	»	»	»	»	»	Luzerne et maïs en vert.
Septembre...	2.600	»	»	»	»	1	5.4	6.5	»	»	»	»	Dito dito.
Octobre.....	2.000	»	0.500	0.500	»	2	8.0	»	12.0	130.0	9.0	»	Luzerne et orge en vert, plus vesces en bottes.
Novembre....	3.400	»	0.500	0.500	»	2	9.0	»	12.0	150.0	10.0	»	Moha en vert et vesce et trèfle en bottes.
Décembre...	5.000	»	0.300	0.300	»	2	11.0	»	13.0	125.0	11.5	58.0	Vesce et trèfle en bottes.
Janvier.......	5.000	»	0.350	0.350	»	2	11.7	»	9.0	140.0	14.0	70.0	Vesce, sarrasin et luzerne en bottes.
Février......	7.400	»	»	»	»	2	15.0	10.0	»	140.0	»	60.0	Paille de vesce, trèfle et luzerne en bottes.
Mars........	10.000	»	»	»	»	2	21.0	»	21.0	170.0	»	90.0	Dito et luzerne en bottes.
Avril........	14.000	»	»	»	»	2	28.0	»	28.0	285.0	»	»	Dito dito dito.

2° Dishley et southdown, chez le comte de Radnor, à la ferme de Coleshill (Angleterre) :

Foin, 500 grammes ; turneps, 7 kilogrammes.

3° Lorrains, chez Mathieu de Dombasle, à Roville :

Foin et autres fourrages secs, 1 kilogramme ; grains, 500 grammes ; tourteau de colza, 500 grammes.

4° Mérinos, picards et dishley mérinos, chez M. Hette, à Bresle (Oise) :

Foin ou autres fourrages secs, 40 grammes ; paille, 300 grammes ; grains, 134 grammes ; tourteau de colza, 176 grammes.

Les mêmes, chez M. Sauvaige, à Guizancourt (Somme) :

Paille, 300 grammes ; pulpe de betterave pressée, 2 kilogrammes ; tourteau de colza, 275 grammes.

Il sera facile, en prenant pour base les exemples qui précèdent, de substituer, dans la composition des rations d'élevage ou d'engraissement, les aliments de même nature les uns aux autres, en tenant compte de leur valeur nutritive comparée, telle qu'elle a été indiquée à propos de chacun d'eux ; c'est-à-dire qu'un fourrage sec peut être remplacé par un autre fourrage sec, une racine par une autre, un grain ou une graine par une semence analogue, enfin un résidu par un autre résidu. Ce qui importe, c'est que les propriétés physiques ne diffèrent pas, ou encore ce que M. Chevreul a appelé propriétés organoleptiques. Ainsi l'on n'établit des rapports d'équivalence qu'entre des objets de même ordre, et c'est l'essentiel pour le bon accomplissement de la fonction de nutrition.

Distribution de la nourriture. — Toutes les indications données sur ce sujet, en ce qui concerne les espèces bovines (p. 198), s'appliquent exactement aux espèces ovines. Nous nous bornerons donc à y renvoyer, en insistant seulement sur les avantages de la multiplicité des repas, de la propreté des mangeoires, et des toutes multipliées, pour les moutons à l'engrais.

CHAPITRE III

LOCOMOTION

Importance hygiénique de la fonction. — Chez les bêtes ovines, l'usage des organes locomoteurs ne peut être en aucun cas une fonction économique ; il n'y a donc, pour le régler au point de vue de l'hygiène, pas de difficulté tirée de l'emploi de la force ou de la dépense en travail utile. Les organes locomoteurs des moutons ne fonctionnent que pour leurs propres besoins et dans la limite qui est nécessaire pour aller à la recherche de leur nourriture, lorsque cette recherche ne leur est pas épargnée.

En ces termes, l'étude de la fonction de locomotion se rattache encore plus étroitement que pour les autres espèces à celle des fonctions de nutrition, et si elle est moins complexe, et par conséquent moins difficile, son importance ne saurait être moindre pour cela. Elle se borne exclusivement aux conditions de ce qu'en hygiène nous appelons l'exercice, dont nous devons examiner les effets, afin de le régler au mieux de nos intérêts.

Exercice. — Les contractions musculaires qui ont pour effet de déplacer les diverses parties mobiles du squelette activent, nous le savons, la fonction respiratoire et celle de la circulation du sang : par là elles stimulent les combustions aux dépens desquelles la force qui est nécessaire pour les entretenir se produit. Il est connu que les résidus de ces combustions, expulsés sous les formes d'acide carbonique, d'eau et d'urée, résultant de l'oxydation du carbone, de l'hydrogène et des matières azotées de l'économie vivante, sont d'autant plus abondants que les contractions musculaires se multiplient et se prolongent davantage.

Il y a donc un rapport étroit et nécessaire entre l'exercice de l'appareil locomoteur et la dépense des principes immédiats hydrocarbonés et azotés fournis par l'alimentation. Or, le but unique de l'exploitation des bêtes ovines étant l'accumulation, dans les organes musculaires principalement, de ces principes immédiats sous forme de viande et de graisse, et aussi sur la peau sous forme de laine, l'objectif de l'hygiène de ces bêtes doit être, afin d'augmenter autant que possible leurs produits, de réduire pour elles l'exercice musculaire à ce qui est strictement indispensable au maintien de leur santé, tant que dure la période de leur développement. N'ayant pas à produire de la force, la gymnastique de l'appareil locomoteur en favoriserait la vigueur sans aucun profit.

Dans le régime hygiénique des moutons, l'exercice de cet appareil se règle indirectement, ainsi que nous l'avons déjà fait pressentir, par le mode d'alimentation. Il en dépend, on peut le dire, d'une manière à peu près exclusive ; et ce mode d'alimentation dépend, à son tour, du système de culture, dont on ne dispose pas toujours à son gré. L'hygiène, en conséquence, n'est à cet égard maîtresse que dans une certaine mesure. La connaissance exacte des lois physiologiques dont elle n'est qu'une application a cependant l'avantage considérable, en déterminant cette mesure, d'éclairer d'une manière précise sur les entreprises zootechniques auxquelles il est permis de s'arrêter avec des chances de succès.

Ce serait une tentative vaine, par exemple, d'essayer d'une façon quelconque de rendre précoces des moutons ayant à parcourir, pour satisfaire leur appétit, de longs espaces sur un pauvre pâturage en terre aride. Le développement précoce a pour condition indispensable le repos au sein de l'abondance, comme l'a dit excellemment Baudement. A nourriture égale en un temps donné, on peut dire sans se tromper que l'effet nutritif, dans le sens qui nous occupe, se mesure à l'espace parcouru par l'animal considéré. Plus il marche, plus il dépense de force empruntée à sa propre substance, et plus il lui faut prélever sur sa nourriture pour réparer les pertes que cette substance a subies.

D'après cela, il peut arriver que les conditions du régime soient telles qu'elles permettent seulement l'équilibre entre les pertes et la réparation, sauf ce qui est employé à la croissance naturelle de la toison. La nourriture se borne, en ce cas, à la ration d'entretien ou à peu près. D'où il suit qu'on ne peut pas songer à développer les aptitudes naturelles des races qui doivent vivre dans ces conditions ; il n'est permis que de les utiliser telles qu'elles sont.

Et l'enseignement pratique direct qui résulte de la constatation du fait, c'est qu'on ferait une entreprise folle, condamnée par les lois de l'hygiène, en voulant soumettre à un tel régime des races ayant acquis artificiellement, industriellement, dirons-nous, des aptitudes plus développées. C'est une faute que l'ignorance de la saine doctrine zootechnique a souvent fait commettre. On a cru qu'il suffirait de mettre, sur des parcours peu riches, des moutons doués d'une certaine précocité, purs ou métis, pour en tirer meilleur parti. Il en est résulté que ces moutons, déshabitués de la marche, n'y pouvaient même plus trouver les éléments de leur entretien, et qu'ils y dépérissaient au lieu de profiter. Ce n'est qu'une façon de diminuer à la fois son capital et son revenu, sinon de les perdre tous les deux.

Les longs parcours, en d'autres termes, la nourriture disséminée sur une grande surface, nécessitant, pour être consommée, un exercice prolongé de la locomotion, ne conviennent donc que pour les animaux rustiques, relativement sobres, et qui sont exploités principalement pour leur laine.

Si nous faisions à ce sujet une petite excursion sur le domaine économique, nous ajouterions que pour un poids égal cette laine exige la même quantité de nourriture, qu'elle revient par conséquent toujours au même prix, quelle qu'en soit la finesse, et qu'elle a une valeur croissante en raison de cette finesse, pour une égale longueur du brin. D'où il résulte que les meilleurs consommateurs des pâturages capables seulement de fournir la ration d'entretien, sont les mérinos à laine fine, ainsi que l'indique l'extension prise par leur race, en ces derniers temps, dans les deux mondes. On sait en effet que les steppes de la Hongrie, les vastes pâturages de l'Australie et de l'Amérique méridionale en sont maintenant peuplés.

18

Pour une raison qu'il n'est plus besoin de développer à présent, on comprendra sans peine la proposition inverse, dérivant de la méthode zootechnique appelée gymnastique fonctionnelle, fondée elle-même sur la connaissance des lois physiologiques. Il y a antagonisme nécessaire, fatal, entre la gymnastique ou l'exercice des fonctions locomotrices ou de relation et celle des fonctions nutritives. Pour développer les unes, il faut que les autres soient réduites, non pas quant aux unes et aux autres dans leur exercice proprement dit, mais dans leurs effets. Cela veut dire que la gymnastique de la nutrition a des résultats d'autant plus efficaces que celle de la locomotion est plus restreinte ; que les bêtes dont nous parlons se développent d'autant plus vite ou accumulent dans leurs tissus, une fois développées, les matières nutritives en quantité d'autant plus forte qu'elles ont moins à marcher.

La conséquence extrême de cette proposition serait donc de présenter le repos absolu de l'appareil locomoteur comme l'idéal du progrès de la faculté productrice des moutons. Cette conséquence est vraie pour ce qui concerne l'engraissement, précédant de peu de mois le terme de la vie individuelle. Mais dans tous les autres cas elle a un correctif dans la nécessité de conserver aux organes producteurs la santé relative qui leur permette d'atteindre sans encombre jusqu'à ce terme. Il y a à cet égard un minimum d'exercice musculaire dont il n'est pas possible de les priver sans danger.

Les jeunes sujets surtout ont à dépenser une somme naturelle d'activité ; ils ont besoin tous de respirer durant un certain temps l'air de la liberté et de se livrer à un exercice modéré. Il importe donc de ne pas contrarier à cet égard leurs instincts. Le régime absolument permanent de la bergerie ne peut être par là même favorable aux troupeaux d'élevage. Si avancés qu'ils soient sur la voie de la précocité, il leur faut à proximité des habitations des pâturages où ils puissent s'exercer à volonté, sans y être poussés par aucun autre besoin que celui même de l'exercice.

Entre les deux extrêmes que nous venons d'examiner se placent toutes les situations intermédiaires, dont les caractères se trouvent suffisamment indiqués par les détails consacrés aux pâturages, dans le chapitre précédent, sans que nous ayons besoin de les répéter ici. Rappelons seulement, avant de terminer, qu'en ce qui regarde les espèces dont nous nous occupons, l'hygiène n'a pas à régler l'alimentation sur le fonctionnement de l'appareil locomoteur. C'est au contraire par le mode d'alimentation choisi ou commandé par les circonstances, que de lui-même se règle ce fonctionnement.

CHAPITRE IV

REPRODUCTION

Béliers. — Le but de l'hygiène, en ce qui concerne la fonction des béliers, conforme à celui de la zootechnie, est de leur faire féconder le plus grand nombre possible de brebis, sans que leur santé en ait à souffrir.

Pour qu'il en soit ainsi, deux conditions sont à remplir : la première, c'est que le bélier arrive au moment de la lutte avec une pleine vigueur, avec une santé robuste qui assure ses facultés prolifiques ; la seconde, que l'opération soit conduite de façon à lui épargner les accouplements inutiles ou inefficaces.

Nous avons à indiquer comment ces deux conditions peuvent être réalisées.

L'époque de la lutte varie selon les convenances zootechniques. Cela dépend du moment choisi pour l'agnelage, qui est lui-même commandé par le genre de spéculation adopté. Constatons seulement que, dans l'élevage perfectionné, la lutte a lieu à la fin du printemps ou au commencement de l'été, de façon à ce que les agneaux puissent naître de bonne heure en hiver.

Cette considération indique par son seul énoncé, si nous nous rappelons ce qui a été dit au sujet des effets que produit la toison pendant la chaleur, qu'il importe de tondre les béliers avant de les soumettre à l'exercice fatigant de la lutte. Lorsque la température est un peu élevée, un bélier tondu est toujours plus dispos, plus vigoureux que celui qui porte encore son épaisse toison, bien que les deux aient été antérieurement soumis au même régime et qu'ils soient d'ailleurs dans le même état.

Ce régime, qui convient pour les béliers, en temps ordinaire, nous l'avons fait connaître dans le chapitre précédent, en donnant des exemples de rations usitées pour les troupeaux des meilleurs éleveurs. Il a pour résultat de les entretenir en bon état de chair, tout en évitant l'accumulation de la graisse, qui nuit toujours, dans une certaine mesure, aux facultés prolifiques.

C'est l'écueil des races précoces, sur lequel on se heurte infailliblement, lorsqu'on ne sait pas que l'aptitude à l'engraissement peut être modérée, tout en développant l'aptitude à la précocité. Cela dépend de la qualité de la nourriture donnée en abondance durant le jeune âge; et les éleveurs éclairés n'ignorent point que l'aliment par excellence des béliers est l'avoine, dont les propriétés dites toniques combattent efficacement celles des autres parties composantes de la ration, qui pousseraient à la mollesse du tempérament. C'est pourquoi toutes les rations que nous avons relevées en comportent une proportion plus ou moins forte, dès que les animaux peuvent la manger.

Durant la période de la lutte, il convient d'augmenter cette proportion, en raison des pertes que l'exercice de la fonction du bélier lui cause. Sans cela, vers la fin il serait épuisé, son ardeur diminuerait et des brebis resteraient infécondées, indépendamment de ce que sa propre constitution pourrait demeurer altérée.

A cela se rattache la question du nombre des brebis qui doivent être livrées à chaque bélier, pour qu'il puisse accomplir pleinement et sans dommage sa fonction, en le supposant vigoureux et bien nourri comme nous venons de le dire.

Ce nombre dépend du mode d'après lequel la lutte s'effectue. Si le mâle est abandonné à son instinct génésique au milieu du troupeau de femelles, ce qui est une très-mauvaise manière d'opérer, attendu qu'il lui arrive ainsi de lutter plusieurs fois sans nécessité les mêmes brebis; dans ce cas le bélier le plus ardent ne peut pas féconder plus de cinquante brebis en une saison, sans arriver à l'épuisement.

Lorsqu'on a le soin, au contraire, soit de conduire au bélier chaque femelle, dès qu'elle se montre prête, soit de ne lui livrer à la fois que le petit nombre de celles qui le sont en même temps, en les enfermant toutes ensemble avec lui durant une nuit, dans un compartiment spécial de la bergerie, le nombre total en peut aller jusqu'à quatre-vingts. La lutte durant en somme de trente à quarante jours, cela fait environ une moyenne de deux accouplements par jour, qui est celle indiquée déjà pour les autres espèces.

Ceci s'applique aux béliers en pleine force. Les jeunes doivent être plus ménagés. Quant aux vieux, le mieux est de n'en pas avoir. A tous égards, il remplissent mal leur office et doivent être réformés.

Hors le temps de la lutte, les béliers ne peuvent sans inconvénient vivre en communauté avec les brebis. Dans tous les troupeaux bien administrés ils sont au moins logés dans un compartiment spécial de la bergerie commune, sinon dans une bergerie isolée. Autrement, ils tourmenteraient les brebis pleines et souvent les feraient avorter.

Brebis. — Les fonctions économiques des femelles d'espèce ovine n'impliquent pas nécessairement, comme celles des vaches, qu'elles doivent toujours se reproduire. Un certain nombre de ces femelles, et c'est le plus grand, tombent sous le couteau du boucher sans s'être jamais accouplées. Il n'y a donc rien de particulier dans leur hygiène. Chez elles l'instinct génésique sommeille ou ne se manifeste que faiblement. En tous cas, on n'observe point qu'il y ait lieu de s'en préoccuper, et elles rentrent par là dans la catégorie des moutons ou neutres, qui ne donnent que de la laine et de la viande.

Nous n'avons à parler ici, pour ce motif, que des mères ou brebis portières, et qu'à examiner ce qui se rapporte à leur accouplement, à leur gestation et à leur parturition ou agnelage.

Accouplement. — Les antenaises entrent en rut ordinairement vers la fin de leur deuxième année, et quelquefois plus tôt. Cela dépend de leur précocité. Du reste, nous savons que ces questions d'âge ont beaucoup perdu de leur importance, et qu'il convient d'accorder plus d'attention au développement attesté par l'état de la dentition qu'au temps écoulé depuis la naissance.

Quoi qu'il en soit, l'hygiène et la zootechnie sont ici d'accord pour établir qu'il n'y a point avantage à faire lutter les jeunes brebis dès qu'elles en manifestent le désir. Une gestation hâtive exerce sur leur développement général et sur la qualité de leur toison une influence fâcheuse, qui n'est certes pas compensée par l'avantage d'en obtenir plus tôt des agneaux. Il y a donc souvent nécessité de retarder l'apparition des premières chaleurs et de les faire cesser lorsqu'elles se sont montrées avant que l'époque d'un accouplement convenable soit venue, époque qui, chez les bêtes les plus précoces, n'arrive pas avant que ces bêtes aient leur quatre premières dents d'adulte.

Disons d'abord que les signes du rut ne diffèrent point, chez la brebis, de ce qu'ils sont chez les autres femelles déjà étudiées. Il serait superflu par conséquent d'en répéter la description. Chez elle seulement l'état qu'ils indiquent ne dure pas au delà de trente-six heures et souvent il cesse après douze. Lorsque le moment de l'accouplement est venu, il faut y être attentif, car nous savons que la fécondation n'est possible que pendant sa durée. Si elle n'a pas eu lieu, les chaleurs réapparaissent au bout de seize à dix-huit jours.

Chez les bêtes qui ont déjà porté, c'est immédiatement après le sevrage des agneaux que le rut se manifeste habituellement. L'hygiène peut en avancer ou en retarder l'apparition, dans tous les cas, suivant les convenances zootechniques ; et cela est important surtout pour le premier accouplement, alors qu'il s'agit de choisir une époque déterminée pour l'agnelage. Indiquons les procédés qu'elle met pour cela à notre disposition.

S'il s'agit de retarder la manifestation de l'instinct génésique, il suffit de faire prédominer dans le régime les aliments aqueux, tels que les racines et les fourrages verts, en supprimant les grains, pour obtenir le résultat sans beaucoup de difficulté.

Y a-t-il lieu, au contraire, de la provoquer? Une quinzaine de jours avant l'époque choisie pour le commencement de la lutte, on distribuera aux brebis une forte ration journalière de grains excitants, de seigle, d'orge, de féverolles concassées, surtout d'avoine. Si ce sont des bêtes de parcours, on les conduira dans les meilleurs pâturages et sur les éteules de froment, où elles trouveront les épis qui ont échappé aux glaneurs; puis le moment venu, si le rut ne se montrait point, on les ferait provoquer par un bélier de peu de valeur, mais ardent, vivant au milieu de leur troupe et muni d'un tablier qui l'empêcherait d'arriver à ses fins.

De cette manière elles deviennent bientôt toutes successivement en chaleur et peuvent être livrées au bélier qui doit les féconder, d'après l'un des modes indiqués plus haut.

Gestation. — La durée de la gestation est chez la brebis d'environ cent quarante jours, ou un peu moins de cinq mois. Pour avoir des agneaux en décembre et en janvier, ce qui est la pratique des meilleurs éleveurs, il faut donc que la fécondation ait eu lieu dans le courant d'août.

A part l'absence de réapparition du rut, après l'accouplement, il n'y a guère de signe certain de cette fécondation. Toutes les brebis qui ont été luttées doivent en conséquence être considérées comme portières et traitées de la même façon. Bien peu, du reste, échappent à la fécondation, quand la lutte a été bien conduite.

Nous avons fait connaître (p. 265) l'alimentation qui leur convient ; il suffira d'indiquer ici les autres soins dont elles doivent être l'objet. Le plus nécessaire de tous est d'en éloigner les bergers brutaux et les chiens trop vigilants qui les effrayent, les malmènent parfois et leur font faire des mouvements trop violents, à la suite desquels l'avortement] se produit. Au même point de vue, l'entrée à la bergerie doit être surveillée afin qu'elle ne s'effectue point avec turbulence. Voulant franchir la porte toutes en même temps, elles s'y presseraient, s'y heurteraient, et les violences qui en résulteraient ne seraient point sans danger.

Les brebis pleines, surtout vers les derniers temps de la gestation, ne doivent pas faire des marches fatigantes. Un exercice modéré leur est salutaire, comme à toutes les autres femelles dans le même état ; mais, pour le leur assurer, il suffit de les conduire sur les pâturages les moins éloignés, en évitant avec grand soin ceux qui pourraient les météoriser.

Le lavage à dos et la tonte sont des opérations très-critiques pour ces bêtes ; aussi l'agnelage d'hiver compte-t-il, au nombre des principales raisons qui le font préférer, celle de les leur épargner. Dans le système, en effet, lorsque vient leur époque, les brebis ne sont pas en état de gestation. Il n'y a donc pas de risque d'avortement dans ces opérations, et c'est ce risque-là qu'il s'agit d'écarter surtout par les précautions hygiéniques dont les brebis portières sont l'objet. Le reste est du ressort de l'hygiène générale.

Agnelage. — Les brebis qui ont été bien-conduites durant leur gestation ne présentent que fort rarement des cas de parturition laborieuse. Lorsque ces cas se montrent, toutefois, ils sont dus aux causes que nous avons déjà fait connaître à propos des vaches (p. 117); mais il est alors plus difficile d'y remédier, en raison des dimensions mêmes des organes, qui ne permettent pas aussi bien l'introduction de la main pour opérer les manœuvres. Celles-ci nécessitent l'emploi d'instruments particuliers qui rendent obligatoire l'intervention du vétérinaire, auquel il faut avoir recours le plus tôt possible.

A l'approche du terme de la gestation des premières brebis fécondées, qui arrive, ainsi que nous l'avons déjà dit, vers le cent quarantième jour après le commencement de la lutte, le troupeau de portières doit être l'objet d'une surveillance attentive. Celles qui auront mis bas et séché leur agneau seront placées aussitôt dans un compartiment spécial, où il sera plus facile de s'assurer si elles remplissent bien leur fonction de mère et se laissent teter. Au cas où elles feraient des difficultés, on interviendrait pour les y habituer. Il est extrêmement important, ainsi que nous le savons, que les petits prennent le premier lait purgatif de leur mère. Ceux-là, ayant vécu d'abord avec elle, la reconnaissent ensuite facilement au milieu du troupeau et n'en vont teter aucune autre. S'il en était autrement, quelques-unes nourriraient mal plusieurs agneaux, tandis que d'autres ne seraient presque jamais tetées.

La précaution de séparer les brebis qui viennent d'agneler a en outre l'avantage de permettre de leur administrer plus facilement la soupe chaude que les éleveurs soigneux ont l'habitude de donner en pareil cas. Si elles restaient dans la bergerie commune, ou bien cette soupe serait le plus souvent mangée par d'autres bêtes plus vigoureuses, ou, pour l'éviter, il faudrait intervenir et déranger ainsi celles qui pourraient être en travail de parturition, ce qu'il faut éviter avec grand soin, la tranquillité étant une des premières conditions pour la bonne exécution de ce travail. Dans le compartiment où il n'y a que des mères avec leurs agneaux, chacune est occupée par sa sollicitude maternelle et ne montre pas habituellement de disposition à empiéter.

La surveillance doit se porter aussi d'une façon très-attentive, après l'agnelage, sur la délivrance complète. L'arrière-faix, qu'il ait ou non été expulsé en même temps que l'agneau ou peu après, se putréfie avec la plus grande facilité et répand dans l'atmosphère de la bergerie des miasmes septiques, dont le moindre inconvénient, s'ils étaient abondants, serait de provoquer l'avortement des brebis dont le terme n'est pas encore arrivé. Il y a donc indication pressante d'enlever aussitôt les délivres tombés sur la litière et d'éloigner les bêtes dont la délivrance tarde à se produire.

A celles-ci l'on fera prendre un breuvage de vin chaud, pour exciter les contractions utérines nécessaires à l'expulsion de l'arrière-faix, et l'on exercera de petites tractions sur le cordon pendant au dehors. Si cela ne suffit pas après quelques heures, un nouveau breuvage avec une décoction de quatre ou cinq grains de seigle ergoté sera administré.

La non-délivrance est du reste fort rare chez les brebis; mais en raison de la vie en troupeau, qui rend l'infection générale plus à redouter, lorsqu'elle se produit elle nécessite de plus grandes précautions que s'il s'agissait d'aucune autre des espèces animales. En cas d'infection septique déclarée, par la putréfaction de l'arrière-faix dans la matrice, les injections d'eau phéniquée au centième sont le moyen le plus efficace pour en arrêter les effets fâcheux.

Allaitement. — Le régime des nourrices a été indiqué précédemment (p. 265). C'est lui qui importe surtout pour l'hygiène des agneaux. Ceux-ci sont conduits diversement, suivant que le troupeau vit principalement au pâturage ou à la bergerie, suivant aussi qu'ils doivent être élevés ou livrés de bonne heure à la boucherie. Dans les deux cas, durant leur premier mois, ils tettent à discrétion tout le lait de leur mère; mais il est bon de les en séparer, afin de pouvoir régler leurs repas. A cet égard, ce que nous avons dit de l'allaitement des veaux s'applique parfaitement aux agneaux.

L'allaitement réglé fatigue beaucoup moins la nourrice, et le nourrisson lui-même s'en trouve mieux. Il a en outre l'avantage de faciliter le sevrage, en permettant de le rendre graduel.

Dans le système du parcours, il suffit, pour le pratiquer, d'empêcher les agneaux de suivre leurs mères au pâturage. Dès le deuxième mois, ces agneaux sont conduits eux-mêmes séparément sur des herbes tendres, dans un lieu voisin de leur bergerie, où ils prennent leurs ébats et broutent dans la mesure de ce que permet l'état de la dentition. Ils prennent ainsi l'habitude de manger, dans les intervalles de leurs repas de lait.

Dans le système de la nourriture du troupeau à la bergerie, les agneaux y ont un compartiment séparé, où ils reçoivent leurs rations supplémentaires, graduellement plus fortes à mesure qu'ils avancent en âge ; à des heures déterminées, on ouvre les portes de celui qu'occupent les mères, pour qu'ils aillent vider leurs mamelles. Au commencement, cela doit avoir lieu quatre fois par jour, jusque vers le milieu du deuxième mois. Alors, trois fois suffisent, puis deux, puis une seule ; enfin une fois tous les deux jours, quand on arrive vers la fin du quatrième mois, qui est l'époque du sevrage complet. A ce moment les agneaux ont tellement pris l'habitude et le goût de leur nourriture substantielle et solide, que la plupart d'entre eux se sèvrent tout seuls.

Là est la chose importante pour l'avenir de leur développement, autant que pour le bon parti à tirer des brebis, qu'un allaitement ainsi conduit ne trouble pas du tout dans l'exercice de leurs diverses fonctions économiques. Elles font, tout en nourrissant leurs agneaux, pourvu qu'elles soient alimentées comme nous l'avons dit, de la bonne laine et de la viande. Les agneaux, de leur côté, se développent régulièrement, sans subir le temps d'arrêt que leur imposerait infailliblement un sevrage brusque, jusqu'à ce qu'ils fussent habitués à leur nouvelle nourriture et qu'ils pussent en prendre assez, et surtout en assimiler assez pour suffire à leurs besoins, alors très-impérieux.

L'opération qui nous occupe est capitale dans l'amélioration des races ovines, dont le but unique est de produire, en un temps donné, la plus forte somme possible de poids vif et de poids net de matière animale. Il n'y a point ici d'antagonisme entre les fonctions économiques. Quel que soit le type de race considéré, le rendement de la toison est toujours en rapport direct avec le rendement de la viande. Il est facile de voir, par conséquent, que la solution du problème est ici entièrement du domaine de l'hygiène, et que les procédés d'allaitement ont dans cette solution le rôle principal. Nourrir abondamment toujours, et à partir du moment de la naissance : voilà tout le secret.

LIVRE IV

ESPÈCES PORCINES

CHAPITRE PREMIER

RESPIRATION

Air atmosphérique. — L'hygiène de la respiration, dans les espèces porcines, est d'une grande simplicité. D'abord il faut constater que ces espèces jouissent d'une faculté de cosmopolitisme extrêmement remarquable. On les a, dans les temps modernes, transportées du midi au nord, de l'extrême orient en occident, d'Europe en Amérique et jusqu'en Australie, sans qu'elles aient éprouvé aucune difficulté apparente pour s'y acclimater.

Aussi le porc est-il, de tous les animaux, le plus étroitement domestique. Son existence dans la société de l'homme remonte à la plus haute antiquité connue. C'est vraisemblablement le premier animal qui ait vécu ainsi, à dater du moment où les tribus humaines sont devenues sédentaires ; ce qui revient à dire, dans le langage reçu, qu'il a été le premier domestiqué. Nos connaissances actuelles permettent même d'affirmer qu'il a suivi les sociétés humaines dans leurs migrations dès temps appelés antéhistoriques.

Cela prouve que les espèces porcines sont peu susceptibles de subir l'influence du climat, et qu'il n'y a pas en réalité pour elles de nécessité d'acclimatation. Il serait donc superflu de s'arrêter, en ce qui les concerne, à l'étude des modifications qu'impriment à l'atmosphère les conditions de latitude et d'altitude.

Une seule influence cosmique paraît leur être sensible; mais, celle-là, ils en éprouvent les effets à un très-haut degré. Nous voulons parler de la chaleur. Une température élevée, pour peu qu'elle soit continue, trouble à ce point la fonction respiratoire des cochons, qu'elle a pour conséquence presque infaillible de les faire périr asphyxiés. Aussi, lorsqu'ils sont libres, leur instinct les porte-t-il à rechercher les lieux couverts et frais et à se vautrer dans les eaux, sur la limpidité desquelles ils ne se montrent guère difficiles. Pour rechercher les bains, ce n'est pas un instinct de propreté qui les pousse, loin de là; c'est un impérieux besoin de fraîcheur.

Ce n'est pas non plus le besoin de l'humidité; car, au contraire, le séjour un peu prolongé dans une atmosphère humide, surtout durant leur jeune âge, altère leur constitution et fait apparaître le rachitisme ou la scrofule, deux affections auxquelles ils sont très-sujets.

Quant au reste des propriétés de l'air atmosphérique, précisément parce que sans doute ils ont une respiration peu étendue, cela leur est indifférent. Que l'atmosphère respirable contienne un peu plus ou un peu moins d'acide carbonique, qu'il y ait ou non des vapeurs ammoniacales, ils s'en accommodent facilement. La pureté de l'air qu'ils respirent, néanmoins, ne laisse pas de leur être profitable; mais il est cependant certain que les porcs s'accommodent mieux d'une atmosphère fraîche, fût-elle impure, que de l'air chaud le plus pur.

Et cela est surtout à prendre en grande considération lorsqu'il s'agit des variétés de porcs dont l'aptitude à l'engraissement a été beaucoup développée ou améliorée. Nous retrouvons ici l'influence déjà signalée à propos des moutons. La couche épaisse de lard qui sépare la peau des muscles superficiels entrave la fonction respiratoire de celle-là; et, d'un autre côté, on sait que, chez les sujets améliorés dans le sens de la précocité nutritive, la capacité des poumons n'est pas en rappport avec le développement du corps. Dans ces conditions, un air raréfié par la chaleur ne peut donc plus suffire aux besoins de l'hématose; et c'est pourquoi l'on observe si fréquemment, durant la saison d'été, des accidents d'asphyxie ou d'affections charbonneuses, dans les porcheries qui ne sont pas disposées de façon à ce que les animaux puissent lutter contre l'élévation de la température dépassant un certain degré.

Salubrité des porcheries. — Les conditions hygiéniques à remplir pour qu'une porcherie puisse être considérée comme salubre, sont indiquées théoriquement par les remarques précédentes sur les propriétés de l'air respirable qui convient au cochon. La durée de la vie de cet animal est fort limitée, en général, son unique fonction économique étant de livrer sa viande et sa graisse à la consommation. A part la reproduction de son espèce et les matières fertilisantes que fournissent les résidus de son alimentation ou ses déjections, il ne rend des services qu'après sa mort. Le plus tôt qu'elle arrive est donc le meilleur, pourvu que ce soit après qu'il a atteint son complet développement.

Ce développement, il faut le lui faire atteindre en lui conservant une santé relative, capable de le favoriser dans le sens de la plus grande utilité économique, sans mettre obstacle au fonctionnement des organes essentiels à la conservation de la vie. La plus grande partie de l'existence de l'animal, dans ces conditions, se passant à la porcherie, cela donne la mesure de l'intérêt qui se rattache aux dispositions à adopter pour sa construction.

Les détails de cette construction sont de la compétence de l'architecte. Nous n'avons pas à nous en occuper ici. Il nous appartient seulement d'examiner les conditions auxquelles on doit se conformer pour que la porcherie soit véritablement salubre ou hygiénique, dans le sens zootechnique du mot, sur lequel nous avons déjà plusieurs fois appelé l'attention, sens étendu à tout ce qui concourt pour faire atteindre le but de l'exploitation économique des animaux.

Quel que soit ce but, en ce qui concerne les cochons, la première nécessité est que leur habitation soit disposée de façon à ce que la température en puisse être douce en hiver et fraîche en été. Ceci est une affaire d'exposition, d'espace et de ventilation.

Dans les pays du Nord , les porcheries seront exposées au midi; au nord, dans les contrées méridionales. Dans les premiers il importe de les réchauffer en hiver ; dans les seconds, de les rafraîchir en été. Avec des ouvertures bien ménagées sur leurs diverses faces, il sera facile ainsi d'obtenir une ventilation suffisante pour maintenir l'atmosphère intérieure à une température convenable.

L'espace nécessaire, en élévation et en surface, se règle d'après la taille moyenne des races à loger et aussi d'après la fonction des individus. Les porcheries bien disposées, pour des raisons de service et d'hygiène relatives à d'autres considérations que celles qui nous occupent en ce moment, sont divisées en loges et en compartiments, par des murs à hauteur d'appui, s'ouvrant sur un couloir, en face duquel se trouve aussi l'auge où l'on dépose la nourriture ; parfois cette auge est placée, au contraire, du côté du mur extérieur, vis-à-vis d'une fenêtre par laquelle la nourriture est introduite du dehors. Il y a des porcheries à double rangée de loges, et dans ce cas le couloir est central, suivant le grand axe du bâtiment; d'autres n'en ont qu'une seule rangée.

Que la porcherie soit à double ou à simple rangée de loges, son élévation doit être plus grande dans les climats chauds que dans les climats tempérés ou froids, parce que dans les premiers une ventilation active est absolument nécessaire en été, et qu'on peut alors y percer, sur les faces qui la favorisent le mieux, des ouvertures nombreuses et plus larges.

Quant à l'espace superficiel occupé par chacune des loges, voici les nombres qui ont été indiqués par M. Heuzé (1) et qui nous paraissent suffisants :

Truie portière..................	3,15 à 4 mètres carrés.
Verrat.......................	2,50 à 3 —
Porc à l'engrais..............	1,50 à 1,75
6 à 10 cochonnets.............	2,50 à 3
3 porcs d'un an...............	3,50 à 4
2 porcs à l'engrais...........	3 à 3,50.

Les dimensions en longueur et en largeur de la loge qui don-

<hr>

(1) Gustave Heuzé, *le Porc*, p. 93. Librairie agricole.

nent, par leur multiplication, ces surfaces d'aire, correspondent aux diverses opérations de l'élevage, de l'entretien et de l'engraissement des porcs, et leur assurent, dans tous les cas, l'espace nécessaire pour qu'ils soient logés à l'aise et qu'ils disposent à la fois du cube d'air suffisant pour entretenir leur respiration dans de bonnes conditions.

On croit généralement, et c'est même pourquoi le nom de l'animal dont il s'agit sert souvent d'épithète désobligeante, que le cochon se complaît dans la saleté, et qu'il n'y a pas lieu par conséquent de se préoccuper du nettoyage de l'aire de sa loge. La vérité est qu'il y a là une fausse interprétation des apparences de l'observation. Quand on le voit se vautrer sur ses déjections, ce n'est pas la malpropreté qu'il y recherche, comme on a pu le penser, c'est la fraîcheur, ainsi que nous l'avons déjà fait remarquer. Qu'on la lui procure avec toutes les conditions de la propreté la plus exquise, il ne s'en trouvera que mieux sous tous les rapports, car, pour lui comme pour toutes les autres bêtes, c'est un des premiers besoins hygiéniques.

L'aire des loges à porcs doit donc être ferme, unie, et disposée de telle sorte que les déjections liquides puissent s'en écouler facilement, ainsi que les solides par de fréquents lavages en été, par des balayages en hiver. Les aires préférables pour cela sont les aires bitumées, avec lesquelles il n'y a pas besoin de litières. D'autres sont formées par un plancher à claire-voie, au-dessous duquel existe une fosse qui reçoit les déjections. Cette disposition n'est plus à recommander, au point de vue de la salubrité, à moins que la fosse ne puisse être nettoyée chaque jour ou très-fréquemment, ce qui n'est point le cas des porcheries où elle a été adoptée jusqu'à présent.

Il est extrêmement important de ne point construire les loges à porcs sur un lieu qui doive les rendre humides, de cette humidité qui suinte par le sol et par les murs. Une telle cause d'insalubrité serait surtout funeste dans les porcheries d'élevage, car elle ferait périr en grand nombre les porcelets, succombant au rachitisme et à la scrofule, et tout au moins elle s'opposerait à ce qu'ils pussent se développer convenablement. Une porcherie salubre est toujours sèche, quelque temps qu'il fasse. Les murs, qu'il convient de blanchir à la chaux au moins une fois l'an, doivent être revêtus d'un crépissage solide, de manière à pouvoir être nettoyés sans difficulté.

La disposition des auges dans lesquelles les porcs prennent leur nourriture concerne particulièrement la commodité du service de la porcherie ; mais la salubrité de celle-ci est intéressée dans le choix des matériaux avec lesquels on les construit. Il faut que ces auges puissent être facilement nettoyées, et qu'elles ne restent pas imprégnées des matières alimentaires fermentescibles qui, en s'y altérant, les infecteraient.

Les auges en pierre tendre et poreuse ont cet inconvénient de former une sorte d'éponge dans laquelle les liquides altérables pénètrent. Il en est de même de celles en bois. On a donc à choisir entre la pierre très-dure, le ciment et la fonte, qui, pouvant être facilement nettoyés à fond, ne retiennent rien des matières organiques altérables et ne contractent point de mauvaise odeur. Entre ces matériaux-là, le choix n'est plus qu'une question de commodité et de durée, par conséquent d'économie, qui n'est pas du domaine de l'hygiène. Et nous ajouterons en définitive que pour les porcs, comme pour tous les autres animaux, à l'égard de l'habitation, propreté et salubrité ont la même signification.

Bains. — Il est très-utile, et même souvent nécessaire que les porcs puissent se baigner en été. Nous avons déjà constaté qu'un impérieux instinct les porte à se vautrer dans les flaques d'eau, même les plus impures. Répétons qu'ils y recherchent surtout la fraîcheur que cela leur procure.

Ceux qui vont au dehors, chercher leur nourriture dans les champs ou dans les forêts, trouvent le moyen de satisfaire leur instinct à cet égard. Aux sujets des races améliorées, qui vivent constamment à la porcherie, il convient de le mettre à leur disposition. A cet effet, leur loge communique avec une cour dans laquelle existe une mare ou un réservoir d'eau, dont les bords en pente douce en permettent le facile accès. Il est bon que cette cour soit plantée de quelques arbres ou arbustes, sous lesquels ils puissent se mettre à l'ombre. On recommande particulièrement les plantations de sureau. A la ferme impériale de Vincennes, dont la porcherie a été construite d'après les plans de M. Tisserant, chaque loge communique avec une cour traversée à son extrémité par un ruisseau d'eau courante.

Les cochons qui peuvent se baigner à volonté, indépendamment de ce qu'ils se procurent ainsi la fraîcheur qui est si nécessaire à la bonne exécution de leur fonction respiratoire, s'entretiennent la peau dans un état de propreté qui les met à l'abri des démangeaisons fort incommodes qu'ils éprouvent dans le cas contraire, et dont ils témoignent en se frottant avec une sorte d'acharnement sur les corps rugueux à leur portée.

Ces démangeaisons sont surtout nuisibles aux porcs à l'engrais, qu'elles empêchent de profiter, dans une certaine mesure, de la nourriture qu'ils consomment. C'est au point qu'il y aurait un avantage certain, lorsqu'on ne peut pas leur procurer, comme nous venons de le dire, le moyen de se baigner eux-mêmes, à opérer fréquemment le lavage de leur peau avec de l'eau savonneuse. La main-d'œuvre qu'on y dépenserait serait beaucoup plus que compensée par une rapidité plus grande de l'engraissement, la nourriture étant mieux utilisée.

Cela, nous l'avons démontré expérimentalement à propos des bêtes bovines, et nous y sommes revenus à l'occasion des ovines. Il serait donc superflu d'y insister de nouveau. La peau des cochons est très-peu protégée par les soies qui la recouvrent, surtout celle des variétés améliorées. Elle est le siége d'une sécrétion dont les produits, d'une odeur bien connue, restent à sa surface et deviennent irritants par leur facile altération au contact de l'air. C'est pourquoi ils éprouvent un prurit qui leur fait manifester un si visible plaisir quand on les gratte. Les bains ou les lavages, en nettoyant leur peau, les débarrassent de ces produits et les délivrent de cette incommodité qui trouble leur quiétude.

CHAPITRE II

DIGESTION

Aliments. — Les animaux du genre auquel appartiennent nos cochons domestiques sont omnivores, comme l'homme, c'est-à-dire qu'ils ont la faculté de digérer et d'assimiler toutes les matières organiques d'origine végétale et animale. Ils ne sont pas seulement herbivores ou carnassiers, ils sont à la fois les deux. Leur appareil dentaire, qui peut à cet égard faire juger sûrement des mœurs d'une espèce, ne l'eût-on jamais observée en vie, est disposé de façon à permettre la mastication de toutes sortes de substances.

Toutefois, dans leur vie libre, les cochons se nourrissent préférablement de végétaux ; les matières animales ou d'origine animale ne sont qu'un accessoire dans leur alimentation.

La plupart des aliments végétaux, propres à leur nourriture, ont été étudiés dans les livres précédents ; nous n'examinerons ici que ceux qui sont spécialement ou même exclusivement consommés par eux, en y ajoutant ce qui concerne les matières animales. Pour le reste, on se reportera aux chapitres consacrés à la digestion, chez les autres espèces. L'important est surtout ici la préparation des aliments, qui comporte, pour la bonne hygiène des porcs, ainsi que pour celle de l'omnivore humain, une véritable cuisine.

Les aliments végétaux à peu près exclusivement consommés par les cochons sont des fruits, dont nous devons étudier les propriétés nutritives.

Fruits. — Le premier et principal de ces fruits est le *gland* du chêne, qui compose presque à lui seul la nourriture des porcs qui vont à la glandée, dans les forêts. Dans ce cas il est mangé à l'état frais, avec ses enveloppes. En certaines localités, on le récolte pour le faire dessécher et le conserver, après décortication ou dans sa capsule.

D'après Émile Wolff, les glands décortiqués secs contiennent 20 p. 100 d'eau, 78,4 de matières organiques, et 1,6 de matières minérales ; il y a dans leur composition 5 p. 100 d'éléments nutritifs azotés, et 68 de non azotés, dont 4,6 de cellulose, 4,3 de matières grasses, 0,32 d'acide phosphorique, et 0,11 de calcaire. Les glands non décortiqués frais contiennent 56 p. 100 d'eau, 2 d'éléments nutritifs azotés, 36,5 de non azotés, 4,5 de cellulose, 2,3 de matières grasses, 0,17 d'acide phosphorique, et 0,07 de calcaire.

On sait que les glands sont fort du goût des cochons et qu'ils communiquent à leur chair une saveur agréable.

Le fruit du hêtre, connu sous le nom de *faîne*, est oléagineux et exploité pour l'extraction de l'huile. Il laisse en ce cas un résidu ou tourteau. Les porcs le consomment entier sur le sol des bois où ils le trouvent, et il a pour eux les mêmes propriétés que celles des glands. On n'a jamais observé qu'il leur occasionnât aucun des accidents qui lui ont été attribués sur d'autres espèces animales.

D'après les analyses de M. Boussingault, la faîne fraîche contiendrait 30 p. 100 d'eau, 41 de cellulose, 18,70 de matières grasses et 4 de phosphates et autres sels ; mondée, on y a trouvé 31 p. 100 d'eau, 27 de cellulose, 26,50 de matières grasses, 3,40 d'amidon et de sucre, 8,50 d'albumine et 3,60 de sels.

La *châtaigne*, très-employée dans la France centrale à la nourriture des porcs, est pour eux également un excellent aliment, qu'on leur fait consommer à l'état frais ou après dessiccation, crue ou cuite, avec ou sans son écorce, à la châtaigneraie ou à la porcherie.

A l'état frais, Émile Wolff y a trouvé 49,2 p. 100 d'eau, 3 d'éléments nutritifs azotés, 45,2 de non azotés, dont 0,8 seulement de cellulose, 2,5 de matières grasses, 0,40 d'acide phosphorique et 0,21 de calcaire. Les matières nutritives non azotées y sont représentées pour la presque totalité par des matières amylacées et sucrées. La châtaigne est donc très-bonne pour l'engraissement.

La *citrouille* ou *potiron*, fruit d'une cucurbitacée très-productive, est de même particulièrement affectée à l'alimentation des porcs, qui la consomment avec plaisir.

Beaucoup moins nutritive que les fruits précédents, elle contient, toujours d'après les analyses d'Émile Wolff, 94,5 p. 100 d'eau, 1,3 d'éléments azotés, 2,8 de non azotés, 1 de cellulose, 0,1 de matières grasses, 0,08 d'acide phosphorique et 0,08 de calcaire. On voit par là qu'il en faudrait un trop fort poids pour qu'elle pût toute seule entretenir la nutrition.

Les *pommes* et les *poires*, quand elles ont été récoltées en surabondance ou quand elles ont subi un commencement d'altération qui les rend moins estimables pour la nourriture de l'homme, fournissent un bon aliment pour les cochons. Il en est de même des *prunes*. Mais on comprend fort bien que ces fruits ne reçoivent un tel emploi qu'accidentellement et d'une façon très-accessoire. Cependant, par leur richesse en matières nutritives non azotées, particulièrement sucrées et pectiques, ils concourent puissamment à engraisser les porcs.

Matières animales. — Les plus employées de toutes les matières animales, pour l'alimentation des individus d'espèce porcine, sont le petit-lait et les eaux de lavage de la vaisselle contenant les restes des repas et les débris de la cuisine du personnel de la maison. Dans quelques cas, on fonde des entreprises d'exploitation des porcs sur la consommation des viandes inférieures fournies par les clos d'équarrissages, particulièrement sur celle de la viande de cheval.

Examinons la valeur hygiénique de ces diverses matières animales.

Le *petit-lait*, qui est, comme on le sait, la partie aqueuse et séreuse du lait, ne peut pas être utilisé autrement qu'en le faisant consommer par les cochons. Certaines populations montagnardes, toutefois, n'ont guère d'autre boisson durant la saison d'été. C'est le cas des vachers auvergnats et de leurs aides, par exemple. Partout où l'on fabrique du beurre et des fromages, la fabrication laisse pour résidu le petit-lait en abondance, et elle implique la nécessité d'une spéculation accessoire d'élevage ou d'entretien des porcs. Une vacherie, dont le lait ne se vend pas en nature, est nécessairement accompagnée d'une porcherie, comme une sucrerie ou une distillerie de betteraves l'est d'une étable d'engraissement.

Émile Wolff indique, pour la composition du petit-lait, 99, 6 p. 100 d'eau, 9,5 d'éléments nutritifs azotés, 4,5 de non azotés, 0,5 de substances grasses, 0,11 d'acide phosphorique et 0,07 de calcaire. Cela ne donne pas l'idée d'une grande richesse nutritive; mais les résultats de la pratique infirment ici, comme dans beaucoup d'autres cas, les suppositions que l'on pourrait faire sur la valeur comparative des aliments, tirée de leur analyse chimique. Il en faut conclure que dans le petit-lait les éléments sont disposés de telle façon qu'aucune partie n'en échappe à l'assimilation. Le fait est que les jeunes porcs sont parfaitement nourris par ce liquide tout seul, pourvu qu'ils le reçoivent en suffisante quantité.

Les *eaux grasses* de vaisselle ont une valeur nutritive très-variée, qui dépend des déchets qu'elles contiennent, de la qualité et de l'abondance des aliments qui ont figuré sur les tables d'où elles proviennent. Il s'y rencontre du beurre, de la graisse, de l'huile, des viandes, des légumes, du pain, etc., et de tout cela en proportion plus ou moins forte, par rapport à l'eau. Il est facile de comprendre que dans tous les cas il y ait là pour un omnivore peu délicat sur sa nourriture un excellent aliment, dont le porc d'ailleurs se régale volontiers. Il n'en faut, donc laisser perdre aucune parcelle.

Les *viandes de cheval* ou d'autres animaux, tués spécialement pour l'usage des cochons ou morts de maladie, ont été préconisées comme leur fournissant une nourriture à la fois salubre et économique. Les expériences de Renault, faites durant longtemps à l'école d'Alfort, ont démontré que ces viandes crues ou cuites, encore bien qu'elles provenaient d'animaux ayant succombé à des maladies contagieuses, notamment à la morve, étaient sans danger.

Le seul reproche qu'on leur puisse faire, lorsqu'elles composent exclusivement ou à peu près l'alimentation, c'est de donner un lard peu ferme, difficile à conserver par la salaison, et une chair également molle et peu savoureuse. Nous en avons eu la preuve personnelle en consommant, durant notre séjour à Alfort, de la viande des porcs qui servaient aux expériences de Renault et qui étaient nourris avec les débris cadavériques des chevaux morts dans les hôpitaux ou ayant servi aux exercices des élèves.

Ces matières animales ne peuvent donc être utilisées convenablement, à notre avis, qu'à la condition de n'entrer que pour une part dans la ration journalière des cochons. Nous savons d'ailleurs que des expériences ont été poursuivies dans ce sens et qu'elles ont produit de très-bons résultats. Celles de Renault, on doit le remarquer, n'avaient eu pour objet que la solution d'une question de police sanitaire, non point d'hygiène proprement dite, et à cet égard elles ont été très-concluantes ; elles nous ont appris que les débris cadavériques de toute sorte pouvaient être utilisés pour l'alimentation des porcs, sans exercer aucune influence fâcheuse sur leur santé.

Toutefois, de nouveaux faits sont venus depuis lors apporter une restriction considérable à la conclusion de Renault. La découverte de la trichinose, faite en Allemagne, est de nature à inspirer la prudence dans l'usage de ces débris. La maladie ainsi nommée consiste en la présence, dans certaines régions musculaires, de petits vers enkystés qui, en se multipliant, occasionnent la mort du sujet. Le porc la contracterait en consommant des viandes contenant des trichines, et la communiquerait ensuite à l'homme. Elle n'a jamais encore été rencontrée en France, ce qui paraît tenir à ce que nous n'avons pas la coutume, nous autres Français, de manger la charcuterie crue. Il est établi, en effet, que la trichine ne résiste pas à une température atteignant 70° centigrades.

Il résulte de ces données que, pour être absolument sans danger, les viandes ou les débris cadavériques administrés aux porcs doivent avoir subi une cuisson assez prolongée, afin que toutes leurs parties aient été soumises à une température supérieure à celle que nous venons d'indiquer. A cette température, les trichines sont sûrement tuées, et il n'y a plus alors aucune chance pour qu'en se reproduisant dans l'intestin du porc, elles lui fassent contracter la trichinose.

C'est ici le lieu de parler d'une autre maladie beaucoup

mieux connue du vulgaire, parce qu'elle est malheureusement très-commune, tandis que la trichinose est fort rare, et sur laquelle les recherches des helminthologistes ont en ces derniers temps jeté un jour aussi curieux qu'intéressant pour l'hygiène. Il s'agit de la ladrerie, contre laquelle on a pris, dans les derniers siècles, tant de précautions réglementaires inutiles, et qui a été attribuée à toutes sortes de causes aujourd'hui démontrées impossibles.

On sait que la ladrerie se caractérise par la présence, dans la chair et dans le lard du porc, de petites vésicules ou cellules en nombre plus ou moins considérable. La viande de porc ladre est de qualité tout à fait inférieure, et à juste titre rejetée de la consommation. Les vésicules se montrent à l'œil nu sous la muqueuse de la langue de l'animal. C'est pour cela qu'il y avait, sous l'ancien régime, des inspecteurs des marchés, appelés experts-jurés languayeurs de porcs, auxquels était dévolue la vérification de tous les cochons mis en vente.

Aujourd'hui, les recherches scientifiques nous ont appris que ces vésicules ne sont que l'une des phases du développement de l'helminthe rubanaire appelé chez l'homme ver solitaire ou *tænia solium;* chaque vésicule ou *cysticerque ladrique,* après avoir accompli son existence sous cette forme dans l'économie du porc, passera dans l'intestin de l'homme et s'y métamorphosera en *tænia,* dont elle possède d'ailleurs déjà la tête parfaitement reconnaissable au microscope, à son tour ce ténia, une fois développé, donnera des œufs ou *proscolex* qui, arrivés à l'état de maturité, seront expulsés avec les excréments et ne pourront donner naissance à de nouveaux ténias qu'après avoir passé par l'état de cysticerques dans l'économie du cochon.

Ces migrations nécessaires, que l'expérimentation directe a mises en évidence de telle sorte qu'il n'est pas possible d'en douter, établissent que le porc ne peut point être atteint de ladrerie s'il n'a absorbé des proscolex de ténia avec ses aliments, non plus que l'homme ne peut contracter le ver solitaire sans avoir mangé de la viande de porc ladre. Le porc et l'homme hébergent successivement le ver cestoïde dans les deux phases de sa curieuse existence, et ce n'est à coup sûr pas le seul exemple de ce genre, dans l'histoire naturelle des helminthes.

La conclusion qu'il en faut tirer, à notre point de vue, c'est que le seul moyen de préserver les porcs de la ladrerie consiste à s'opposer absolument à ce qu'ils mangent des excréments humains, pour lesquels ils montrent, ainsi qu'on le sait fort bien, un goût très-prononcé. Ils ne sauraient rencontrer ailleurs, en effet, les germes des cysticerques dont la présence caractérise la ladrerie. C'est là de l'étiologie positive, trouvant dans l'hygiène son application immédiate, en même temps que sa confirmation.

Préparation des aliments. — Nous venons de voir tout à l'heure les motifs qui doivent engager à faire cuire les matières animales, avant de les administrer aux porcs. D'autres considérations, plus puissantes parce qu'elles sont plus générales, interviennent de même pour ce qui concerne les substances végétales. L'aptitude digestive des espèces porcines, en raison de la faible capacité de leur estomac, de la brièveté relative de leur intestin, fait que la cuisson augmente beaucoup la valeur nutritive de leurs aliments en les rendant plus facilement assimilables. Ces espèces ont en outre une prédilection marquée pour les saveurs aigres, qui excitent leur appétit. La cuisson et la fermentation sont donc, pour leur nourriture, des préparations très-avantageuses, qui leur font tirer un meilleur parti des aliments qu'elles consomment.

Des expériences comparatives ont bien des fois mis le fait en évidence. Dans ces expériences il a toujours été constaté que des lots égaux d'animaux, nourris avec les mêmes substances végétales, gagnaient en un temps déterminé des poids différents, pour la même quantité de nourriture, suivant qu'un des lots recevait ses aliments cuits et que l'autre les mangeait crûs, un avantage considérable restant aux aliments cuits.

Du reste, il ne sera pas utile d'insister à cet égard, si l'on veut bien songer à l'analogie fort grande qu'il y a, sous ce rapport, entre la constitution physiologique du porc et la nôtre propre, toute question de délicatesse du goût mise à part. Il est certain que les aptitudes digestives sont les mêmes et que dans les deux cas les modifications imprimées aux principes immédiats nutritifs par la cuisson et par la fermentation produisent les mêmes résultats en facilitant d'abord la digestion, puis l'assimilation.

En raison de ce fait d'ailleurs bien connu, dans toute porcherie conduite selon les bons principes de l'hygiène, il y a une cuisine attenante à l'habitation proprement dite; c'est dans cette cuisine, munie d'un fourneau et d'une grande marmite, que se préparent les repas des cochons. Les aliments cuits et mélangés sont ensuite avantageusement conservés dans des cuves ou autres vases, jusqu'à ce qu'ils y aient subi un commencement de fermentation.

Lorsque la ration est composée d'aliments un peu fades, on l'assaisonne avec du sel, en proportion de la fadeur même de ces aliments.

Dans les exploitations où l'entretien et l'engraissement des porcs ne sont pratiqués que pour les besoins de l'alimentation du personnel, la préparation de leurs aliments se fait dans la cuisine commune, au moyen d'une marmite ou d'un chaudron pendus à la crémaillère de la cheminée. Ainsi cuit la pâtée, formée généralement de pommes de terre, de feuilles de chou, d'épluchures de légumes, etc.

Composition des rations. — M. Heuzé a indiqué, pour les diverses catégories des espèces porcines, des exemples de rations journalières qui nous paraissent très-convenables. Ces exemples répondent au premier besoin de l'hygiène alimentaire d'animaux omnivores, qui est celui d'une nourriture variée.

1° *Gorets après le sevrage*, suivant la force de la race et l'âge des sujets :

	A	B	C	D
Pommes de terre cuites...............	1^k	$2^k,500$	$1^k,500$	2^k
Farine d'orge (ou lait écrémé pour B)..	1 ,300	0 ,100	0 ,300	0 ,200
Eaux grasses (ou bouillon de viande pour A)...........................	1 ,500	4 »	2 »	3 »

Les eaux grasses peuvent être remplacées en partie par du petit-lait, la farine d'orge par du son, par du tourteau, et les pommes de terre par des racines ou d'autres tubercules, en observant le principe fondamental qui consiste à n'opérer les substitutions qu'entre des aliments dont les propriétés physiques soient analogues.

2° *Truies portières :*

A. Régime d'hiver :

1re ration.

Pommes de terre	2k,500	
Carottes	0 ,500	
Farine d'orge	0 ,500	
Viande cuite	0 ,250	
Eaux grasses	8	»

4e ration.

Pommes de terre	4k	»
Farine d'orge	»	500
Tourteau	»	100
Son	»	100
Eaux grasses	5	»

2e ration.

Pommes de terre	4k	
Farine d'orge	1	»
Citrouille	»	500
Eaux grasses	5	»

5e ration.

Pommes de terre	4	»
Farine d'orge	»	500
Viande cuite	»	500
Eaux grasses	4	»

3e ration.

Pommes de terre	1k,500	
Carottes	2	»
Betteraves	3	»
Farine d'orge	1 ,500	
Eaux grasses	7	»

6e ration.

Pommes de terre	3k	»
Drèche	3	»
Son	»	500
Farine d'orge	»	300
Eaux grasses	3	»

B. Régime d'été :

1re ration.

Farine d'orge	1k	»
Son	»	500
Trèfle vert	5	»
Eaux grasses	8	»

3e ration.

Pommes de terre	1k,800	
Farine d'orge	1 ,500	
Ortie	4	»
Eaux grasses	6	»

2e ration.

Pommes de terre	2k	»
Farine d'orge	»	500
Viande	»	500
Bouillon	2	»
Ortie	4	»
Petit-lait	8	»

4e ration.

Pommes de terre	1k,500	
Remoulage	1	»
Petit-lait	2	»
Tourteau	»	200
Trèfle	6	»
Eaux grasses	3	»

3° *Truies nourrices et verrats :*

A. Régime d'hiver :

1re ration.

Pommes de terre	3k »
Citrouille	1 ,500
Farine d'orge	1 ,500
Petit-lait	2 »
Eaux grasses	3 »

3e ration.

Pommes de terre	5k »
Farine d'orge	1 »
Viande cuite	» 500
Bouillon	2 »
Eaux grasses	6 »

2e ration.

Pommes de terre	4k »
Farine d'orge	» k
Tourteau	» 250
Drèche	3 »
Son	» 500
Eaux grasses	7 »

4e ration.

Pommes de terre	2k »
Maïs cuit	1 »
Citrouille	1 »
Farine d'orge	» 500
Carottes	2 »
Eaux grasses	6 »

B. Régime d'été :

1re ration.

Farine d'orge	1k,500
Son	» 500
Ortie	4 »
Petit-lait	3 »
Eaux grasses	4 »

3e ration.

Son	0k,500
Remoulage	1 »
Tourteau	» 250
Viande	» 280
Eaux grasses	7 »

2e ration.

Farine d'orge	1k »
Pommes de terre	3 »
Tourteau	1 500
Trèfle	4 »
Petit-lait	2 »
Eaux grasses	4 »

4e ration.

Pommes de terre	4k »
Farine d'orge	1 »
Glands	1 »
Feuilles de betteraves	2 »
Petit-lait	2 »
Eaux grasses	4 »

Il est bien entendu que les chiffres indiqués dans les exemples de rations qui précèdent ne représentent que des quantités relatives ou des rapports entre les divers éléments qui les composent. Ces nombres serviront de base pour les substitutions à opérer entre les aliments de même catégorie, d'après la valeur approximative de chacun d'eux. Quant à la quotité totale de la ration, elle dépend du poids vif de l'animal à nourrir, et elle sera réglée d'après ce principe, qu'un cochon étant exclusivement une machine à transformer ses aliments en viande et en graisse, doit recevoir toute la nourriture qu'il est capable de digérer, pour être prêt à tuer le plus tôt possible. Pour lui la nourriture la plus abondante est toujours la plus économique, parce qu'en hâtant sa croissance et son engraissement, elle diminue la dépense improductive des rations d'entretien. Les calculs pour la détermination de la ration journalière en tant pour cent du poids vif sont donc, eu égard aux porcs, parfaitement oiseux.

Distribution de la nourriture. — Le principe économique qui vient d'être posé et qui domine l'hygiène alimentaire des espèces porcines, fait suffisamment comprendre la nécessité de leur distribuer la nourriture de manière à stimuler sans cesse leur appétit. On arrive au résultat en multipliant les repas et en divisant la ration, de telle sorte que les aliments les plus appétissants succèdent à ceux qui le sont moins. Le matin, par exemple, on donne la plus forte partie des matières solides cuites; le tantôt, en été surtout, le repas est principalement composé des liquides frais, tels que le petit-lait, et les fourrages verts; le soir on donne les eaux grasses avec le reste de la pâtée formée des tubercules et des farineux.

Lorsqu'il s'agit de porcs à l'engrais, à mesure que l'engraissement avance, on augmente dans la ration la proportion des farineux, du maïs ou des châtaignes, en réservant ces aliments très-goûtés pour le repas du soir.

Du reste, c'est par l'observation attentive et par la pratique qu'on arrive à bien régler, d'après ces bases, la distribution de la nourriture et à obtenir que les bêtes ne laissent rien dans leurs auges de celle qui leur est donnée. Quand elles ont fait des restes, il y a lieu d'y ajouter, pour le repas suivant, la substance dont elles se montrent le plus friandes, afin de les engager à manger le tout et qu'il n'y ait rien de perdu. On mesure ainsi bientôt leur capacité digestive et l'on détermine à peu près exactement la quantité d'aliments qu'il faut leur donner pour que leur appétit soit complétement satisfait.

CHAPITRE III

LOCOMOTION

Importance hygiénique de la fonction. — Si l'on s'en rapportait aux données absolues du problème économique posé par l'exploitation des espèces porcines, ce problème paraîtrait fort simple, en ce qui concerne l'hygiène de leur fonction locomotrice. La faible durée de leur existence, uniquement vouée à manger pour que leur cadavre puisse servir à l'alimentation publique, permet de négliger l'influence de l'exercice musculaire sur la conservation de leur santé. Le repos de leurs muscles fût-il presque complet, les porcs auraient encore assez de vitalité pour aller jusqu'au terme marqué par les nécessités économiques. La preuve en est fournie par les variétés considérées comme les plus perfectionnées.

Ce repos, en effet, est l'idéal de leur mode d'exploitation, et dans ces variétés l'appareil locomoteur est réduit à sa plus minime expression. Pour certaines personnes, le porc véritablement perfectionné est celui dont les jambes ne peuvent supporter le poids du corps au delà d'un court instant, à cause du haut degré d'obésité auquel il est arrivé.

A l'un des points de vue auxquels il faut se placer pour apprécier le mérite économique des espèces qui nous occupent, cela est certes un progrès; mais ce point de vue n'est pas le seul. La fonction économique du porc est de produire, en proportions diverses, de la chair et de la graisse. Les deux aptitudes physiologiques en vertu desquelles les éléments de l'une et de l'autre sont élaborés se trouvent en état d'antagonisme;

elles se balancent, s'équilibrent ou prédominent l'une sur l'autre ; et c'est précisément la fonction de locomotion qui est l'arbitre de cet antagonisme ; son exercice développe, comme nous le savons, l'appareil musculaire, et restreint dans une mesure corrélative le système adipeux, en activant les combustions respiratoires qui en détruisent les éléments ; son repos, en ménageant ces éléments, les fait prédominer et modère l'assimilation de ceux qui entrent dans la constitution de l'appareil musculaire formant la chair.

L'importance hygiénique de la fonction locomotrice est donc subordonnée au point de vue économique auquel il convient de se placer pour l'envisager, elle dépend de la spéculation adoptée, qui, elle-même, dépend à son tour des circonstances au milieu desquelles l'opération zootechnique s'effectue et dont on ne dispose pas toujours à son gré.

Ces circonstances, ce ne serait pas ici le lieu de les examiner ; il doit suffire de constater que dans certaines conditions il est plus avantageux de produire principalement des animaux aussi gras que possible ; dans d'autres, des sujets surtout charnus. Dans les deux cas, c'est l'hygiène de la locomotion qui a le rôle prépondérant, ainsi que nous allons l'expliquer brièvement.

Exercice. — Après ce que nous venons de dire, il serait superflu d'insister sur les effets physiologiques de l'exercice de l'appareil locomoteur, quant au volume des organes de cet appareil. C'est du reste un phénomène bien connu et qui ne s'observe pas seulement sur les porcs. Nous l'avons signalé à propos de toutes les espèces animales domestiques. Mais ici il a une importance particulière, eu égard à sa double influence sur la saveur de la viande et sur la propriété qu'elle a de se conserver par la salaison.

Il est incontestable que la viande des porcs qui ont été soumis à un exercice modéré est plus savoureuse, plus ferme et se sale mieux que celle des porcs entretenus au repos plus ou moins complet. Le salé de ceux qui ont été obligés d'aller chercher au dehors, dans les champs ou dans les bois, une partie ou totalité de leur nourriture, durant la plus grande partie de leur existence, sera toujours plus estimé des consommateurs. Il en est de même de leurs jambons. Dans les ménages des campagnes, où le lard salé, desséché ou fumé, est à peu près la seule viande qui serve à la préparation de la soupe, on ne s'accommode guère de la prédominance du gras sur le maigre.

Ce fait, il appartient seulement à l'hygiène de le constater, sans entrer d'ailleurs dans l'examen des rapports qu'il peut avoir avec le côté économique de la question, ce qui est du ressort de la zootechnie. L'exercice de l'appareil locomoteur favorise le développement des qualités qui font estimer la viande de porc par les consommateurs. Le repos de ce même appareil favorise, au contraire, l'accumulation de la graisse et sa prédominance plus ou moins considérable sur le développement de la chair, et cela d'autant plus que le défaut d'exercice est plus complet; il diminue la saveur et la fermeté normales de la viande, qui n'est véritablement propre alors qu'à la fabrication de la charcuterie fortement épicée.

Les deux modes d'utiliser la chair et la graisse des porcs ayant chacun sa raison, et les modes de production correspondants pouvant être également avantageux, suivant les circonstances, il s'ensuit que nous ne devons pas considérer l'exercice ou le repos de l'appareil locomoteur comme étant plus ou moins hygiéniques l'un que l'autre. Nous conclurons donc qu'ils le sont également, chacun eu égard à son but.

CHAPITRE IV

REPRODUCTION

Verrats. — Le cochon est un animal très-prolifique, chez lequel les instincts génésiques se montrent de bonne heure. L'âge auquel le mâle peut s'accoupler sans inconvénient ne saurait être déterminé d'une façon absolue. Cela dépend de la précocité de son développement, qui varie comme les familles porcines. Dans les variétés précoces, le verrat est en état de saillir utilement dès l'âge de dix mois à un an; dans les communes, il convient souvent d'attendre jusqu'à la fin de la deuxième année. Les vieux verrats, devenus lourds et lents, doivent être réformés.

L'écueil des variétés porcines précoces est la fréquence des anomalies dans les organes de la génération, anomalies qui rendent les mâles stériles ou très-peu féconds. C'est une des conséquences physiologiques de l'aptitude exagérée à l'engraissement, de la tendance à l'obésité. Le plus souvent l'anomalie consiste en ce que l'un des testicules ou même les deux ne franchissent pas l'anneau inguinal. C'est pourquoi, dans ces variétés dites améliorées ou perfectionnées, l'hygiène des jeunes mâles qui doivent devenir des verrats sera utilement conduite d'une façon tout autre que celle des individus voués à la castration et à l'engraissement prompt. On leur assurera un exercice modéré de l'appareil locomoteur, et ils recevront, après le sevrage, une nourriture substantielle, où domineront les principes excitants, de façon à ce qu'ils acquièrent une santé vigoureuse. Les glands, par exemple, sont pour eux un très-bon aliment.

Un bon verrat s'entretient en chair, mais n'est jamais gras.

En cet état, suivant son âge, il peut facilement féconder de trois à cinq femelles par jour. L'acte de l'accouplement est pour lui tellement rapide qu'il n'y a guère de force à dépenser. Le supplément de nourriture qu'il reçoit durant la saison de la monte suffit amplement pour compenser les pertes de substance que lui cause l'éjaculation.

Truies. — C'est de très-bonne heure que les jeunes truies montrent les premiers signes de chaleurs. Ces signes sont ceux que l'on observe chez toutes les femelles. Ils se manifestent par des grognements, par la diminution de l'appétit, par une expression toute spéciale du regard, par la tuméfaction et la rougeur de la vulve, enfin, par une certaine agitation pour la recherche du mâle. Ils apparaissent ordinairement du quatrième au sixième mois, ne durent guère plus de douze heures et se montrent de nouveau tous les vingt ou vingt et un jours, jusqu'à ce que la fécondation ait eu lieu.

Il va sans dire que cette fécondation n'est pas possible en dehors de la courte période du rut, correspondant, ainsi que nous l'avons déjà plusieurs fois répété, à une ponte d'ovules mûrs.

Dans l'intérêt de son propre développement et de la bonne exécution de sa fonction, la truie ne peut guère, si précoce qu'elle soit, être fécondée avant l'âge de huit mois. Ensuite, elle pourrait à la rigueur l'être trois fois par an et donner trois portées chaque année; mais ce serait à la fois au détriment de sa propre santé et de l'accomplissement fructueux de sa fonction économique, dont nous allons examiner les diverses phases.

Accouplement. — La truie en chaleur est conduite au verrat et laissée seule avec lui en liberté dans une petite cour attenante à sa loge. La coutume générale est de les laisser ensemble environ durant une demi-heure à une heure, de façon à ce que l'accouplement puisse se renouveler un nombre de fois suffisant pour qu'il soit fructueux.

L'époque préférable pour le faire opérer est déterminée par celle qui est reconnue la plus favorable pour la naissance des porcelets. Cela dépend des aliments dont on dispose pour leur élevage, et aussi du moment où, dans la localité, se rencontrent les débouchés les plus avantageux. L'hygiène des mères n'y est donc en aucune façon intéressée. Du moment qu'elle ne s'accouple pas plus de deux fois par an, peu importe pour la truie le moment où la fécondation se produit.

Gestation. — L'état de gestation, qui commence à dater de l'instant où la fécondation a eu lieu, ne s'accuse que par la cessation du rut. Lorsque celui-ci reparaît à sa période normale, non-seulement on a la preuve que l'accouplement n'a pas été fécondant, mais, en raison de la vertu prolifique naturelle de l'espèce, il y a beaucoup de chances pour que la femelle considérée soit stérile, ce qui est assez fréquent dans les variétés perfectionnées, pour les raisons que nous avons déjà dites à propos des verrats. Le plus sage est alors de la châtrer et de l'engraisser.

La truie porte de cent dix à cent vingt jours, ou environ quatre mois. Les races rustiques sont peu sujettes à l'avortement ; dans les familles améliorées, au contraire, où la fécondité est toujours plus ou moins précaire, en raison de l'aptitude à l'obésité, les accidents sont malheureusement fréquents. On ne saurait prendre trop de précautions pour les prévenir. Les plus efficaces se rapportent à l'alimentation des portières, qui doit être substantielle, de facile digestion, toujours tiède dans les temps un peu froids, et ne pas pousser à la graisse.

Une truie de ce genre, qui a avorté, doit être immédiatement séparée des autres et réformée, à moins que l'avortement ne soit dû évidemment à une violence extérieure ; auquel cas il convient de l'entourer de soins, de la tenir chaudement durant quelques jours et de ne lui donner que des boissons farineuses un peu chaudes.

A part ces considérations spéciales, l'hygiène des truies portières ne diffère point de celle des autres cochons. Ce qui la concerne a été indiqué à sa place dans les chapitres précédents.

Parturition. — Les truies font en général leurs petits avec la plus grande facilité. Les cas de parturition laborieuse ou impossible sont très-rares et entièrement, quand ils se présentent, du ressort du vétérinaire, parce qu'ils nécessitent l'emploi d'instruments spéciaux.

Les signes qui annoncent l'arrivée du terme de la gestation

sont connus de tous ceux qui soignent habituellement des truies portières ; le ventre traînant, les mamelles gonflées, les flancs creux et la vulve enfoncée, la marche lente et difficile, avertissent que la parturition va avoir lieu. Celle-ci est immédiatement précédée par de l'inquiétude, par des grognements plaintifs. La bête rassemble sa paille, se couche et se relève presque aussitôt.

Peu après, l'expulsion des gorets commence et ne se discontinue plus, jusqu'à ce qu'il n'en reste aucun dans l'utérus. L'important est de les enlever à mesure, pour éviter qu'ils ne soient mangés. Les jeunes mères se livrent fréquemment à cette inconcevable perversion d'instinct.

La parturition terminée, on enlève les arrière-faix et la litière souillée, qui est remplacée par de la fraîche, puis on place successivement les gorets aux tettes, en fixant les plus vigoureux aux mamelles antérieures, qui donnent ordinairement le plus de lait. Chacun ne manque pas de revenir toujours ensuite, dit-on, à celle qu'il a pour la première fois tetée.

Si le nombre des gorets dépasse celui des tettes, il ne faut pas hésiter à sacrifier immédiatement ceux qui sont en excédant. Il n'y a pas de place pour eux au banquet ; ils traîneraient une existence misérable ; mieux vaut ne les y point vouer.

Quant à la mère, elle ne recevra, durant les trois ou quatre jours qui suivent, que des aliments chauds, et on lui évitera soigneusement les causes de refroidissement.

Allaitement. — Pendant les trois ou quatre premiers jours, il est nécessaire de surveiller l'allaitement, afin de savoir si la mère a toutes les qualités d'une bonne nourrice, dont la principale est de laisser chaque petit aborder facilement son mamelon et y demeurer fixé jusqu'à ce que la mamelle soit vide. Durant ce temps, les gorets doivent vivre séparés d'elle et lui être conduits cinq ou six fois par jour. Quand on a acquis la certitude que tout ira bien, soit qu'il n'y ait pas eu d'écarts à refréner, soit que ces écarts, une fois refrénés, ne se soient plus reproduits, la vie en commun de la famille n'a plus d'inconvénients ; l'allaitement peut se faire librement.

C'est en de rares occasions qu'il y a avantage à le prolonger au delà de deux mois. Dès que les porcelets sont assez forts, ordinairement vers leur quinzième jour, ils boivent volontiers le lait écrémé ou le petit-lait qu'on met à leur disposition, pendant que leur nourrice se promène dans la cour. Progressivement, on y ajoute des farines, et l'on augmente les doses, en leur faisant prendre l'habitude de rester séparés de leur mère pendant plus longtemps.

Dans la semaine qui précède le moment fixé pour le sevrage complet, on ne laisse plus teter les gorets que deux fois par jour, puis une seule fois, puis pas du tout. A mesure que les occasions de teter sont devenues plus rares, les aliments leur ont été distribués plus souvent, et, lorsque la séparation définitive est effectuée, ils reçoivent la ration des porcelets sevrés, qu'ils mangent sans regretter le lait maternel.

FIN.

CORBEIL. — Typ. et ster. de CRÉTÉ FILS.

LE LIVRE

DE LA FERME

ET DES MAISONS DE CAMPAGNE

PAR MM.

C. ALIBERT, E. ANDRÉ, CHARLES BALTET, ERNEST BALTET,
EM. BAUDEMENT, VICTOR BORIE, DOCTEUR CANDÈZE, CAUMONT-BRÉON,
J. CHERPIN, CLAVEL, E. DELARUE, DELBETZ,
DESMAZIS, E. FISCHER, G. FOUQUET, H. HAMET, HARIOT, L. HERVÉ,
P. JOIGNEAUX, P. J. KOLTZ, AL. LEPÈRE, LHÉRAULT-SALBŒUF,
COMTE DE LA LOYÈRE, MAGNE, H. MARÈS, EMM. PELLETIER, P. L. PERBOT,
PONS-TANDE, EUG. RÉNAULT, ROSE-CHARMEUX,
ANDRÉ SANSON, BARON DE SELYS-LONGCHAMPS,
VICOMTE DE VERGNETTE-LAMOTTE,

SOUS LA DIRECTION

DE

M. P. JOIGNEAUX

Deuxième édition

2 volumes gr. in-8 jésus, ensemble plus de 4,000 colonnes
avec 1,664 figures dans le texte.

Prix : 32 fr.

Le *Livre de la Ferme et des Maisons de campagne* est à lui seul toute
une bibliothèque rurale, où les connaissances les plus variées et les
plus indispensables sont exposées par des écrivains spéciaux et ratta-
chées entre elles par un lien commun. On peut dire ici que les
épis font la gerbe, ce qui n'est pas le moindre mérite de la publication.

Les hommes de la grande et de la petite culture y puiseront des
renseignements précieux; les éleveurs de nos diverses contrées y
trouveront des bases solides pour leur importante industrie. Les
instruments agricoles qui ont subi le sévère contrôle de l'expérience
y sont représentés.

Nos ménagères y verront comment il faut s'y prendre pour peupler et entretenir la basse-cour, la volière, la pièce d'eau qui complètent et animent si heureusement la maison de campagne. Elles s'intéresseront certainement aussi à l'éducation des vers à soie, à celle des abeilles, à l'étude des animaux et insectes utiles ou nuisibles, qui tant de fois ont déjà fixé leur attention et qui éveillent leur inquiétude plus souvent qu'ils ne charment leurs loisirs.

Le *Livre de la Ferme* contient des leçons précises, données dans les meilleurs termes et par nos plus habiles horticulteurs, sur l'établissement d'une pépinière, la culture des meilleurs fruits de table, la conduite d'une treille et la culture d'un potager complet. Le parterre, qui réjouit l'œil, qui embaume, qui répond à des besoins qu'on ne satisfait jamais entièrement, n'a pas été oublié non plus, on le pense bien, et nous nous empressons d'ajouter que les arbustes d'ornement ont été, comme les fleurs, l'objet d'un travail spécial.

De savants propriétaires, dont les noms font autorité en viticulture, nous ont confié leurs longues observations et nous ont dit par quels soins ils ont su élever si haut les produits et la renommée de leurs vignobles dans la Bourgogne, dans le Médoc, dans le Midi et sur divers autres points.

Enfin, à la campagne, où plus qu'ailleurs il faut savoir se suffire bien souvent et compter le moins possible sur l'aide d'autrui, on nous saura gré d'avoir placé dans le *Livre de la Ferme* un chapitre spécial sur les plantes officinales, et avec cela quelques notions d'hygiène, de jurisprudence rurale et de comptabilité.

Nous avons fait, en outre, une part très-convenable aux exercices d'utilité et d'agrément, en réunissant des détails pratiques et exacts sur la chasse et la pêche, ces passe-temps du village.

Le nom de M. P. Joigneaux et la réputation fondée des collaborateurs qui ont bien voulu prêter leur concours, expliquent le bon accueil fait au *Livre de la Ferme*, qui s'est placé en tête des publications agricoles de notre temps.

De leur côté, les éditeurs ont fait tous les sacrifices possibles pour mettre l'exécution matérielle de l'œuvre au niveau de la rédaction. Les gravures surtout, nombreuses et dessinées d'après nature, seront jugées dignes à tous égards de cette belle publication, à laquelle elles impriment un cachet de luxe en même temps que de haute utilité.